Lisa Schweikhardt

Fit mit Wandpilates

Bibliografische Information der Deutschen Nationalbibliothek
Die Deutsche Nationalbibliothek verzeichnet diese Publikation in der Deutschen Nationalbibliografie. Detaillierte bibliografische Daten sind im Internet über https://dnb.de abrufbar.

Für Fragen und Anregungen
info@m-vg.de

Wichtiger Hinweis
Dieses Buch ist für Lernzwecke gedacht. Es stellt keinen Ersatz für eine individuelle medizinische Beratung dar und sollte auch nicht als solcher benutzt werden. Wenn du medizinischen Rat einholen willst, konsultiere bitte einen qualifizierten Arzt. Der Verlag und die Autorin haften für keine nachteiligen Auswirkungen, die in einem direkten oder indirekten Zusammenhang mit den Informationen stehen, die in diesem Buch enthalten sind.

Ausschließlich zum Zweck der besseren Lesbarkeit wurde auf eine genderspezifische Schreibweise sowie eine Mehrfachbezeichnung verzichtet. Alle personenbezogenen Bezeichnungen sind somit geschlechtsneutral zu verstehen.

Originalausgabe
1. Auflage 2024

Türkenstraße 89
80799 München
Tel.: 089 651285-0

Redaktion: Sarah Holzwarth
Umschlaggestaltung: Sonja Stiefel
Umschlagabbildung: Bettina Theisinger
Model: Christina c/o FREISTIL Sportmodels
Bilder im Innenteil: Bettina Theisinger; außer: AdobeStock/fizkes: 21
Layout und Satz: Lara Nelles (schere.style.papier), München
Druck: Florjancic Tisk d.o.o., Slowenien
Printed in the EU

ISBN Print 978-3-7423-2759-8
ISBN E-Book (PDF) 978-3-7453-2532-4
ISBN E-Book (EPUB, Mobi) 978-3-7453-2531-7

Lisa Schweikhardt

Fit mit Wandpilates

Das effektive Training für einen starken, straffen und geschmeidigen Körper

Mit **30-Tage-** Programm

riva

Inhalt

Ein neuer Trend

Als ich vor zwei Jahren auf die Idee kam, auf meinem YouTube-Kanal LisaSofie Lou ein Pilates-Video der etwas anderen Art zu machen, wusste ich noch nicht, dass Wandpilates einmal so beliebt werden würde. Als ausgebildete Fitnesstrainerin mit zehn Jahren Unterrichtserfahrung in Pilates war es mein Ziel, ein effektives und abwechslungsreiches Training zu kreieren, das die bewährten Prinzipien des klassischen Pilates in einem neuen Licht präsentiert. So entstand die Idee, die Übungen von der Matte an die Wand zu verlagern und damit eine ganz neue Ebene des Trainings zu erschließen.

Das erste Mal mit Pilates in Berührung gekommen bin ich während meines Tanzstudiums. Dabei habe ich gemerkt, wie aufbauend und unterstützend diese Methode für meinen Körper ist. Ich habe mit dem Training Muskeln angesprochen, die mich vor Verletzungen geschützt und mir ermöglicht haben, die vielen Tanzstunden am Tag zu meistern. Kurz darauf habe ich angefangen, Pilates zu unterrichten. Auch nach der Geburt meines Sohnes vor elf Jahren war es das kontinuierliche Pilates-Training, welches meinen Körper wieder fit und sogar noch stärker gemacht hat als zuvor. Heute, mit 32 Jahren, bin ich persönlich in meiner besten körperlichen Verfassung und habe keine Schmerzen oder Verletzungen.

Als 2020 die Coronkrise begann, konnte ich nicht weiter unterrichten. Aber ich wusste, dass ich etwas unternehmen musste, damit mir und den vielen anderen bewegungsfreudigen Menschen nicht die Decke auf den Kopf fällt. So entstanden die ersten Trainingsvideos auf YouTube. Zuerst waren es ganz unterschiedliche Videos für verschiedene Trainingsziele, wie Training für den Bauch, gegen Rückenschmerzen, Ganzkörpereinheiten und vieles mehr. Alles zu Hause und hauptsächlich ohne Equipment machbar. Um etwas Abwechslung hineinzubringen, nahm ich irgendwann also auch ein Training mit Übungen an der Wand auf. Das war die Geburtsstunde meiner Wandpilates-Reise. Das Video wurde sehr schnell zum Spitzenreiter meines Kanals und veranlasste mich, mehr davon zu machen. Meine Abonnenten lieben die Wandpilates-Videos für verschiedene Fitnesslevel und die Miniserien, die mit einer Sequenz von fünf Minuten gezielte Körperbereiche ansprechen. Über eine Million Klicks und die Kommentare meiner Abonnenten zeigen, dass die Übungen herausfordernd und effektiv sind, obwohl sie sehr leicht aussehen, und gleichzeitig motivieren und Spaß machen. Das positive Feedback meiner Abonnenten führe ich auf die Freude, die die Übungen machen, die Effektivität meiner Trainings, meine ruhige Art und meine Fähigkeit andere zu motivieren, zurück. Ich hoffe, dass du all dies auch in meinem Buch wiederfindest und viel Freude an meinen Workouts hast.

Dein neues Körpergefühl

In diesem Buch lade ich dich zu einem außergewöhnlichen Trainingserlebnis ein. Ich erkläre dir die Grundprinzipien des Pilates und führe dich durch ein 30-tägiges Programm, welches darauf ausgerichtet ist, dich professionell und sanft mit der Welt des Wandpilates vertraut zu machen. Mit gezielten, leicht verständlichen Anleitungen und hilfreichen Tipps zu jeder Übung begleite ich dich auf dem Weg zu einem stärkeren, gut geformten und beweglicheren Körper. Ganz nach diesem Zitat, das Joseph Pilates, dem Begründer der Methode, zugesprochen wird:

> »*Nach 10 Sitzungen spüren Sie den Unterschied, nach 20 Sitzungen sehen Sie den Unterschied, und nach 30 Sitzungen haben Sie einen völlig neuen Körper.*«

Das Zitat ist das Herzstück dieses Buchs. Es zeigt, dass Wandpilates für jeden zugänglich ist – unabhängig von Alter oder Fitnesslevel. Es bietet eine frische Perspektive auf Bewegung und schafft ein tieferes Verständnis für das eigene Körpergefühl. Also lass uns die Reise gemeinsam starten!

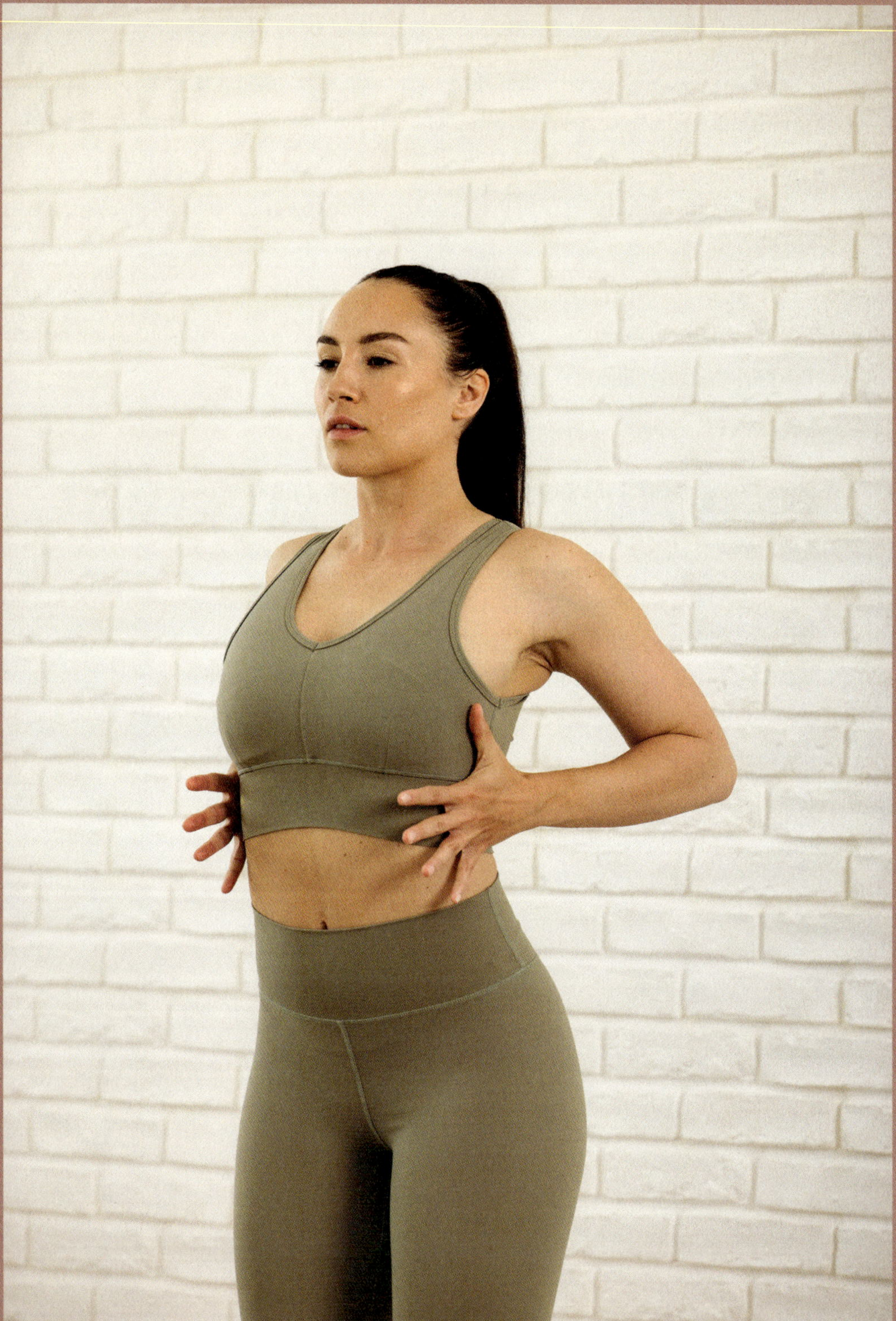

KAPITEL 1

Grundlagen

Pilates ist ein sehr effektives Ganzkörpertraining, welches sich seit den 1950er-Jahren wachsender Beliebtheit erfreut. So wie es unterschiedliches Equipment und verschiedenste Geräte gibt, um diese Bewegungsmethode zu variieren, so bietet auch Wandpilates kreative Möglichkeiten, die Grundprinzipien des Pilates – Atmung, Zentrierung, Konzentration, Kontrolle, Fließen und Präzision – in einer neuen Umgebung zu erleben und zu vertiefen.

Was ist Pilates?

Pilates ist ein hocheffektives Ganzkörpertraining, das Körper und Geist miteinander verbindet und stärkt. Joseph Pilates entwickelte diese Methode ursprünglich, um das Wohlbefinden seiner Mithäftlinge in einem Kriegsgefangenenlager zu verbessern und sowohl Verletzungen vorzubeugen als auch deren Heilung zu unterstützen. Viele Menschen, die Pilates ausprobieren, bemerken eine spürbare Leichtigkeit nach dem Training. Dies ist kein Zufall, sondern ein Beleg für die tiefgreifenden positiven Auswirkungen dieser Trainingsform. Im nächsten Abschnitt erfährst du mehr über die Entstehungsgeschichte und darüber, was das Training so effektiv macht. Außerdem erkläre ich dir die sechs grundlegenden Prinzipien, auf denen Pilates seine Methode aufbaute.

Die Anfänge von Pilates

Die Pilates-Methode hat einen erstaunlichen Ursprung, der nur wenigen bekannt ist. Die Anfänge von Pilates stammen tatsächlich aus einem englischen Internierungslager.

Joseph Hubertus Pilates, ein junger Deutscher, zog etwa zwei Jahre vor dem Ersten Weltkrieg nach England. Dort arbeitete er zunächst als Boxer, Zirkusartist und Trainer für die Polizeibeamten von Scotland Yard. Mit dem Ausbruch des Ersten Weltkriegs wurde er, wie viele andere Deutsche in England auch, als Feind betrachtet und in ein Internierungslager gebracht.

Da Joseph Pilates als Kind recht schwächlich gewesen war und unter verschiedenen Krankheiten wie Asthma und Rachitis gelitten hatte, begann er schon früh, verschiedene Formen von Bewegung (einschließlich Turnen, Boxen und Bodybuilding) zu erforschen und zu praktizieren, um seine körperliche Gesundheit zu verbessern. Sein Interesse an der Selbstverbesserung führte ihn auch dazu, östliche Praktiken wie Yoga und Zen-Meditation zu studieren.

Um trotz der Internierung weiter an seiner körperlichen Verfassung zu arbeiten, begann Joseph Pilates damit, sich Übungen auszudenken, die auf engstem Raum und unter widrigen Verhältnissen den gesamten Körper und Geist stärken sollten. Inspirieren ließ er sich offenbar von den sich in alle Richtungen streckenden Katzen, die im Lager lebten. Dehnen, Krümmen und Strecken sind auch heute noch die Pfeiler vieler bekannter Pilates-Übungen, wie zum Beispiel der Rumpfbeuge oder der Schulterbrücke. So entwickelte und verfeinerte er ein Konzept des umfassenden Körpertrainings, was heute unter dem Namen Pilates bekannt ist. Er begann, seine neu entwickelten Methoden auch zur Rehabilitation von verletzten Soldaten einzusetzen, wobei er oft improvisierte Geräte verwendete, die aus Krankenhausbetten und anderen verfügbaren Materialien bestanden.

1919 kam Joseph Pilates frei und wanderte etwas später nach New York in die USA aus. Auf der Reise lernte er seine spätere Frau Clara kennen, mit der er 1927 an der 8th Avenue sein erstes Studio eröffnete, wo er seine Methode lehrte und weiterentwickelte. Damals nannte er seine Methode noch »Contrology«, da ihm die Kontrolle der einzelnen Muskeln des Körpers durch den Geist mit Unterstützung der Atmung mit am wichtigsten war. Obwohl er seine Bewegungsmethode ursprünglich für Männer in Gefangenschaft entwickelt hatte, zählten bald auch viele Tänzerinnen und sogar Audrey Hepburn zu seinen Kunden, da seine Methode half, Verletzungen vorzubeugen und die Erholung zu fördern. Der Sport, der im Ursprung zum Erhalt der körperlichen und geistigen Fitness für Männer erdacht worden war, ist heute eine der beliebtesten Bewegungsformen bei Frauen. Wie die Geschichte jedoch deutlich zeigt, können aber durchaus auch Männer Pilates zum Kraftaufbau ernst nehmen.

Joseph Pilates lehrte seine Technik bis zu seinem Tod im Jahr 1967. Seitdem hat seine Methode unter dem Namen »Pilates« weltweit Anerkennung gefunden.

Ein effektives Ganzkörper-Workout

Kinder nutzen beim Spielen das volle Potenzial ihrer Gelenke, Muskeln und Sehnen, indem sie sich in alle möglichen Richtungen bewegen, strecken und dehnen. Vielleicht hast du bemerkt, dass diese Bewegungsvielfalt mit dem Älterwerden nachlässt. Pilates erkannte, wie wichtig es ist, alle Bereiche des Körpers zu bewegen und zu kräftigen, um eine optimale Funktionalität zu gewährleisten. Er entwickelte Übungen, die den Körper in ungewohnte Richtungen dehnen, strecken und beugen, was nicht nur die Flexibilität erhöht, sondern auch häufig vernachlässigte Muskeln aktiviert. Im Gegensatz zum klassischen Krafttraining, bei dem oft isoliert sichtbare Muskeln trainiert werden, bietet Pilates einen ganzheitlichen Ansatz. Die Übungen verbinden körperliche mit mentaler Arbeit und sind komplexer als viele andere Trainingsformen. Sie zielen speziell auf die tiefliegende Muskulatur, entlasten die Gelenke und sind dynamischer als beispielsweise Yoga. Jede Bewegung wird um eine Gegenbewegung ergänzt, was ein Gleichgewicht schafft und das zusätzliche Dehnen nach dem Training oft überflüssig macht (außer man möchte sich durch die Dehnübungen einfach ein wenig entspannen nach dem Training). Die Übungen aktivieren mehrere Bereiche gleichzeitig und beginnen immer in der Körpermitte, von wo aus die Bewegungen zu den Armen und Beinen weitergeleitet werden. So wird in kurzer Zeit ein Großteil des Körpers gekräftigt, gedehnt und harmonisiert.

Die sechs Pilates-Prinzipien

Joseph Pilates entwickelte seine Methode auf Basis von sechs Prinzipien: Atmung, Aktivierung des Zentrums, Konzentration, Kontrolle, fließende Bewegungen und Präzision. Diese Prinzipien interagieren miteinander und gehen fließend ineinander über, wenn du Pilates-Übungen praktizierst. Das Ergebnis ist eine Kombination aus Stärke, Anmut, Balance und einer gewissen Leichtigkeit, die du dabei erleben wirst. Das mag zunächst unglaublich klingen, daher werde ich dir diese Prinzipien kurz und praxisnah erläutern.

ATMUNG

Pilates betrachtete die Atmung als den ersten und letzten Akt des Lebens. Daher ist es von zentraler Bedeutung, dass du richtig atmest, weshalb diesem Thema ein eigenes Kapitel (siehe Seite 19) gewidmet ist. Zusammengefasst forderte Pilates seine Schüler auf, besonders tief ein- und auszuatmen. Stelle dir vor, deine Lunge wäre ein Luftballon, den du maximal aufbläst und anschließend komplett entleerst. Die spezifischen Anweisungen zum Ein- und Ausatmen sind entscheidend, da die dabei aktivierte Rumpfmuskulatur dir hilft, die Übungen korrekt auszuführen.

AKTIVIERUNG DES ZENTRUMS

Der zweite wichtige Punkt ist, dass bei jeder Übung deine Körpermitte – das Zentrum oder von Joseph Pilates auch »Powerhouse« genannt – aktiviert wird. Spanne die Muskeln zwischen deinen untersten Rippen und deiner Hüfte an. Um die richtigen Muskeln zu finden, wirst du im Buch häufig aufgefordert, deinen Bauchnabel in Richtung Wirbelsäule zu ziehen. Dabei bleibt dein Rücken gestreckt, und deine Rippen und Hüften bilden eine genau in einer Linie ausgerichtete Einheit. Stelle dir vor, ein Gummiband würde die unterste Rippe mit dem Hüftknochen verbinden und sich sanft zusammenziehen. Auch die Beckenbodenmuskulatur wird aktiviert und zieht nach oben.

KONZENTRATION

Bei diesem Prinzip geht es darum, dich genau auf die Übung und die spezifischen Details jeder Bewegung zu konzentrieren, die Übung bewusst auszuführen und so Körper und Geist zu verbinden, um den größten Nutzen aus jeder Übung zu ziehen.

KONTROLLE

Kontrolle bedeutet, deinen Körper durch gezielte Gedanken zu steuern und spezifische Muskelgruppen anzusprechen. Pilates lehrte, dass eine gute Haltung nur durch die perfekte Kontrolle über den gesamten Körpermechanismus erreichbar ist. Je kontrollierter die Bewegung, umso höher die Qualität des Trainings.

FLIESSENDE BEWEGUNGEN

Ziel ist es, die Pilates-Übungen in einer fließenden, ineinander übergehenden Bewegungsabfolge auszuführen. Diese Eleganz und Anmut werden besonders bei erfahrenen Pilates-Praktizierenden sichtbar. Durch fließende Bewegungen verbindest du verschiedene Körperteile und lässt die Energie kontinuierlich von Kopf bis Fuß fließen.

PRÄZISION

Im letzten Prinzip liegt der Fokus auf der genauen Ausführung jeder Übung. Detaillierte Schritt-für-Schritt-Anleitungen helfen dir, die korrekte Positionierung, Haltung und den Schwerpunkt jeder Übung zu erlernen und umzusetzen.

Das wohl bekannteste Merkmal von Pilates, die Konzentration auf die Körpermitte, wird durch die Übungen an der Wand nochmals vertieft. Denn, wenn du zum Beispiel in der Stützposition an der Wand stehst, baust du im Idealfall automatisch genug Spannung im Bauchraum auf, damit dein Becken nicht nach unten durchhängt. An der Wand ist das richtige Gespür dafür leichter zu finden als bei der gleichen Übung auf dem Boden. Beim Wandpilates beanspruchst du also automatisch bei jeder Übung deine Körpermitte, dein Zentrum, auch wenn du zum Beispiel eine klassische Armübung durchführst. Du trainierst dadurch mehrere Muskelbereiche gleichzeitig – und das macht Wandpilates so effektiv.

Der Fokus im Pilates liegt also auf der korrekten Ausführung der Übungen sowie auf der richtigen Atemtechnik, die ich dir für jede Übung genau erkläre. Durch regelmäßiges Training baust du deine Muskulatur nachhaltig auf, was dich besser auf die Herausforderungen des Alltags vorbereitet.

Was ist das Besondere an Wandpilates?

Du fragst dich wahrscheinlich: »Warum Pilates an der Wand?« Was bringt das Training an der Wand mit sich und welche Vorteile hat es überhaupt? Hier ein paar Gründe, warum Wandpilates ein effektives und abwechslungsreiches Training ist:

Wandpilates ist zum einen eine wunderbare Möglichkeit, um einfach anzufangen, sich zu bewegen. Du kannst die Prinzipien und Vorteile des klassischen Pilates nutzen, um den Körper straff und definiert zu halten. Schau dir nur Prominente wie Miley Cyrus, Madonna oder Jennifer Aniston an. Sie alle schwören auf das effektive Ganzkörperworkout. Es ist also kein Zufall, dass Pilates seit mehreren Jahrzehnten so beliebt ist und sich zu einem festen Bestandteil der Fitnessszene entwickelt hat. Pilates ist schon lange kein neuer Trend mehr, sondern hat sich fest etabliert, denn der Einstieg ist einfach und das Workout hochwirksam.

Zum anderen ist das Verlagern an die Wand eine willkommene Abwechslung zu den »normalen« Übungen. Die Muskulatur wird auf andere Weise angesprochen, da wir den Winkel der Haltepositionen verändern. Dadurch wird die Tiefenmuskulatur neu angeregt und kann sich breiter aufbauen. Der Einstieg ist ganz einfach: Du benötigst lediglich ein Stück freie Wand, damit du bei der Durchführung der Übung etwas Gewicht an sie abgeben kannst. Aufgrund des geringen Platzbedarfs ist diese Art von Workout auch in kleinen Räumlichkeiten, zum Beispiel zu Hause oder auf Reisen, sehr gut durchführbar. Beim Wandpilates hast du die Möglichkeit, dich mit verschiedenen Körperteilen an der Wand abzustützen und so die klassischen Pilates-Übungen ganz neu aufzubauen. Mal stützt du dich zum Beispiel mit den Händen, mal mit den Füßen, oder auch mit dem gesamten Rücken an der Wand ab. Der Gegenpart stößt sich vom Boden ab. Bei der Stützposition beispielsweise drücken die Hände gegen die Wand, die Füße sind der Gegenpart am Boden. Dadurch entsteht eine Spannung im Körper, die deine tief liegende Muskulatur anspricht. Gerade, wenn du Schwierigkeiten hast, das Gleichgewicht zu halten, bietet dir die Wand eine gute Absicherung. So kannst du deinen Gleichgewichtssinn auf ungefährliche Weise trainieren.

Das Gleichgewicht und die Balance werden auch dadurch verbessert, dass du entscheiden kannst, wie viel Gewicht du an die Wand abgeben oder selbst tragen willst. Durch kleine Veränderungen können die Übungen entweder schwieriger oder einfacher gestaltet werden. Oft ist die Übung einfacher, wenn du näher an der Wand stehst, und etwas schwieriger, wenn du den Abstand vergrößerst. Das ist individuell bestimmbar und ohne weiteres Equipment möglich. Die Wand dient dir als zusätzliche Hilfe. Beim klassischen Pilates auf der Matte hilft dir der Boden. Beim Wandpilates hast du beides. Und durch die Verbindung beider Ebenen kannst du Spannung im gesamten Körper aufbauen. Bei einigen Übungen gebe ich dir Hinweise, wie du den Schwierigkeitsgrad verändern kannst.

Wandpilates lässt sich auch sehr gut in die Mittagspause im Büro einbauen. So kannst du etwa die Bürotür schließen und ein paar Übungen gegen Nackenverspannungen, Lockerungsübungen für deinen Rücken oder Übungen für eine aufrechte Haltung aus diesem Buch durchführen. Ein paar Minuten am Tag reichen schon, damit du dich besser fühlst. Dein Rücken wird es dir danken.

> *»Eine sanfte Dehnung in den Beinrückseiten und eine angenehme Schwerelosigkeit im Rücken, die meiner Wirbelsäule den Platz verschafft, den sie sich ersehnt hat. Die Rückenschmerzen verfliegen. Das ist die Magie von Wandpilates.«*

Du musst dich also nicht in einem Fitnessstudio anmelden, um dein Training zu absolvieren, sondern kannst einfach deine Matte ausrollen und zu Hause loslegen. Sogar im Urlaub kannst du dein Workout durchführen, denn viele Übungen sind sogar ohne Matte möglich. Mit diesem Buch hast du also dein eigenes Fitnessstudio in der Tasche und kannst es überall mit hinnehmen.

Für wen Wandpilates geeignet ist

Das Großartige an Pilates und dieser Art von Bewegung ist, dass sie so gut wie jeder machen kann. Wandpilates ist für die Mütter und Väter, die zwischen Alltag und Kindern etwas für ihre Gesundheit tun möchten. Für Berufstätige, die viel vor dem Schreibtisch sitzen und gezielte Bewegung in ihre Mittagspause einbauen möchten. Für Menschen, die ihre Rückenschmerzen endlich loswerden wollen. Für die Frau und den Mann ab 50, welche vorbeugend ihre Kraft und Beweglichkeit erhalten möchten. Für alle, die keine Zeit haben, täglich ins Fitnessstudio zu gehen. Für alle, die sich einfach etwas Gutes tun und stärker werden oder ihre Figur neu formen wollen. Und für so viele mehr.

Kurz gesagt, Wandpilates ist für alle, die zu Hause effektiv trainieren möchten, ohne täglich zu viel ihrer wertvollen Zeit dafür opfern zu müssen. Für alle, die nach einer Bewegungsform suchen, die so viel Spaß macht und wohltuend ist, dass sie langfristig in den Alltag integriert werden kann.

Die klassischen Pilates-Übungen an die Wand zu verlagern, bringt eine grandiose Möglichkeit, den Schwierigkeitsgrad ganz individuell zu gestalten. Wer zum Beispiel Schmerzen in den Handgelenken hat, wenn das ganze Körpergewicht darauf lastet, kann hiermit die Handgelenke schonen, weil sich die Gewichtsverteilung so besser steuern lässt: Kommt man zum Beispiel näher an die Wand oder stellt man die Hände weiter oben auf, so lastet weniger Gewicht auf den Handgelenken.

Frauen und Männer jeden Alters können mit diesem Training starten, ihre körperliche und geistige Fitness sowie ihre Koordination und Beweglichkeit zu verbessern. Das Wunderbare ist: Du musst nicht erst sportlich werden, um mit Wandpilates anzufangen. Du kannst Wandpilates nutzen, um deine Reise dahin, sportlich zu sein, zu beginnen. Und wenn du schon recht fit bist, dann ist Wandpilates ebenfalls gut für dich, da du die Übungen ganz leicht an dein Schwierigkeitslevel anpassen kannst. Auch wenn du eine Verletzung und Reha hinter dir hast, ist Wandpilates eine gute Möglichkeit, wieder in die Bewegung einzusteigen. Die Spanne von leichten Übungen für Einsteiger bis zu schwierigen für fortgeschrittene Sportler ist enorm breit, und somit kann Wandpilates ein lebenslanger Wegbegleiter für dich werden. In diesem Buch findet jeder das passende Workout für sich und kann es mit den zahlreichen Übungsvariationen an die eigenen körperlichen Bedürfnisse anpassen.

Worauf du achten solltest

Damit die 30-tägige Workout-Challenge, die in diesem Buch ab Seite 115 vorgestellt wird, für dich eine positive Erfahrung wird und so effektiv wie möglich ist, gibt es einige Punkte, die du beachten solltest.

Beginne zunächst langsam. Stelle am Anfang keine zu hohen Erwartungen an dich – die Trainingseinheiten sollen schließlich zu einem festen Bestandteil deines Alltags werden. Der beste Weg dazu ist, schrittweise vorzugehen, anstatt gleich zu Beginn zu sprinten. Sonst besteht die Gefahr, dass du dir zu hohe Ziele steckst und schnell frustriert bist. Beginne mit kleinen Schritten und freue dich über deine Erfolge. Behalte die sechs Prinzipien der klassischen Pilates-Technik im Hinterkopf und achte besonders auf die korrekte Ausführung der Übungen und die richtige Atmung.

Wie atmest du im Pilates?

Wie du im letzten Kapitel gelesen hast, ist die Atmung das erste und wichtigste Prinzip der klassischen Pilates-Methode. Joseph Pilates wusste, dass ein tiefer Atemzug die Sauerstoffzufuhr in die Zellen verbessert. Durch seine Übungen wird das frisch mit Sauerstoff angereicherte Blut in alle Muskelstränge geleitet. Dies belebt laut Pilates auch die feinen Kapillaren, die im Erwachsenenalter sonst weniger genutzt und schlechter versorgt werden und dadurch an Funktion verlieren können. Mehr Sauerstoff im Blut führt nicht nur zu einer besseren Durchblutung, sondern auch zu einer besseren Versorgung der Zellen und Organe, wie zum Beispiel des Herzens. Mit der tiefen Atmung gibst du deinem Körper die Möglichkeit, wieder optimal zu funktionieren. Dies beschränkt sich natürlich nicht nur auf die Zeit während der Übungen, sondern wirkt sich auch positiv auf deinen Alltag aus, indem du energiegeladener und leichter durchs Leben gehst. Diese Vorteile möchte ich dir mit diesem Wandpilates-Workout mitgeben.

Ganz entscheidend für die positive Wirkung ist die richtige Atmung, die ich dir jetzt erkläre. Es ist enorm hilfreich, die Erklärung zu verinnerlichen und die Vorübungen auszuprobieren. Generell atmen wir immer tief ein, um uns auf die Übungen vorzubereiten. Wenn die Übung beginnt, atmen wir aus, um unser Zentrum fest und stark zu machen. Achte in den Übungsbeschreibungen genau darauf, wie ich die Atmung anleite, denn mit der Zeit werden die Übungen anspruchsvoller und die Atmung passt sich an. Du atmest immer durch die Nase ein und durch den leicht geöffneten Mund wieder aus, wobei der Kiefer entspannt bleibt.

Stelle dir vor, in deinem Bauch befände sich ein großer Luftballon. Beim Einatmen dehnt sich dein Brustkorb in alle Richtungen aus und du bläst den Ballon auf. Die Rippen öffnen sich nach den Seiten, das Brustbein hebt sich, während der Schultergürtel entspannt bleibt. Beim Ausatmen lässt du die Luft aus dem Ballon entweichen, er schrumpft zusammen. Dabei senken sich die Rippen wieder und bewegen sich leicht zueinander, die Bauchdecke zieht sich zur Wirbelsäule hin ein, und gleichzeitig strebt die Beckenbodenmuskulatur nach oben, wodurch die Hüften sich mit den Rippen verbinden.

Atmungskontrolle und Ausrichtung

Beim Ausatmen wirken drei Kräfte: Die Rippen ziehen sich zusammen, der Bauchnabel zieht nach innen, und der Beckenboden strebt nach oben. Gleichzeitig richtest du deine Wirbelsäule auf. Die Hüften positionieren sich direkt unter den Schultern, was der Wirbelsäule mehr Raum und Länge verleiht. Achte darauf, dass das Becken dabei nicht nach vorne oder hinten kippt, sondern in einer »neutralen Position« gerade ausgerichtet bleibt.

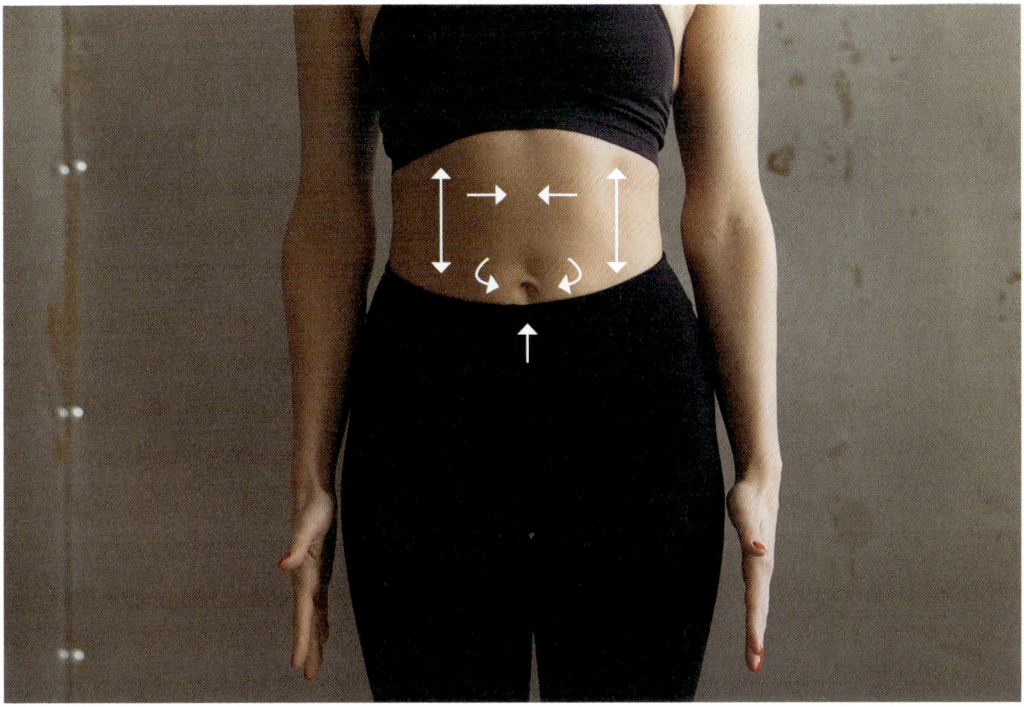

Ausrichtung der Atmung

Vorübungen zur richtigen Körperhaltung und Atmung

Um ein besseres Gespür für diese Ausrichtung und die richtige Atmung zu entwickeln, stelle ich dir auf den folgenden Seiten zwei Übungen vor, die sich in meinen Kursen als sehr hilfreich erwiesen haben.

Vorübung 1

1. Stelle dich aufrecht hin und lege deine Hände an die äußeren Rippenbögen.

2. Atme tief ein und schiebe dabei deine Hände mit den sich nach außen bewegenden Rippen zur Seite. Mache den Brustkorb einmal richtig groß.

3. Spüre, wie die Hände bei der Ausatmung wieder zusammenkommen und deine Bauchmuskulatur aktiv wird. Wiederhole mehrmals, um das Öffnen und Schließen des Brustkorbs deutlich zu spüren.

1.

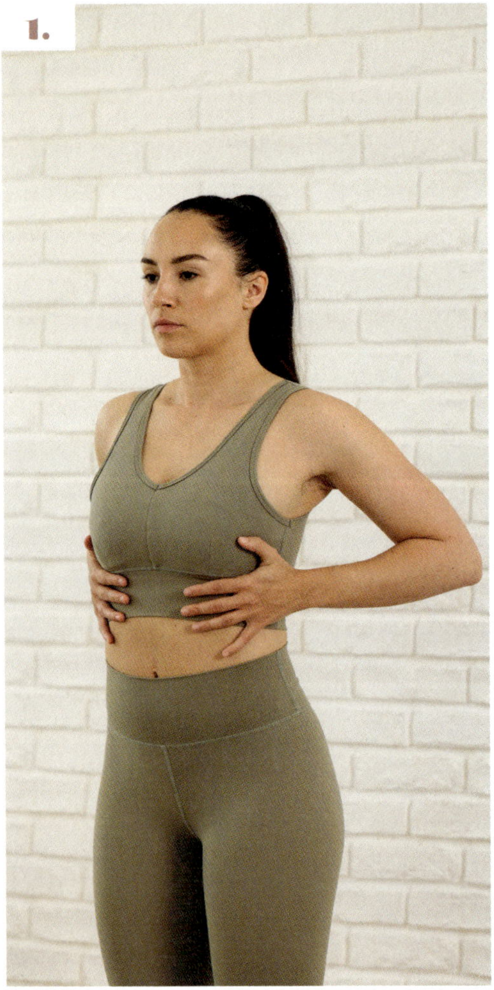

2.

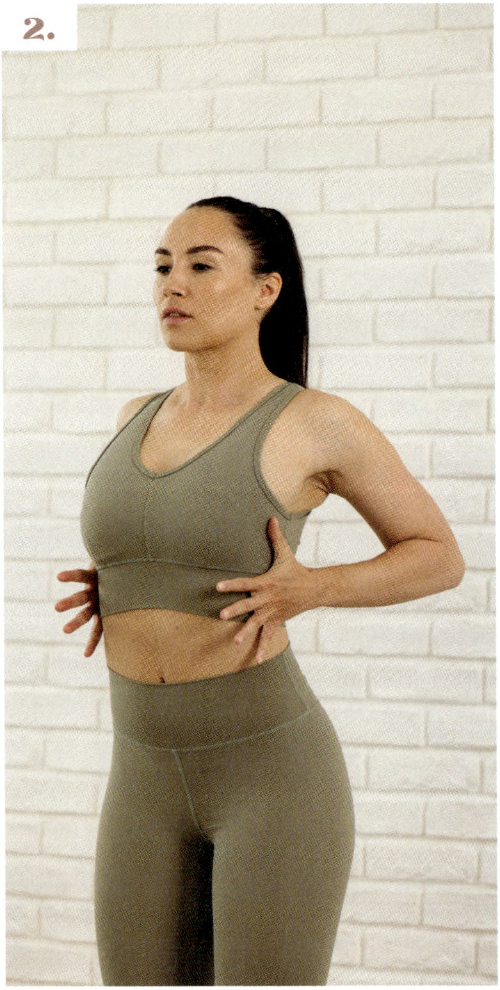

Vorübung 2

1. Für die zweite Übung lehnst du dich mit dem Rücken gegen eine Wand. Deine Knie sind leicht gebeugt. Becken und Schulterbereich berühren die Wand. Im Bereich der Lendenwirbel wird wahrscheinlich eine kleine Lücke zur Wand sein, was normal ist, da die Wirbelsäule eine natürliche S-Form hat. Wenn du ein stark ausgeprägtes Hohlkreuz hast, versuche, diese Lücke zu minimieren.

2. Atme ein und lasse den Brustkorb sich weiten und anheben, wodurch die Lücke etwas größer wird.

3. Atme aus und ziehe die Lendenwirbel zur Wand, sodass dein gesamter Rücken die Wand berührt und die Lücke sich schließt. Wiederhole mehrmals, um ein Gefühl für die verschiedenen Haltungen der Wirbelsäule zu entwickeln, und um die tief liegende Muskulatur, die mit den großen, sichtbaren Muskeln zusammenarbeitet, gezielt anzusprechen. Je besser wir diese kleine Muskulatur aktivieren können, desto effektiver arbeiten auch die sichtbaren Muskeln.

1.

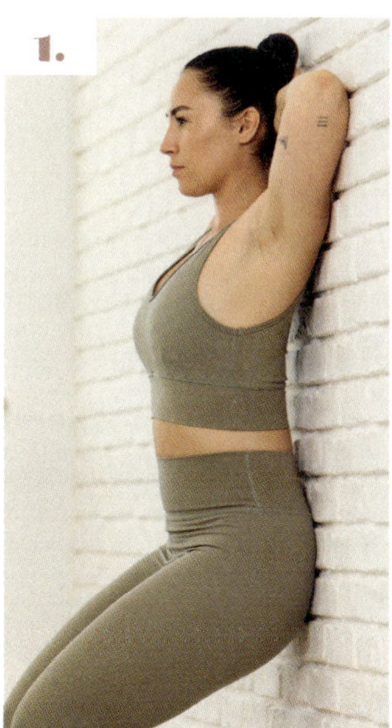

2.

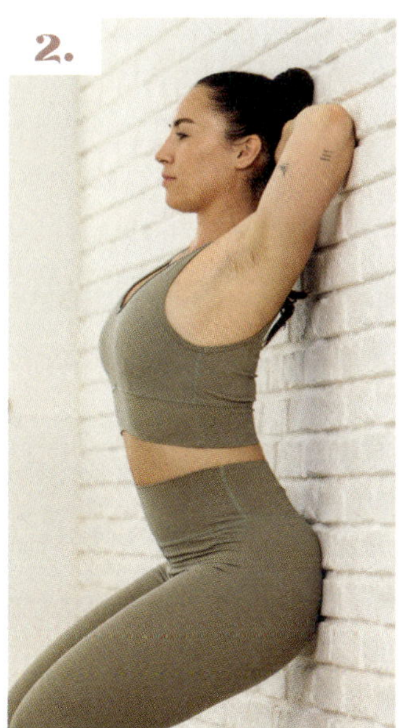

3.

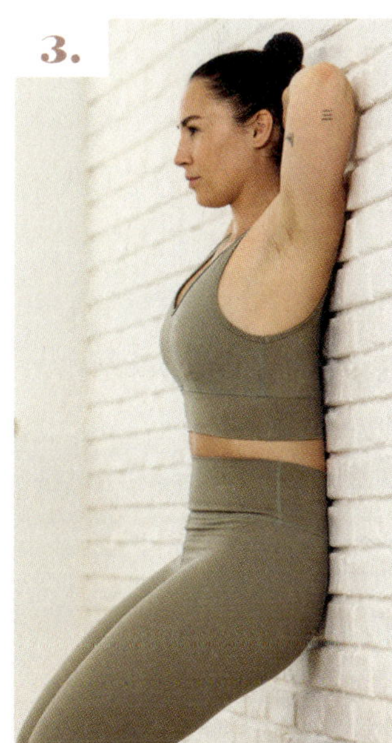

So unterstützt die Atmung dein Training

Du weißt nun, wie man richtig atmet. Aber warum ist es so wichtig, in den richtigen Momenten ein- oder auszuatmen? An der Atmung sind Muskeln beteiligt, ein unbewusster Vorgang, der ganz automatisch abläuft. Jedes Baby macht seinen ersten Atemzug mit der dafür vorgesehenen Muskulatur, ohne darüber nachzudenken. Diese Muskelaktivierung können wir uns in der Bewegung zunutze machen. Beim Einatmen weitet sich der Körper und schafft Platz, um möglichst viel Luft aufzunehmen. Beim Ausatmen sind bereits viele Bereiche der Bauchmuskulatur aktiv, was uns bei der Kontrolle des Rumpfes hilft. So atmen wir beispielsweise aus, wenn der schwierige Teil der Übung ansteht. Stelle dir vor, du liegst auf dem Rücken, die Füße an der Wand. Wenn du den Oberkörper anheben möchtest, teste, ob es dir mit der Ein- oder der Ausatmung leichter fällt. Für diese Bewegung benötigst du starke Bauchmuskeln. Sind sie durch das Ausatmen bereits aktiv, fällt es dir leichter, Kopf, Schultern und Brustkorb zu heben. Das Ablegen des Oberkörpers ist dann der leichtere Teil der Übung, da die Schwerkraft dich ohnehin nach unten zieht. Das ist der Moment zum Einatmen. Sobald du wieder auf der Matte ankommst, starte fließend in die nächste Bewegung.

Übungsausführung: weniger ist mehr

Pilates unterscheidet sich von anderen Fitnessprogrammen dadurch, dass nicht das Heben möglichst großer Gewichte oder das extrem weite Schwingen des Beins im Vordergrund stehen, sondern die kontrollierte und langsame Übungsausführung. Auch in deinem Wandpilates-Training solltest du immer besonders auf die Form der Bewegung und die Körperhaltung achten.

Nehmen wir an, du befindest dich im Vierfüßlerstand und die Übung besteht darin, dein Bein nach hinten anzuheben. Stelle zunächst sicher, dass du deine

Mitte, deine Rumpfmuskulatur, aktiviert hast. Das verhindert, dass dich das hebende Bein in ein Hohlkreuz zieht. Wenn du die Spannung im Rumpf verlierst, wäre die Übung nicht effektiv und damit nutzlos. In allen Bewegungen gibt es auch einen Gegenspieler: Der Akteur, in diesem Fall das Bein, bewegt sich, während dein Rumpf (der Gegenspieler) dagegenhält und regungslos bleibt. Das mag nach wenig aussehen, ist aber genau das, was Pilates-Übungen so schwierig und damit effektiv macht. Wenn du diese Kontrolle behältst, sprichst du die tiefliegende Muskulatur an, die deine Wirbelsäule und das gesamte Skelett stützt. Ist diese Muskulatur stark, macht sie dir das Leben leichter: Schwere Einkaufstaschen tragen, die Kinder hochheben, Möbel verschieben oder ganz einfache Dinge wie aus dem Bett aufstehen oder aus dem Auto aussteigen werden um ein Vielfaches einfacher.

So trainierst du mit den Workouts

Nun kennst du die Hintergründe und Prinzipien von Pilates und kannst mit deinem Training beginnen. Du ziehst den größten Nutzen aus den Übungen, wenn du Kopf und Körper gemeinsam arbeiten lässt. Du weißt nun, wie du richtig atmest, Spannung sowie Kontrolle aufbaust und dich auf die Details der einzelnen Übungen konzentrierst. Wie du die Übungen genau durchführst, kannst du in den Übungsbeschreibungen nachlesen. Ich empfehle dringend, das zu erledigen, bevor du mit der Challenge startest. Dann weißt du, was auf dich zukommt, und es kostet dich während des Trainings nicht so viel Zeit. Das Buch bietet dir eine 30-Tage-Challenge, die deinen Körper kräftigt und fit macht, sowie mehrere Mini-Workouts für bestimmte Ziele (zum Beispiel für einen definierten Bauch oder mehr Beweglichkeit) oder gegen Schmerzen (wie Nackenverspannungen).

Die 30-Tage-Challenge

Die Challenge dauert, wie der Name schon sagt, 30 Tage. Sie ist in drei Phasen unterteilt, die je zehn Tage umfassen. In der ersten Phase hast du drei Pausentage, in der zweiten und dritten jeweils zwei. Das Training ist so aufgebaut, dass der Schwierigkeitsgrad von Tag zu Tag steigt. So startest du in der ersten Phase mit leichteren Übungen, die bis zum Ende der dritten Phase schwieriger werden. Aber keine Angst, du baust die nötige Kraft dafür im Laufe der Challenge auf. Falls du doch merkst, dass die Übungen der nächsten Phase noch zu schwierig sind, bleibe einfach bei dem Trainingsplan der vorherigen Phase, bis du dich bereit fühlst, die nächste Schwierigkeitsstufe anzugehen. Lass dich hier nicht stressen. Der Plan soll dich motivieren, dranzubleiben, aber im Grunde ist es dein Training, welches du in deinem eigenen Tempo durchführen darfst.

Es erwartet dich für jeden Tag ein neues Workout. Langeweile sollte also nicht aufkommen. In den ersten Tagen jeder Phase lernst du die Übungen kennen. Sie kommen immer wieder in neuer Konstellation passend zum Thema des Tages vor. So kennst du sie bald auswendig und bist zum Ende ein echter Profi. Du hast für jeden Tag fünf Übungen. Manche Tage trainieren den gesamten Körper, manche konzentrieren sich auf einen speziellen Bereich wie Beine oder Bauch. Neben jeder Übung steht die Anzahl der Wiederholungen. Bist du alle fünf Übungen einmal durchgegangen, machst du davon noch weitere zwei Runden. So hast du am Ende drei Runden absolviert. Dafür wirst du etwa 20 bis 25 Minuten brauchen.

Bitte wärme dich vorher mit meinen Warm-up-Übungen auf und mache zum Abschluss auch ein Cool-down. Das tut nicht nur dem Körper gut, sondern erfüllt dich mit einer tiefen Entspannung, die dich weiter durch den Tag trägt. Falls du nicht genug Zeit für das gesamte Warm-up oder Cool-down hast, kannst du dir auch einfach zwei bis drei der Übungen aussuchen und so auch etwas Abwechslung in dein Training bringen. Spüre in dich hinein und wähle dann aus, was dir guttut.

Die Miniserien

Die Miniserien sind unabhängig vom Trainingsplan der 30-Tage-Challenge. Sie umfassen immer drei Übungen, die du zwei- bis dreimal durchführst. Dadurch erfordern sie mit ihren fünf bis zehn Minuten nicht viel Zeit, sind aber effektiv, weil sie bestimmte Körperbereiche oder Beschwerden gezielt ansprechen. Hast du zum Beispiel Regelschmerzen, wähle eine Serie, die dich sanft in Bewegung bringt und für Entspannung sorgt. Oder du möchtest schnell etwas gegen deine Rückenschmerzen vom langen Sitzen unternehmen, dann gibt es auch hier die richtige Serie für dich. Du brauchst noch einen Frischekick, bevor du in den Tag startest? Kein Problem, für den Energieschub zwischendurch habe ich auch gesorgt. Oder fühlst du dich nach der Arbeit unbeweglich und alles ist irgendwie steif? Dann hilft dir die Serie für mehr Beweglichkeit. Hier ist für jeden etwas dabei, um auch nach der Challenge dranzubleiben und mithilfe von Wandpilates ein neues Gefühl des Wohlbefindens zu erreichen.

Bevor du loslegst

Bevor du direkt in die Workouts startest, ist es wichtig, dass du dich mit den Grundpfeilern des Pilates vertraut gemacht hast und die Vorübungen zur richtigen Atmung (siehe Seite 22) ausprobierst. Die korrekte Atmung ist enorm wichtig für die sichere Ausführung und den größten Nutzen der Übungen.

Lies dir die einzelnen Übungsbeschreibungen vor dem Training genau durch. Ich erkläre dir bei jeder Übung, worauf du achten solltest und wie du sie korrekt und sicher ausführst. So kann ich dich durch dein Training begleiten und dir wertvolle Hilfen geben. Ebenso vermeidest du durch die richtige Übungsausführung mögliche Verletzungen beim Training.

Ein Workout dauert etwa 25 Minuten. Die 30 Tage sind in drei Phasen eingeteilt. In der ersten Phase starten wir langsam mit Übungen, die dich von Kopf bis Fuß trainieren und auf die kommenden beiden Phasen vorbereiten. Die zweite und dritte Phase bauen darauf auf, und die Übungen werden langsam anspruchsvoller. Am Ende der 30 Tage wirst du im Gesamten stärker und beweglicher sein als zuvor. Erste Veränderungen werden sichtbar sein, deine Figur nimmt neue Formen an.

Lasse dich von Muskelkater nicht entmutigen, sieh ihn eher als Zeichen dafür, dass du etwas erreicht hast. Die Pausentage sind so gelegt, dass du Zeit hast, zu regenerieren. Falls du dich aber doch noch nicht bewegen kannst, darfst du die Pausentage natürlich auch variabel einsetzen.

Dein perfekter Übungsort

Bevor du mit dem Training startest, solltest du dir eine sichere Umgebung schaffen. Suche dir ein Stück freie Wand. Etwa eineinhalb Meter solltest du in der Breite Platz haben. Falls du nicht so viel freie Fläche finden kannst, stelle dich vor eine geschlossene Zimmertür. Wichtig: Die Tür muss gut verschlossen sein, dass sie nicht aufspringt, wenn du dich dagegen lehnst!

Lege anschließend eine rutschfeste Sportmatte vor deinen ausgewählten Wandbereich. Um die Matte herum solltest du nochmals etwa einen halben Meter Platz haben, um dich frei bewegen zu können. Ist der Platz nicht gegeben, schlägst du eventuell mit Armen oder Beinen an herumstehende Gegenstände und könntest dich dabei verletzen. Dieses Risiko sollte natürlich vermieden werden.

Wenn du eine sichere Umgebung für das Workout geschaffen hast, geht es direkt über zum Warm-up. Um Verletzungen zu vermeiden und deinen Körper auf das bevorstehende Training vorzubereiten, wärme dich unbedingt vor jeder Einheit auf. Das Warm-up-Programm findest du auf Seite 110.

Nun sind deine Umgebung und dein Körper optimal vorbereitet.

Mentale Vorbereitung und Motivation

Jetzt ist nur noch wichtig, dass du dich auch innerlich auf dein Workout einstimmst. Freue dich darauf, deinem Körper und deinem Geist etwas Gutes zu tun. Das Training ist ein »Raum«, der für die nächsten 30 Tage nur dir allein gehört. Die Bewegung wird dir guttun, du kannst dich ganz auf dich konzentrieren und darauf, wie du dich fühlst. Für Joseph Pilates war es entscheidend, seine Methode so aufzubauen, dass der Ausgleich zwischen der körperlichen und seelischen Ebene gegeben ist. Da das Training nur wenige Minuten pro Tag in Anspruch nimmt, kannst du es wunderbar in deinen Alltag integrieren. Schnell in der Mittagspause, oder wenn das Baby schläft, morgens direkt nach dem Aufstehen oder am Abend vor dem Schlafengehen. Beantworte dir auch die Frage, warum du diese 30-Tage-Challenge machst. Möchtest du beweglicher werden? Hast du vielleicht sogar Schmerzen, die du loswerden möchtest? Oder ist es das Lieblingskleid, das wieder passen soll? Mit einem klaren Ziel vor Augen ist es leichter, anzufangen und durchzuhalten. Ganz egal, was für dich der Grund ist, anzufangen, freue dich nun auf den Beginn dieser Reise und erinnere dich vor jeder Einheit daran, was dich motiviert, dranzubleiben.

Jetzt kann es losgehen!

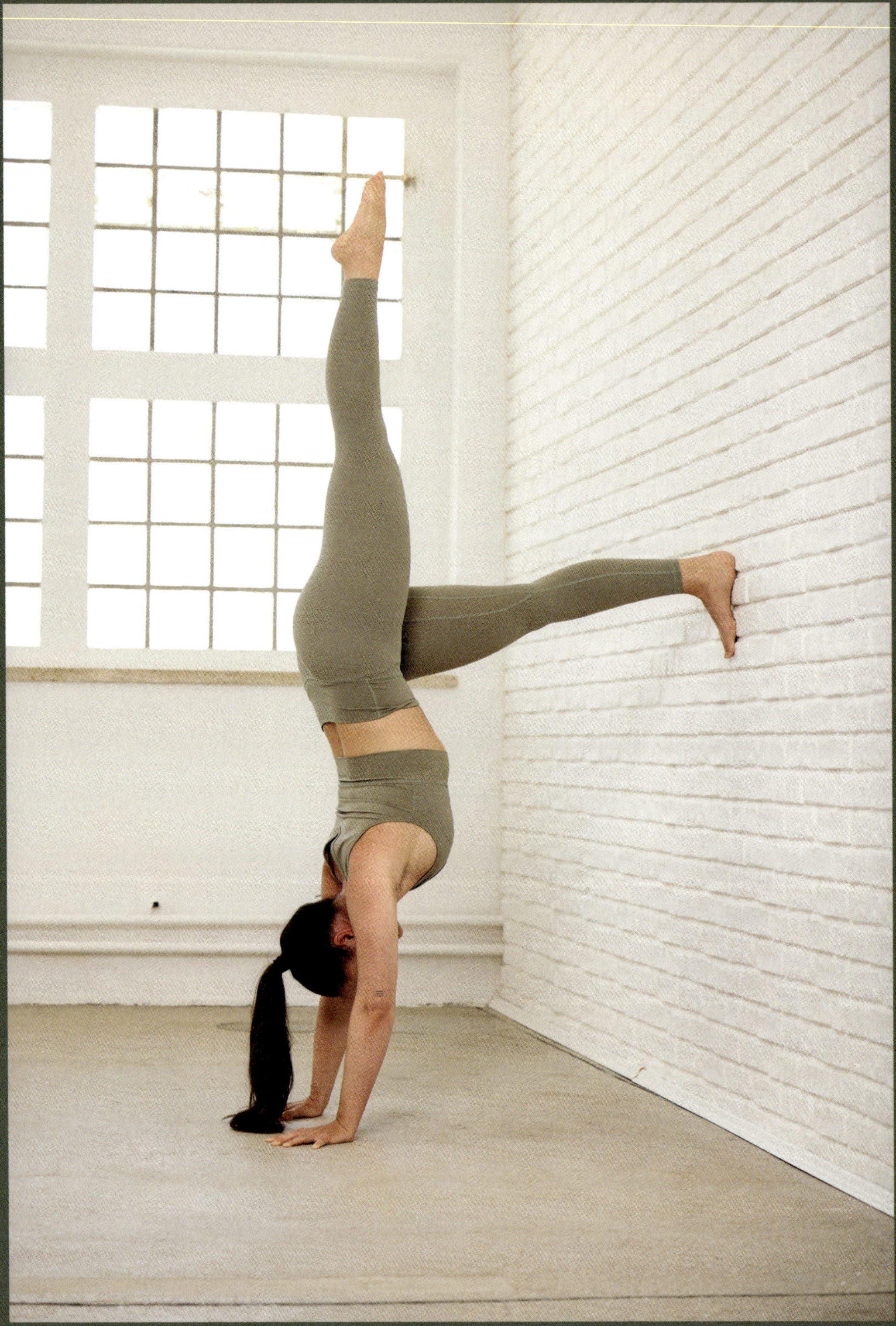

KAPITEL 2

Übungen

In diesem Kapitel stelle ich dir die einzelnen Übungen vor. Im Trainingsplan sind die Übungen mit Seitenzahl aufgeführt, so findest du die Beschreibungen schnell wieder, wenn du etwas zur Ausführung oder Atmung nachlesen möchtest.

Übungen im Stehen

Tischposition

1. Stelle dich mit dem Gesicht voraus vor eine Wand und platziere deine Hände etwa schulterbreit auf Brusthöhe an der Wand.

2. Gehe jetzt zwei große Schritte nach hinten, wodurch sich dein Oberkörper automatisch nach vorne neigt. Stelle sicher, dass deine Füße direkt unter deinen Hüften stehen, sodass dein Oberkörper im Idealfall einen rechten Winkel zum Unterkörper bildet. Halte die Spannung im Körper, indem du die Hände fest in die Wand und die Füße in den Boden drückst. Lasse dein Brustbein schwer nach unten sinken und stelle dir vor, dein Rücken schwebt wie eine Hängebrücke zwischen Wand und Becken. Halte die Position so lange wie im Trainingsplan angegeben.

Hinweis: Du kannst deine Knie beugen, um deinen Rücken länger zu strecken. Wenn du die Länge im Rücken halten kannst, darfst du die Beine auch strecken.

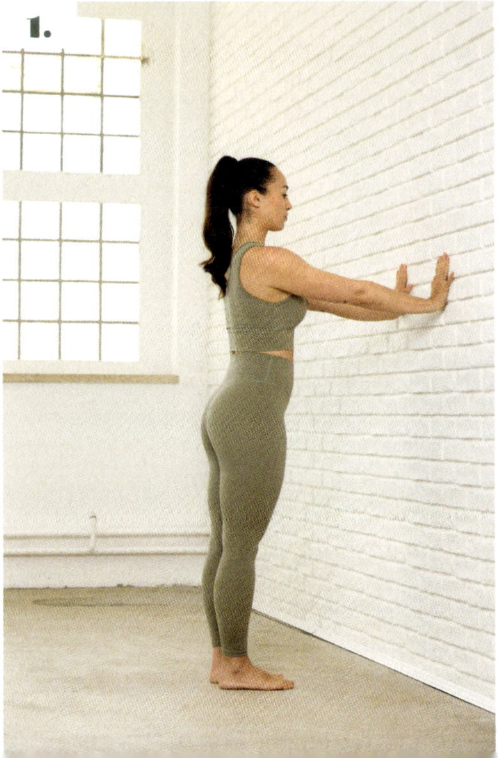

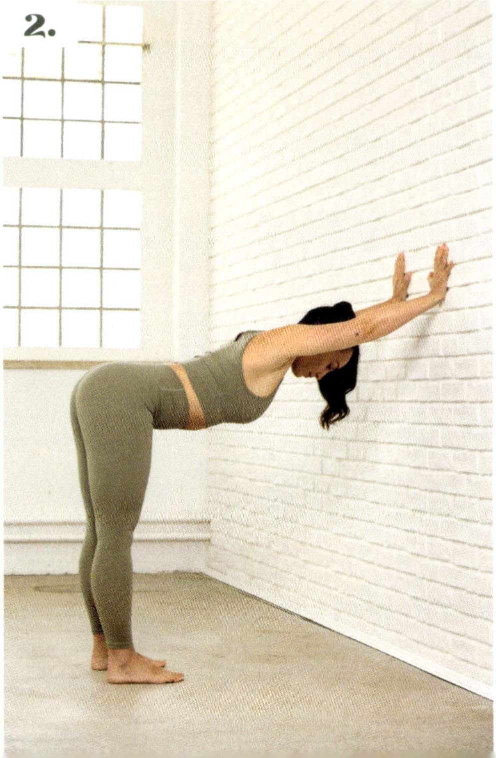

Tischposition und Beine abwechselnd anheben

1. Beginne in der Tischposition. Atme tief durch die Nase ein und aktiviere beim Ausatmen dein Zentrum.

2. Hebe dein rechtes Bein nach hinten an, nutze dabei bewusst deine rechte Gesäßmuskulatur. Der Rücken bleibt durch die Bauchspannung gerade. Halte das Bein am höchsten Punkt, bis du komplett ausgeatmet hast.

3. Mit der nächsten Einatmung setze den Fuß wieder auf der Matte ab und hebe anschließend das linke Bein. Das ist eine Wiederholung. Wiederhole so oft, wie im Trainingsplan angegeben.

1.

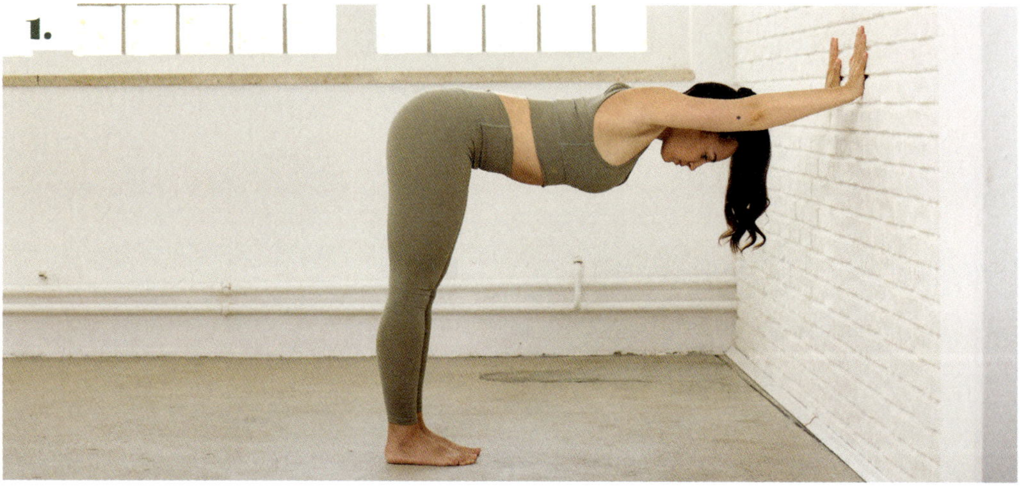

2.

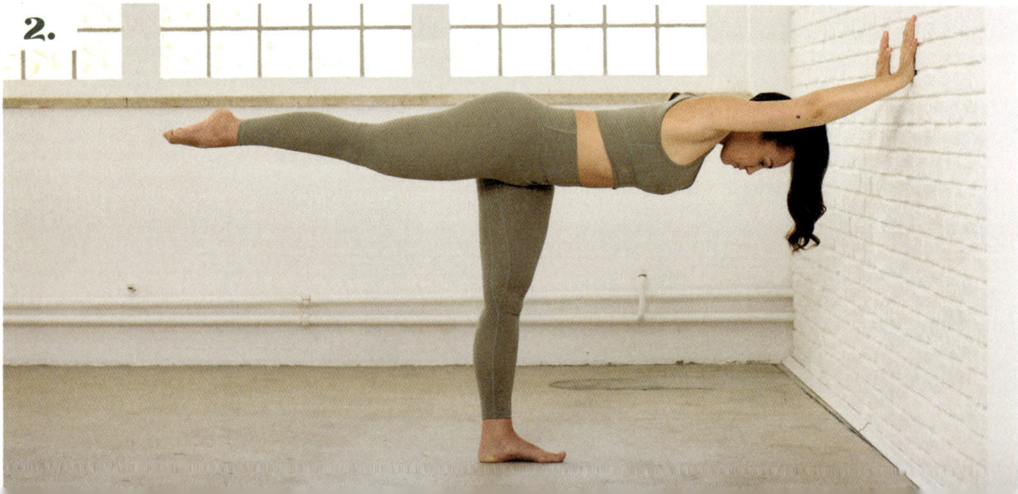

Tischposition mit Beinkreisen

1. Beginne in der Tischposition. Atme tief ein, hebe mit dem Ausatmen dein rechtes Bein nach hinten an, während der Oberkörper so ruhig wie möglich und beide Arme gestreckt bleiben.

2. Atme weiter ruhig ein und aus, während dein angehobenes Bein kleine Kreise in die Luft malt. Achte darauf, auszuatmen, wenn das Bein nach oben kreist. Führe so viele Kreise durch, wie im Trainingsplan angegeben, und wechsle dann das Bein.

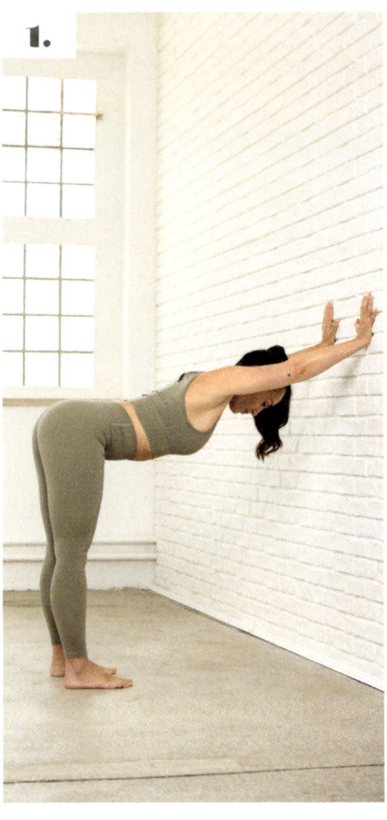

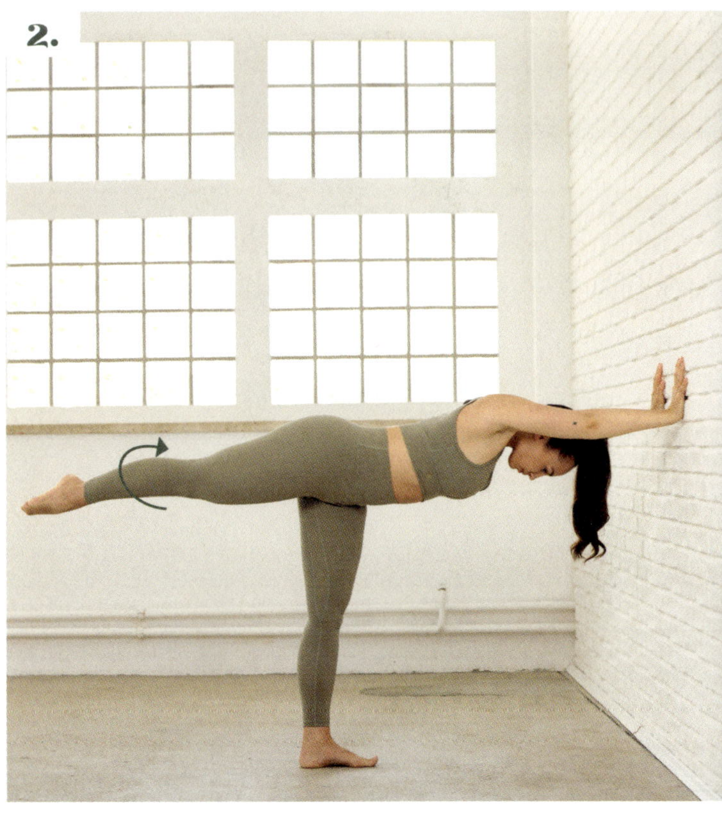

Tischposition mit Ausfallschritt

1. Beginne in der Tischposition und drücke deine Hände fest gegen die Wand.

2. Mit der Ausatmung hebst du dein Bein nach hinten an. Atme in dieser Position noch mal ein, um dich mit dem nächsten Ausatmen von der Wand abzustoßen und in einem großen Ausfallschritt zu landen.

3. Richte im Ausfallschritt den Rücken gerade auf und nimm die Hände vor deinem Brustkorb zusammen oder stütze sie auf den Hüften auf. Senke dein hinteres Knie in Richtung Boden ab, ohne es komplett abzusetzen. Atme in dieser Position weiter aus und nutze die Kraft aus den Beinen, um dich wieder in die Ausgangsposition hochzustoßen. Wiederhole so oft, wie im Trainingsplan angegeben, wechsle dann die Seite.

Tipp: Falls du das Gleichgewicht nicht gut halten kannst, strecke die Arme zu den Seiten aus.

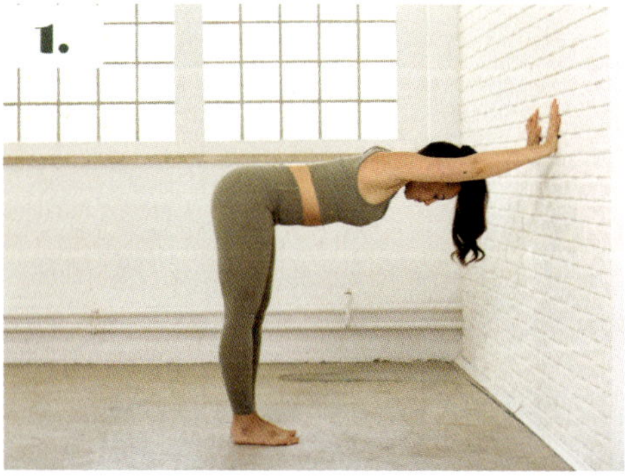

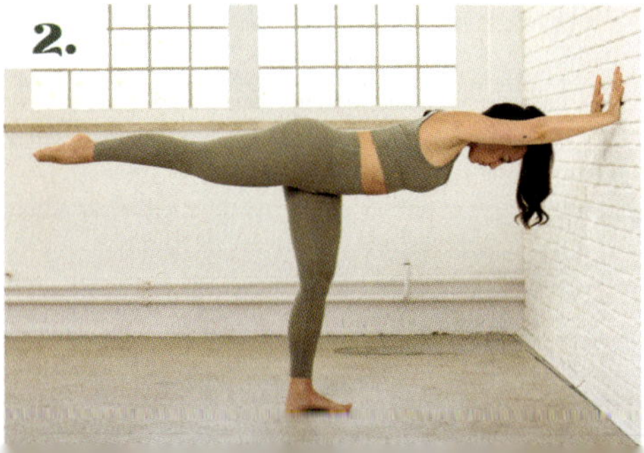

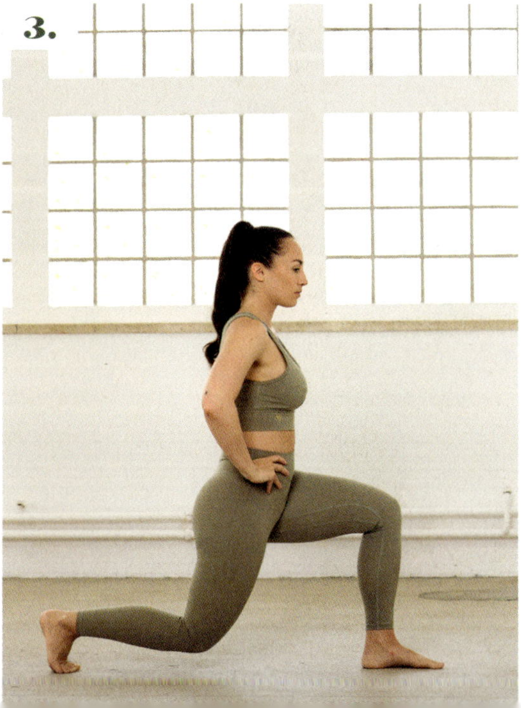

Ausfallschritt nach hinten

1. Stelle dich in Schrittstellung seitlich zur Wand. Lege deine linke Hand in einem angenehmen Winkel an der Wand ab. Sie hilft dir, das Gleichgewicht zu halten, damit du dich auf die Beine konzentrieren kannst. Dein rechter Fuß steht hinten, die Zehen sind gerade nach vorne ausgerichtet. Die Ferse ist angehoben. Atme zur Vorbereitung tief ein.

2. Mit der Ausatmung und aktiviertem Zentrum beuge nun beide Beine. Gehe so tief wie du kannst, ohne dabei mit dem Knie den Boden zu berühren. Halte die tiefe Position, während du einatmest, und strecke die Beine beim Ausatmen wieder. Wiederhole die Bewegung so oft wie im Trainingsplan angegeben, wechsle dann die Seite.

> **Hinweis:** Ziel ist es, das Knie etwa 5 Zentimeter über dem Boden zu halten.

1.

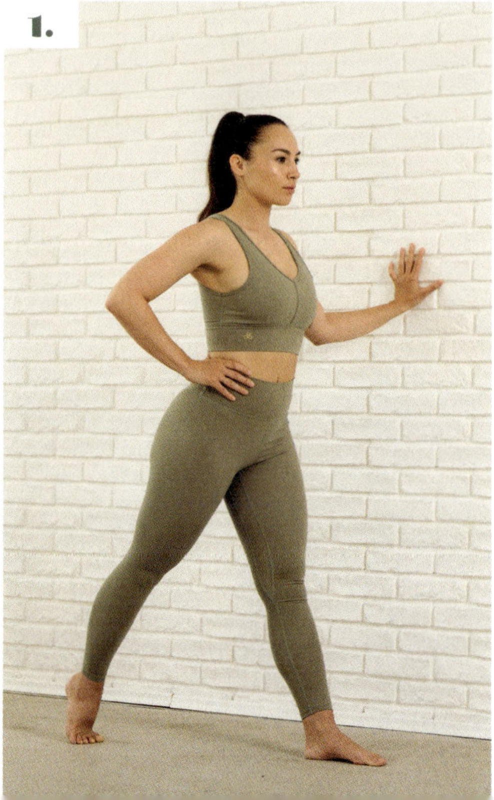

2.

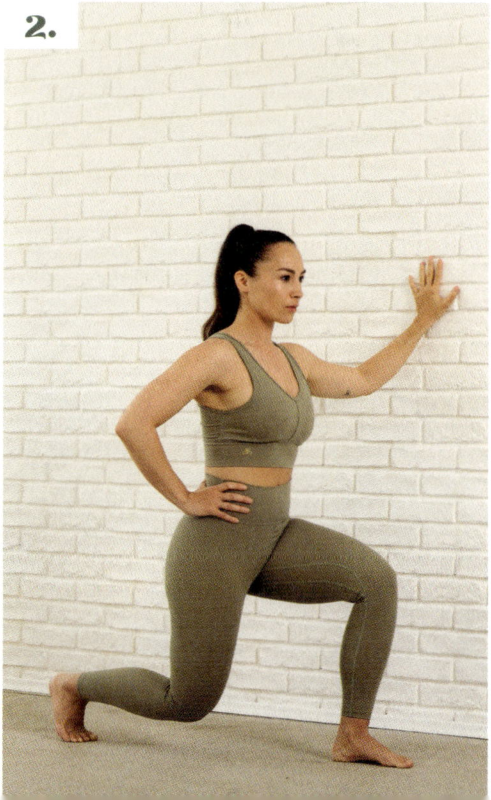

Ausfallschritt mit 2-mal Federn

1. Stelle dich in Schrittstellung seitlich zur Wand. Lege deine linke Hand in einem angenehmen Winkel an der Wand ab. Sie hilft dir, das Gleichgewicht zu halten, damit du dich auf die Beine konzentrieren kannst. Dein rechter Fuß steht hinten, die Zehen sind gerade nach vorne ausgerichtet. Die Ferse ist angehoben. Atme zur Vorbereitung tief ein.

2. Mit der Ausatmung und aktiviertem Zentrum beuge nun beide Beine. Gehe so tief wie du kannst, ohne dabei mit dem Knie den Boden zu berühren.

3. Federe 2-mal mit dem Knie leicht hoch und runter, bevor du die Beine wieder streckst. Dadurch werden deine Muskeln intensiver beansprucht. Wiederhole so oft wie im Trainingsplan angegeben, und wechsle dann die Seite.

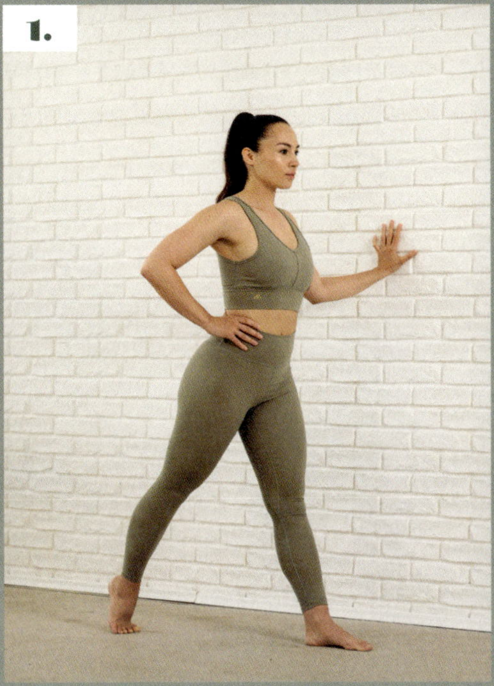
1.

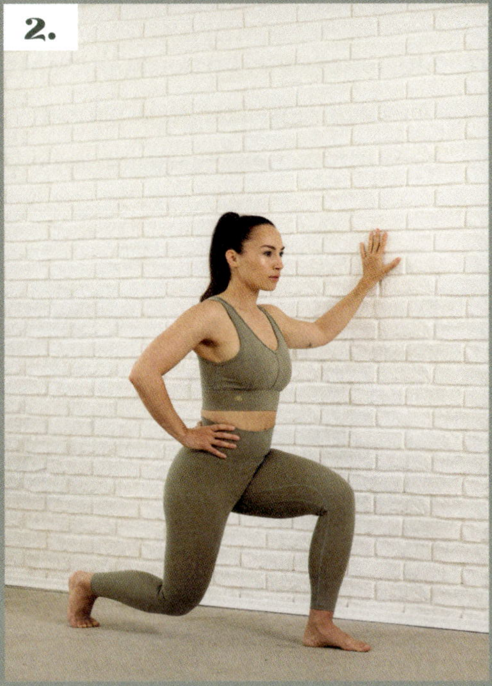
2.

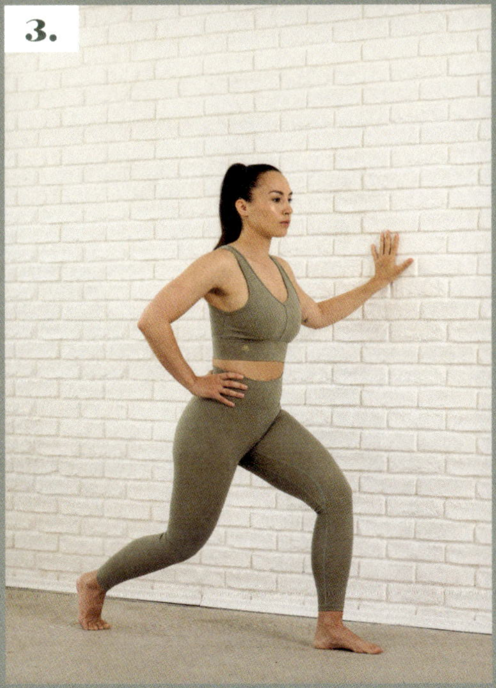
3.

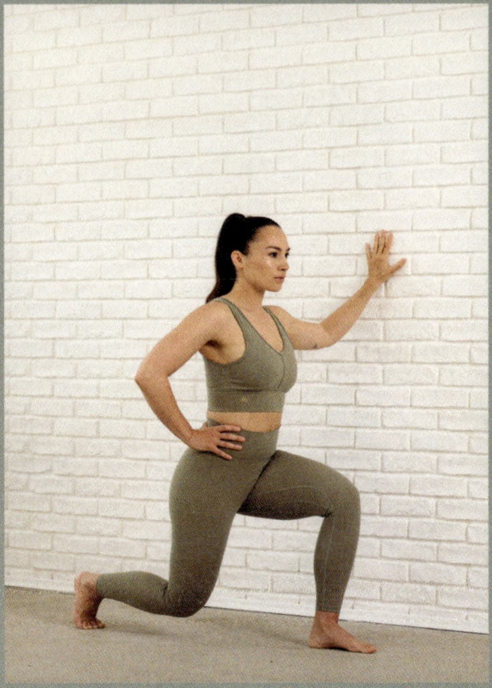

Ausfallschritt vor und zurück

1. Stelle dich seitlich zur Wand. Lege deine linke Hand in einem angenehmen Winkel an der Wand ab. Sie hilft dir, das Gleichgewicht zu halten, damit du dich auf die Beine konzentrieren kannst. Atme ein.

2. Setze den rechten Fuß beim Ausatmen nach hinten ab. Beuge direkt die Knie. Die Beine sind hüftbreit auseinander, die Knie zeigen gerade nach vorne. Komme nun mit der Einatmung wieder nach oben in die Startposition.

3. Mit der nächsten Ausatmung macht das gleiche Bein einen großen Ausfallschritt nach vorne. Achte hier auf einen hüftbreiten Abstand zwischen den Beinen und auf gerade ausgerichtete Knie. Stoße dich wieder ab und setze den Fuß zurück neben dein Standbein. Führe die Bewegung so oft nach hinten und vorne aus, wie im Trainingsplan, angegeben. Wechsle dann die Seite.

1.

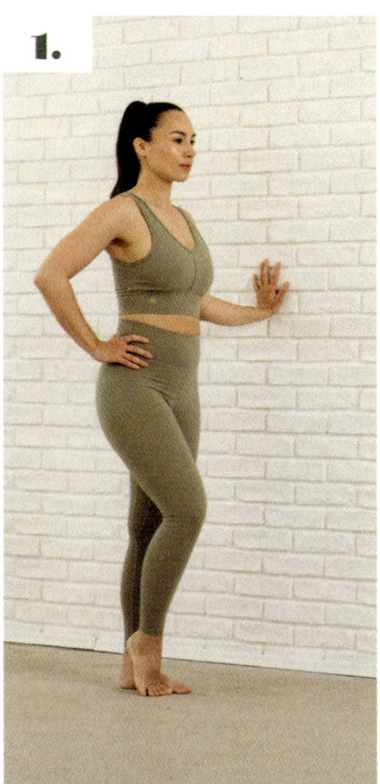

2.

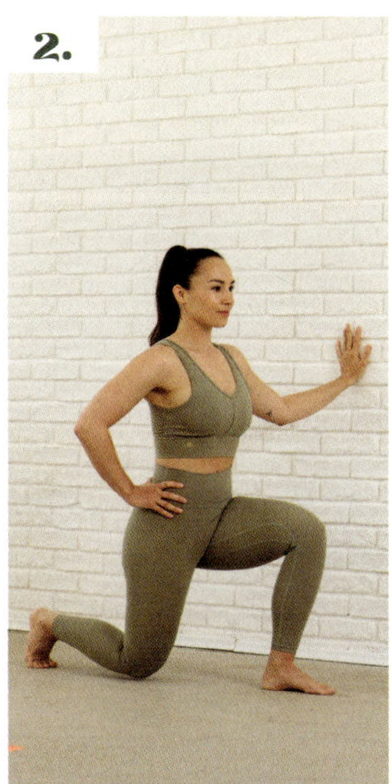

3.

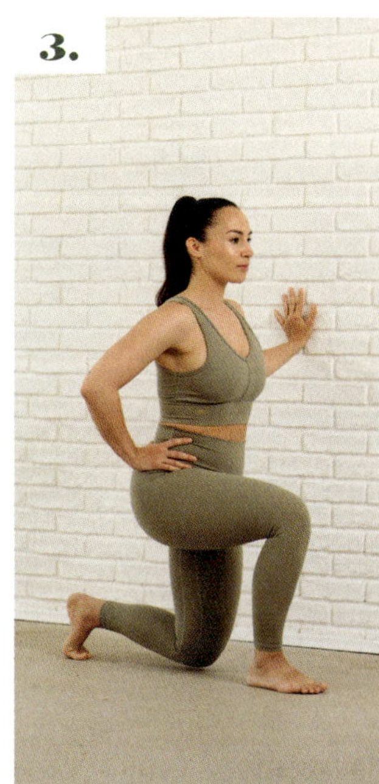

Seitstütz an der Wand

1. Du stehst seitlich neben der Wand, mit der linken Hand auf Brusthöhe an der Wand abgestützt. Der Ellenbogen ist leicht abgewinkelt.

2. Mache mit beiden Füßen einen Schritt nach rechts, sodass dein linker Arm gestreckt ist und dein Körpergewicht gegen die Wand drückt. Halte dabei deine Hüfte in einer geraden Linie mit den Füßen und Schultern. Atme ruhig ein und aus. Mit jeder Ausatmung intensivierst du die Spannung in deiner Bauchmuskulatur. Schließe dabei die Rippen und ziehe den Bauchnabel sanft zur Wirbelsäule. Bleibe so lange wie im Trainingsplan angegeben in der Haltung und wechsle dann die Seite.

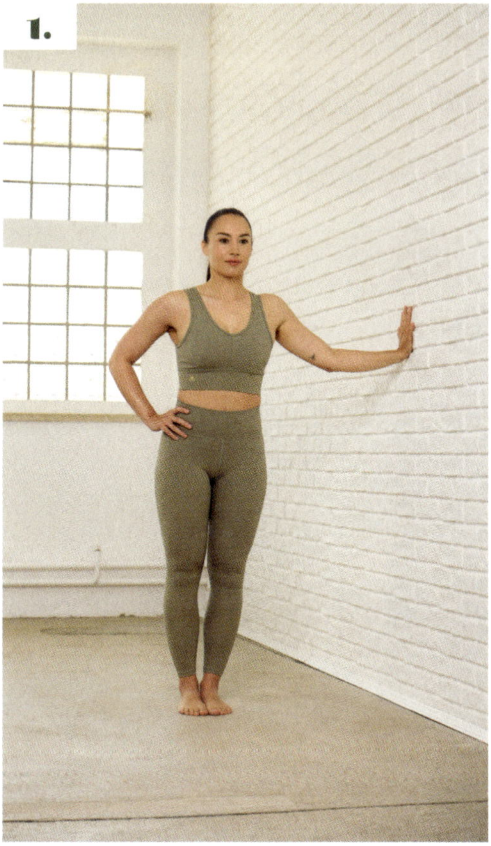

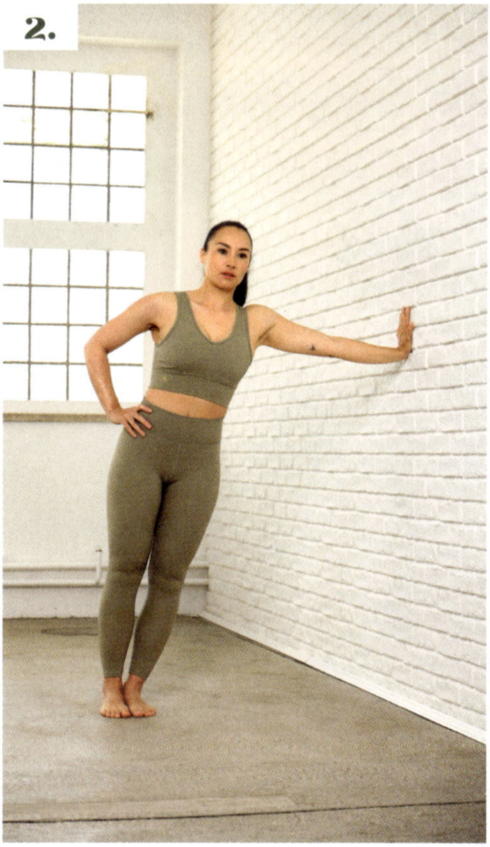

Seitstütz und Bein seitlich anheben

1. Du stehst seitlich neben der Wand, mit der linken Hand auf Brusthöhe an der Wand abgestützt. Der Ellenbogen ist leicht abgewinkelt. Mache mit beiden Füßen einen Schritt nach rechts, sodass dein linker Arm gestreckt ist und dein Körpergewicht gegen die Wand drückt. Halte dabei deine Hüfte in einer geraden Linie mit den Füßen und Schultern. Atme ein und aus und aktiviere dein Zentrum.

2. Hebe beim Ausatmen das rechte Bein seitlich an. Die Fußspitze zeigt dabei nach vorne, und die Ferse zieht Richtung Decke. Hebe das Bein so weit an, bis du eine deutliche Anstrengung im seitlichen Gesäßmuskel spürst. Atme aus und führe dabei das Bein wieder nach unten. Wiederhole so oft, wie im Trainingsplan angegeben, und wechsle dann die Seiten.

1.

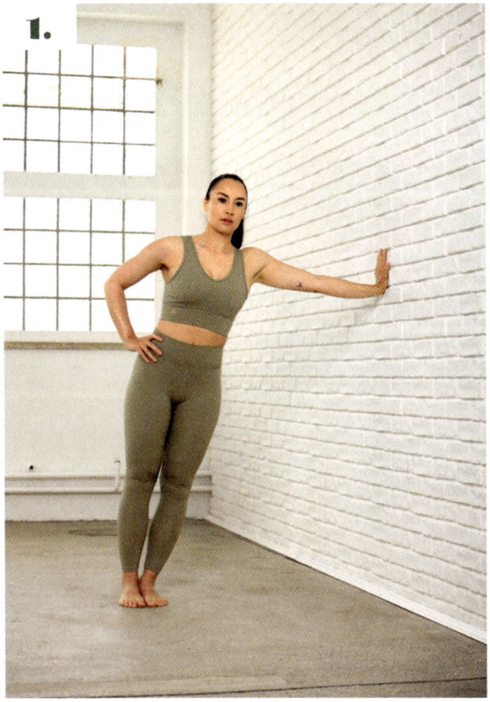

2.

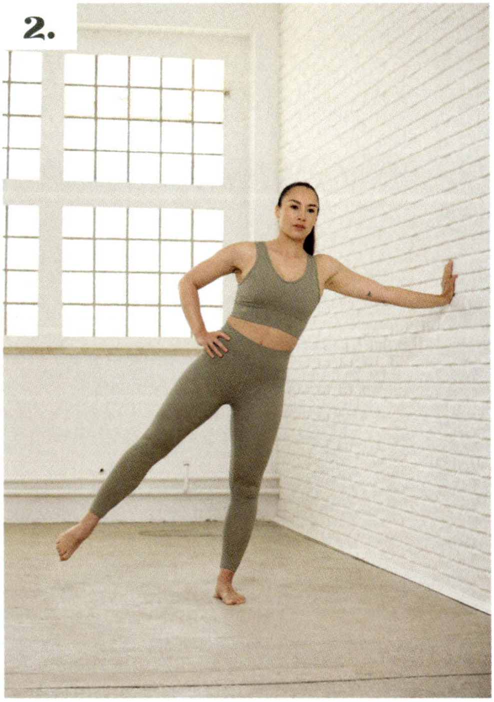

Seitstütz Hip Dips

1. Du stehst seitlich neben der Wand, mit der linken Hand auf Brusthöhe an der Wand abgestützt. Der Ellenbogen ist leicht abgewinkelt. Mache mit beiden Füßen einen Schritt nach rechts, sodass dein linker Arm gestreckt ist und dein Körpergewicht gegen die Wand drückt. Halte dabei deine Hüfte in einer geraden Linie mit den Füßen und Schultern. Atme tief ein.

2. Beim Ausatmen lasse deine linke Hüfte Richtung Boden sinken. Dein Körper bildet nun einen Bogen.

3. Hebe in der gleichen Ausatmung das Becken wieder nach rechts oben über die gerade Position hinaus in den entgegengesetzten Bogen an. Deine Hüfte zieht so weit wie möglich zur Decke. Sobald du diese Position erreicht hast, atme erneut tief ein. Wiederhole so oft, wie im Trainingsplan angegeben, und wechsle dann die Seite.

1.

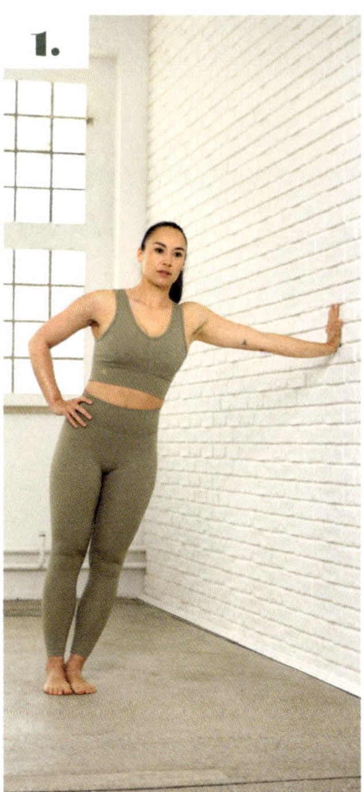

2.

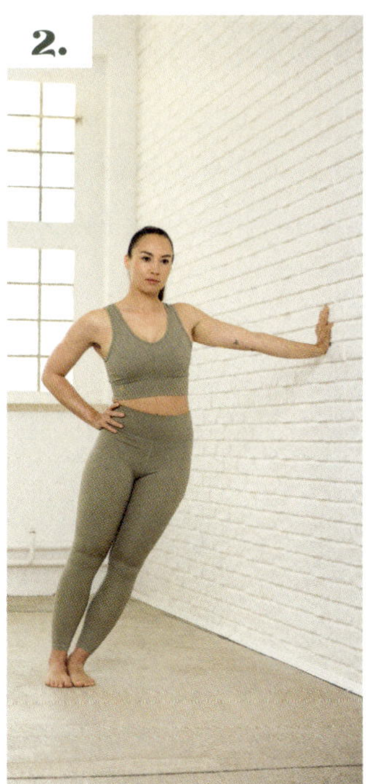

3.

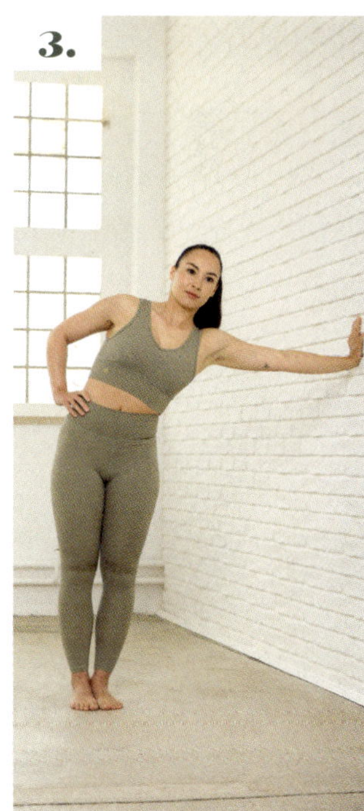

Seitstütz und Armkreise

1. Du stehst seitlich neben der Wand, mit der linken Hand auf Brusthöhe an der Wand abgestützt. Der Ellenbogen ist leicht abgewinkelt. Mache mit beiden Füßen einen Schritt nach rechts, sodass dein linker Arm gestreckt ist und dein Körpergewicht gegen die Wand drückt. Halte dabei deine Hüfte in einer geraden Linie mit den Füßen und Schultern. Halte die Spannung in deiner Körpermitte aufrecht.

2.–5. Führe deinen freien Arm über vorne in einem großen Kreis nach hinten. Atme ein, wenn sich dein Arm in der vorderen Körperhälfte bewegt, und atme aus, wenn er hinter deinen Körper kommt. Dies hilft, einem Hohlkreuz entgegenzuwirken. Wiederhole so oft, wie im Trainingsplan angegeben, und wechsle dann die Seite.

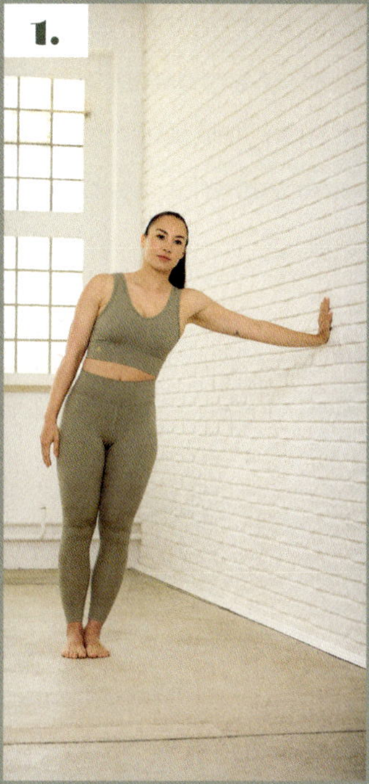
1.

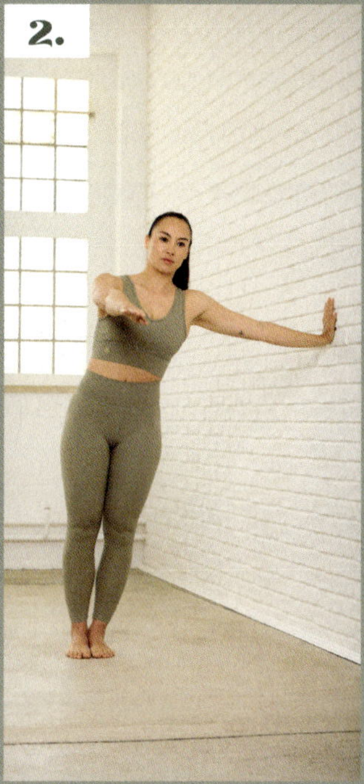
2.

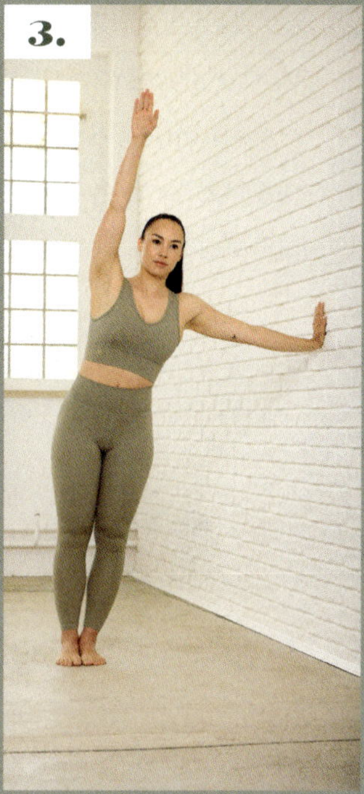
3.

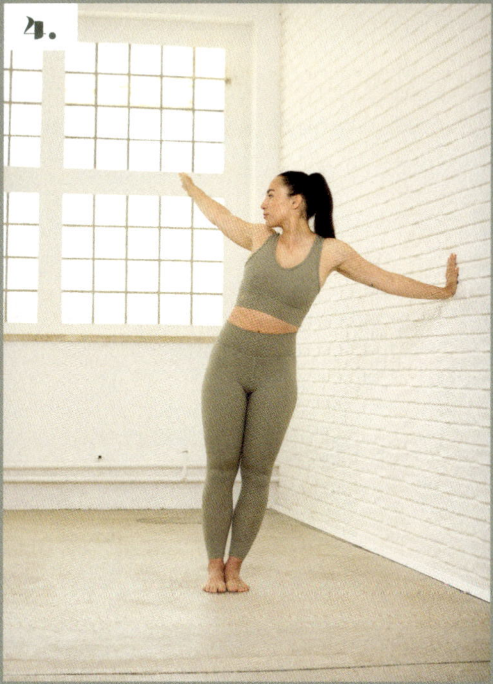
4.

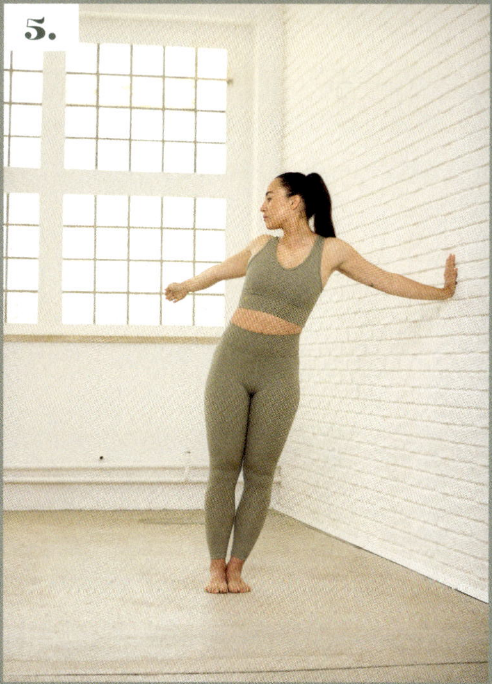
5.

Seitstütz und Rotation

1. Du stehst seitlich neben der Wand, mit der linken Hand auf Brusthöhe an der Wand abgestützt. Der Ellenbogen ist leicht abgewinkelt. Mache mit beiden Füßen einen Schritt nach rechts, sodass dein linker Arm gestreckt ist und dein Körpergewicht gegen die Wand drückt. Halte dabei deine Hüfte in einer geraden Linie mit den Füßen und Schultern.

2. Atme ein und öffne deinen freien Arm auf Schulterhöhe so weit wie möglich nach hinten, um die Dehnung im Brustbereich zu spüren.

3. Atme aus und führe den Arm in einem großen Bogen wieder vor dich, dabei tauchst du mit der Hand unter dem aufgestützten Arm durch, wodurch sich der Oberkörper nach innen dreht. Mit der nächsten Einatmung öffne den Arm erneut und beginne die Bewegungssequenz von vorne. Wiederhole so oft, wie im Trainingsplan angegeben, und wechsle dann die Seite.

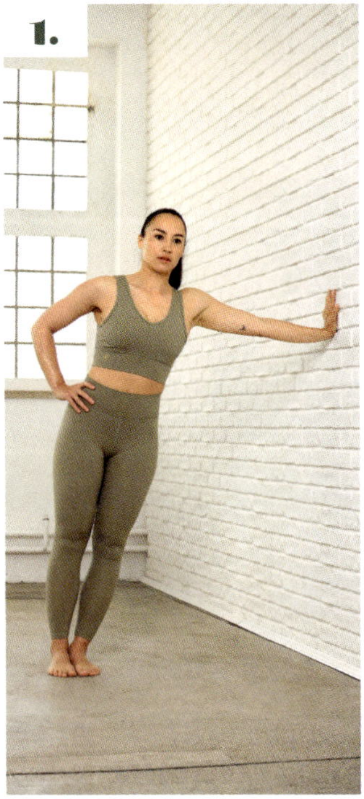
1.

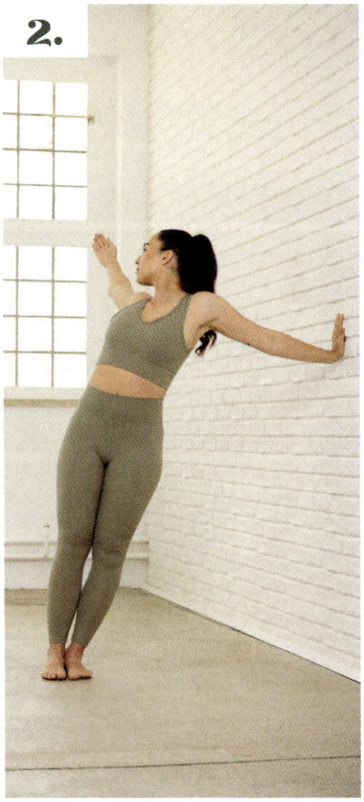
2.

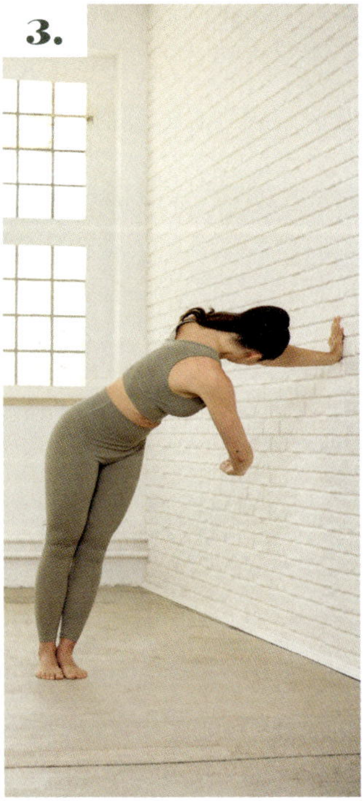
3.

Mountain Climber

1. Stelle dich in eine Stützposition. Dafür legst du beide Hände etwas tiefer als schulterhoch an der Wand ab und machst einen großen Schritt nach hinten. Die Arme sind gestreckt. Halte die Spannung im Becken, das sich in einer Linie mit Knien und Schultern befindet.

2. Atme aus und ziehe dabei dein rechtes Knie Richtung linken Ellenbogen. Atme ein und setze das Bein wieder ab.

3. Atme aus und ziehe dein linkes Knie zum rechten Ellenbogen. Atme ein und setze das Bein wieder ab. Wiederhole die Bewegung so oft, wie im Trainingsplan angegeben.

> **Tipp:** Je nach Gefühl kannst du gerne auch auf die Zehenspitzen kommen. Entscheide, was sich für dich am besten anfühlt.

1.

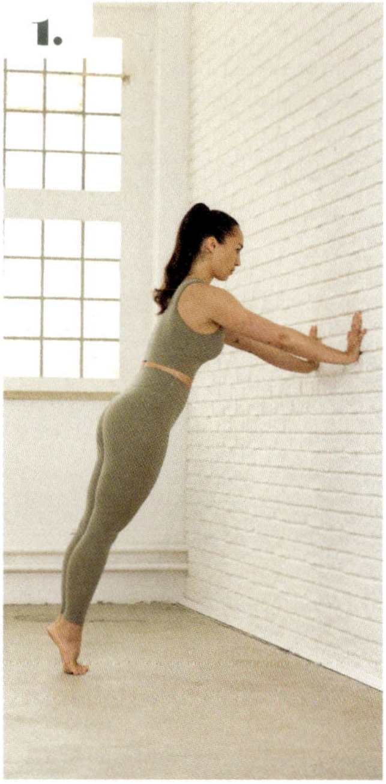

2.

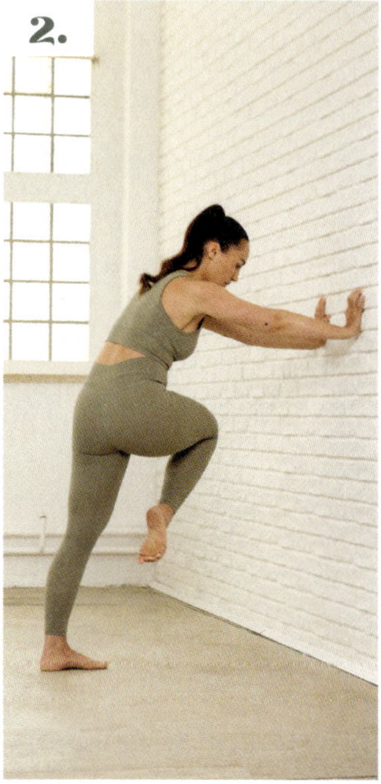

3.

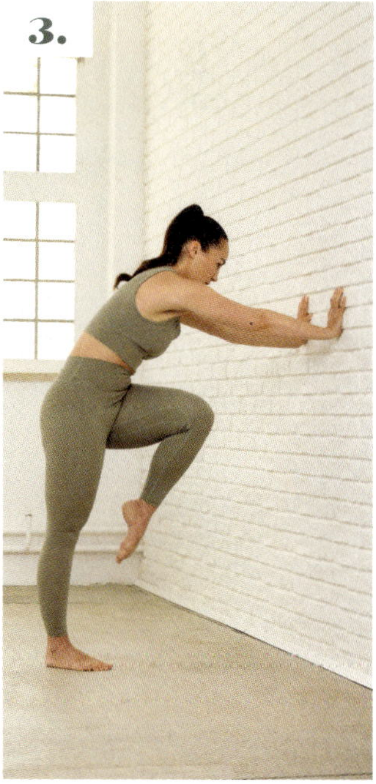

Katze-Kuh

1. Begib dich in die Tischposition vor der Wand. Dein Rücken ist lang, und deine Füße stehen direkt unter deinen Hüften. Die Arme sind gestreckt.

2. Atme ein und lasse dein Brustbein nach unten sinken, sodass sich dein Rücken leicht wölbt. Der Kopf ist in Verlängerung der Wirbelsäule.

3. Atme aus und ziehe deinen Bauchnabel zur Wirbelsäule, während du deinen Rücken zu einem Katzenbuckel krümmst und dein Kinn zur Brust ziehst. Du spürst eine Dehnung im gesamten Rücken. Wiederhole so oft, wie im Trainingsplan angegeben.

1.

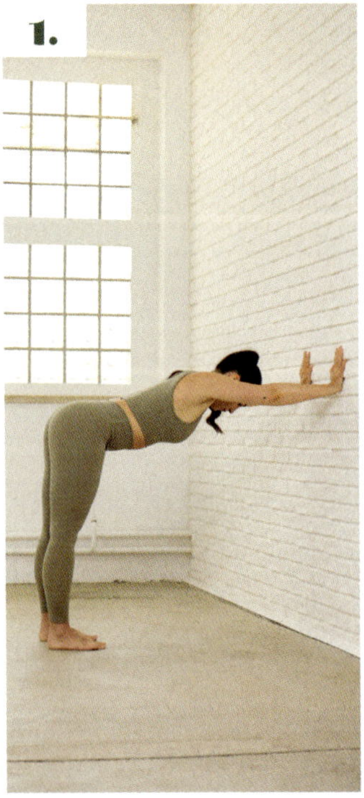

2.

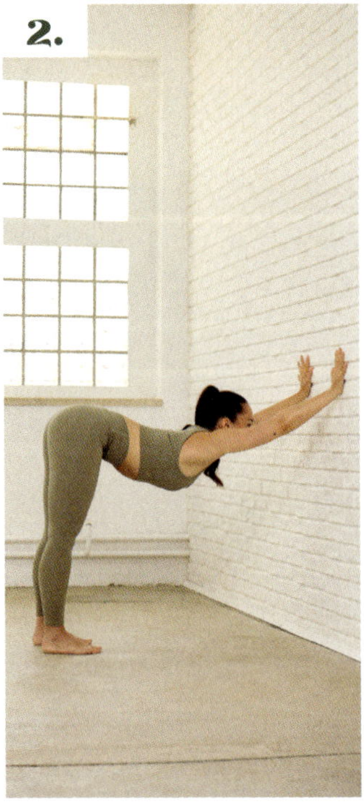

3.

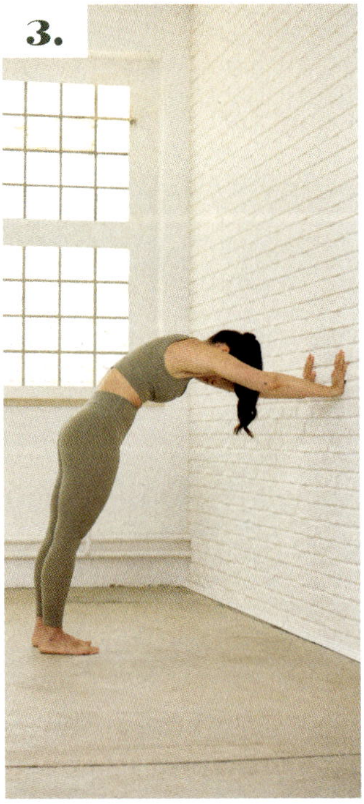

Rudern

1. Stelle dich mit dem Rücken zur Wand, die Füße einen Schritt von der Wand entfernt und die Schultern angelehnt. Deine Oberarme liegen an der Wand. Die Unterarme sind parallel zum Boden nach vorne gestreckt. Die Handflächen zeigen zueinander. Atme zur Vorbereitung ein.

2. Bei der nächsten Ausatmung spannst du deine Körpermitte fest an und drückst die Ellenbogen aktiv gegen die Wand, wodurch du deinen Körper gerade wie ein Brett von der Wand wegschiebst. Auch Schultern und Kopf lösen sich von der Wand. Beim nächsten Einatmen kannst du dich wieder entspannt anlehnen. Wiederhole so oft, wie im Trainingsplan angegeben.

1.

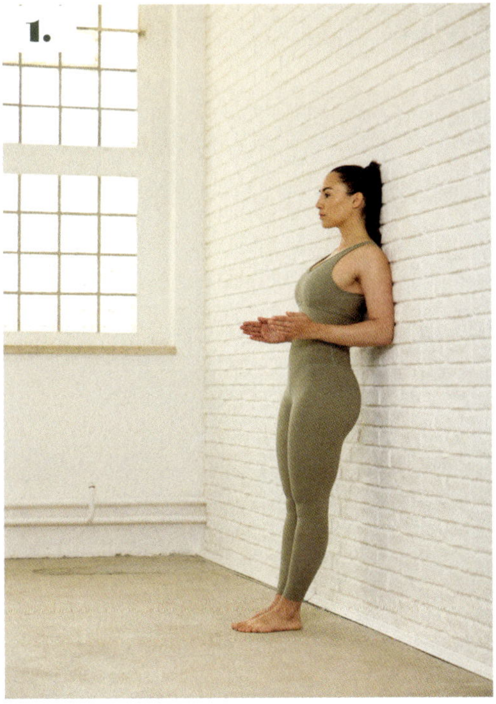

2.

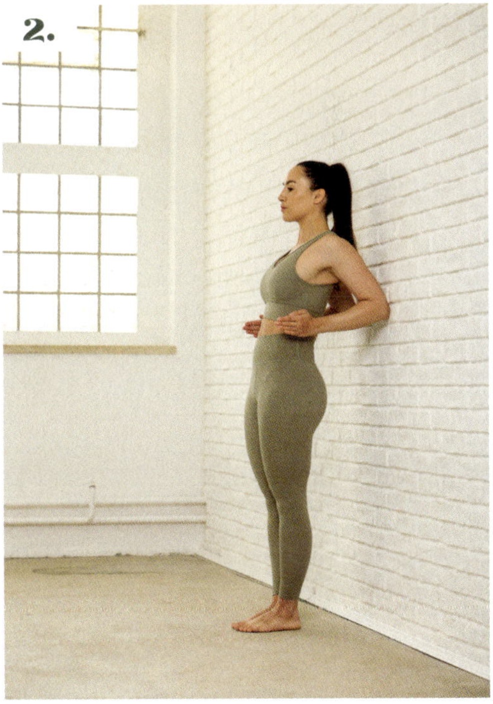

Rudern und Knie heranziehen

1. Stelle dich mit dem Rücken zur Wand, die Füße einen Schritt von der Wand entfernt und die Schultern angelehnt. Deine Oberarme liegen an der Wand. Die Unterarme sind parallel zum Boden nach vorne gestreckt. Die Handflächen zeigen zueinander. Atme zur Vorbereitung ein.

2. Bei der nächsten Ausatmung spannst du deine Körpermitte fest an und drückst die Ellenbogen aktiv gegen die Wand, wodurch du deinen Körper gerade wie ein Brett von der Wand wegschiebst. Auch Schultern und Kopf lösen sich von der Wand. Halte die Spannung im Körper aufrecht und ziehe mit der Ausatmung dein linkes Knie so hoch, wie es dir möglich ist, Richtung Schulter. Beim Einatmen setzt du das Bein wieder ab.

3. Wiederhole die Bewegung mit dem rechten Knie. Wechsle die Beine ab und führe die Bewegung so oft aus, wie im Trainingsplan angegeben.

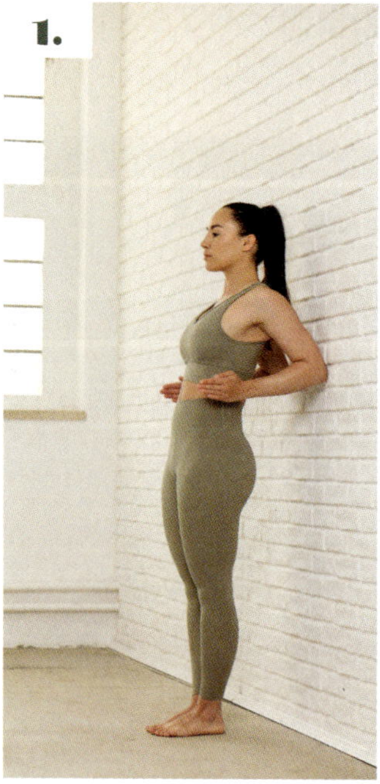

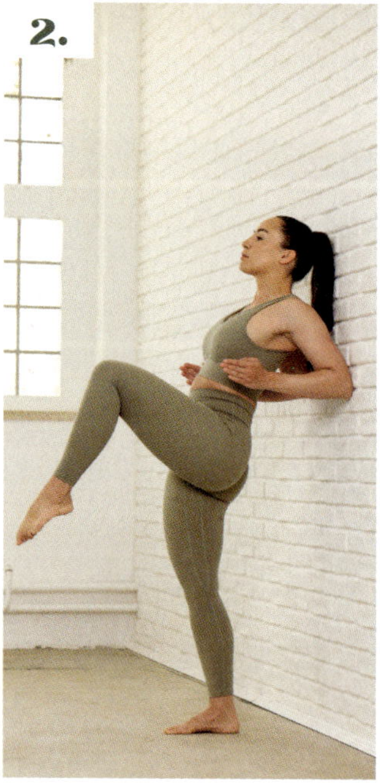

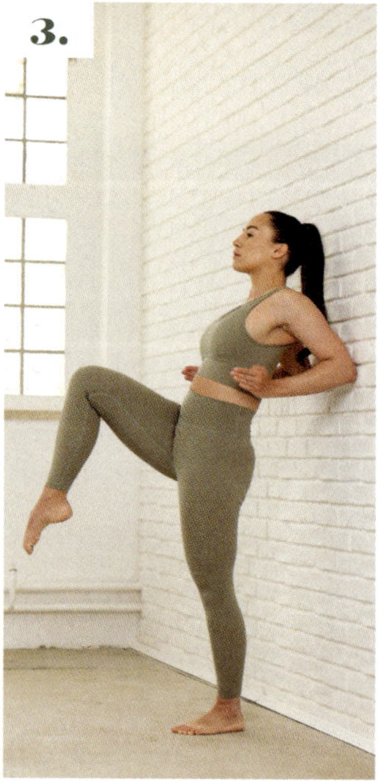

Rudern Halteposition

1. Stelle dich mit dem Rücken zur Wand, die Füße einen Schritt von der Wand entfernt und die Schultern angelehnt. Deine Oberarme liegen an der Wand. Die Unterarme sind parallel zum Boden nach vorne gestreckt. Die Handflächen zeigen zueinander. Atme zur Vorbereitung ein. Bei der nächsten Ausatmung spannst du deine Körpermitte fest an und drückst die Ellenbogen aktiv gegen die Wand, wodurch du deinen Körper gerade wie ein Brett von der Wand wegschiebst. Auch Schultern und Kopf lösen sich von der Wand.

2. Atme ruhig weiter und halte deinen Körper gerade und gestreckt von der Wand weg. Drücke dich fest mit den Oberarmen ab und halte diese Position so lange, wie im Trainingsplan angegeben.

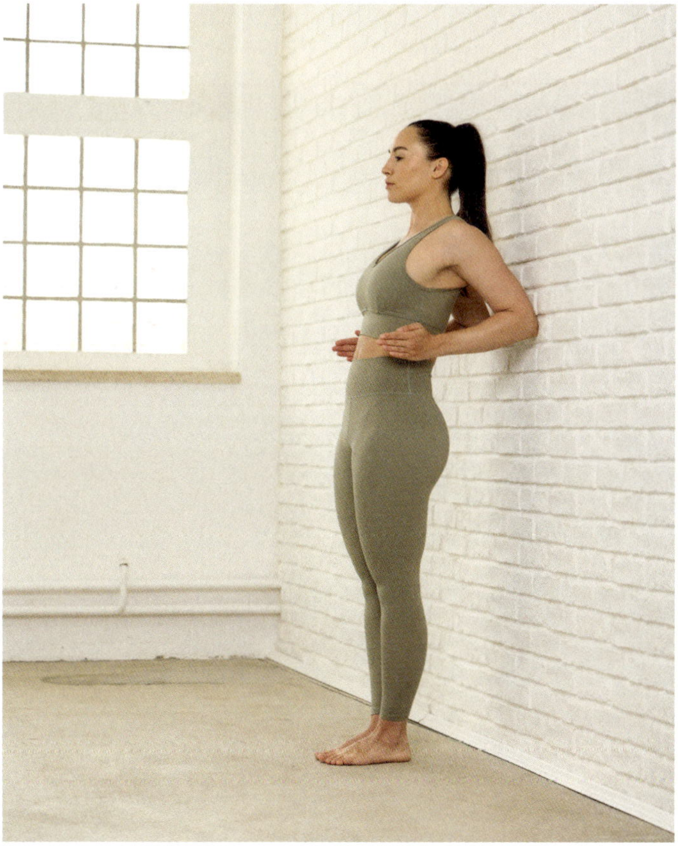

Breiter Liegestütz

1. Stehe in der Stützposition an der Wand, die Hände auf Brusthöhe abgestützt und etwas mehr als schulterbreit auseinander. Atme ein.

2. Beuge beim Ausatmen beide Arme und führe dein Brustbein zu den Fingerspitzen an der Wand heran. Während du weiter ausatmest, strecke die Arme wieder aus und kehre in die Stützposition zurück. Sobald deine Arme wieder gestreckt sind, atme zur Vorbereitung erneut ein und beginne von vorne. Wiederhole so oft, wie im Trainingsplan angegeben.

1.

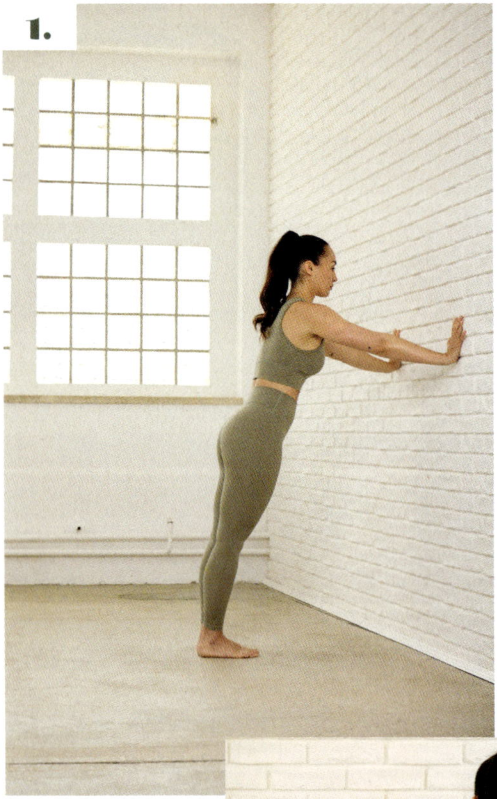

2.

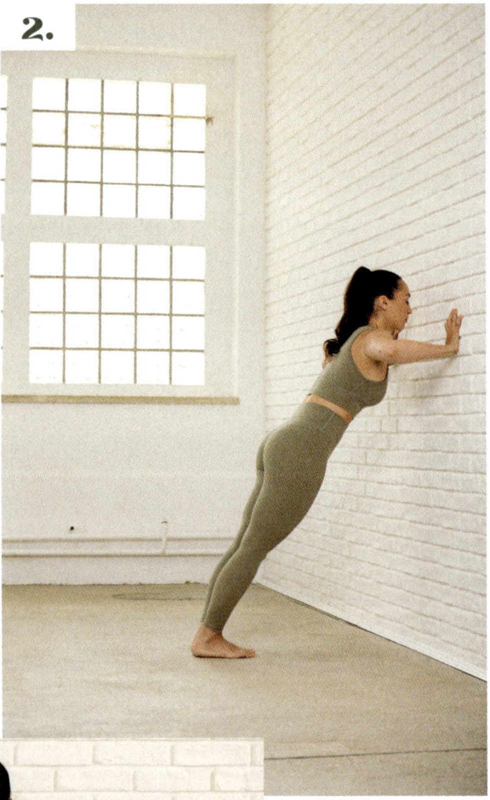

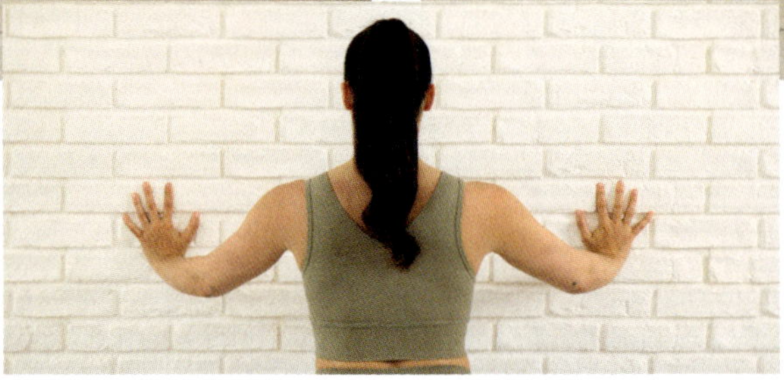

Enger Liegestütz

1. Stelle dich vor die Wand und positioniere deine Hände etwa auf Brusthöhe vor dir. Komme auf die Zehenspitzen und mache einen kleinen Schritt zurück, sodass Füße, Knie, Hüfte und Schultern eine schräge Linie bilden. Achte darauf, dass deine Rumpfmuskeln aktiv sind, um zu verhindern, dass dein Becken durchhängt.

2. Beuge beim Ausatmen beide Arme und führe dein Brustbein zu den Fingerspitzen an der Wand heran. Während du weiter ausatmest, strecke die Arme wieder aus und kehre in die Stützposition zurück. Halte die Arme beim Beugen so nah wie möglich am Körper. Sobald deine Arme wieder gestreckt sind, atme zur Vorbereitung erneut ein und beginne von vorne. Wiederhole so oft, wie im Trainingsplan angegeben.

1.

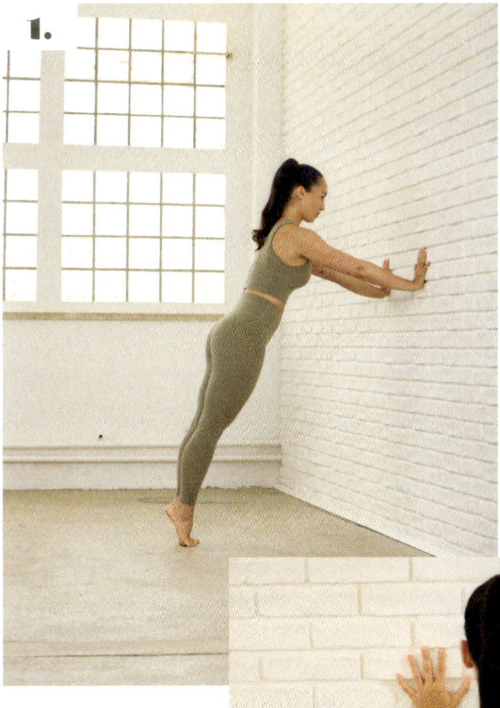

2.

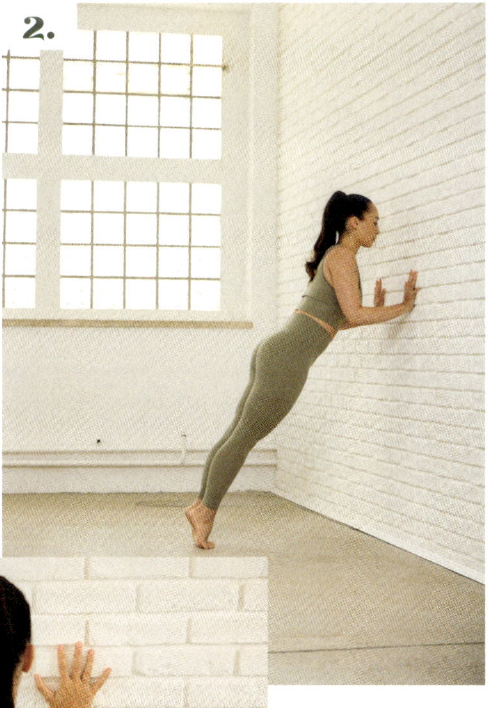

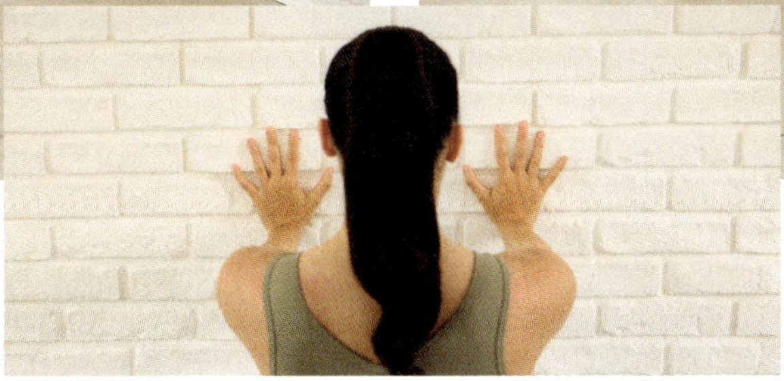

Diagonaler Liegestütz

1. Du stehst in der Stützposition an der Wand, die linke Hand auf Höhe deiner linken Schulter, die rechte Hand auf Höhe deiner rechten Rippenbögen, sodass deine Hände schräg positioniert sind und dein Oberkörper sich leicht nach rechts neigt.

2. Atme ein und beuge beim Ausatmen die Arme, um dein Brustbein nah an die Wand zu bringen. Halte diese Position, während du einatmest.

3. Strecke beim nächsten Ausatmen die Arme wieder aus und kehre damit in die Ausgangsposition zurück. Setze deine Hände dann auf die andere Seite um, sodass die rechte oben und die linke unten aufgestellt sind.

4. Führe den Liegestütz so auf der linken Seite aus. Wiederhole so oft, wie im Trainingsplan angegeben.

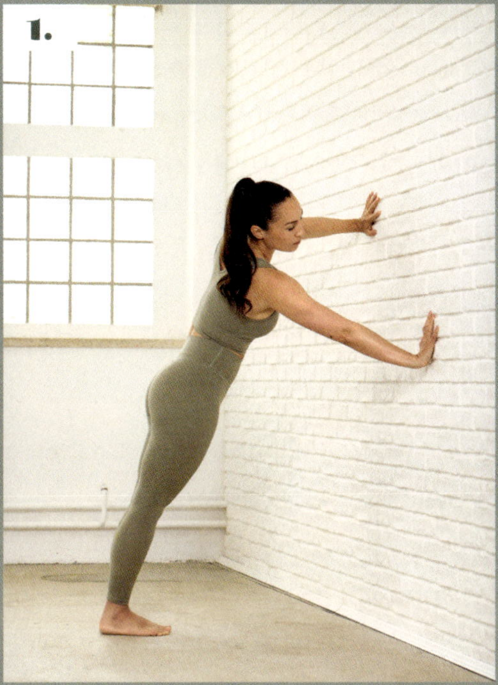
1.

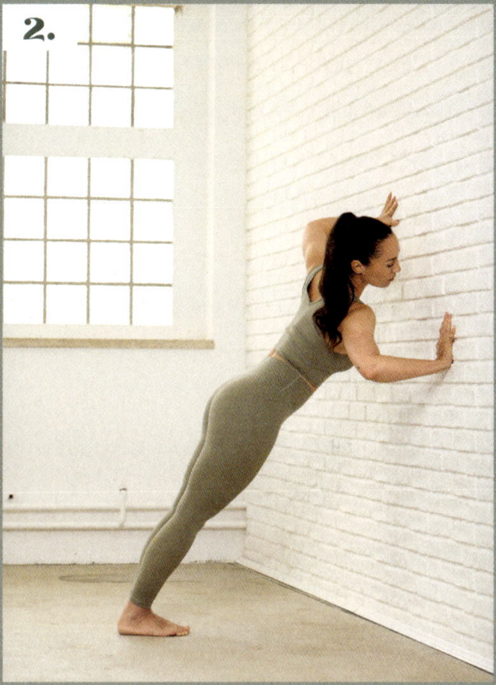
2.

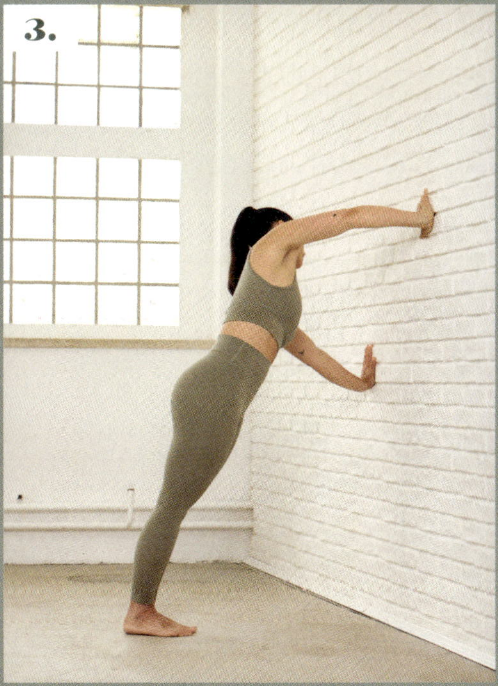
3.

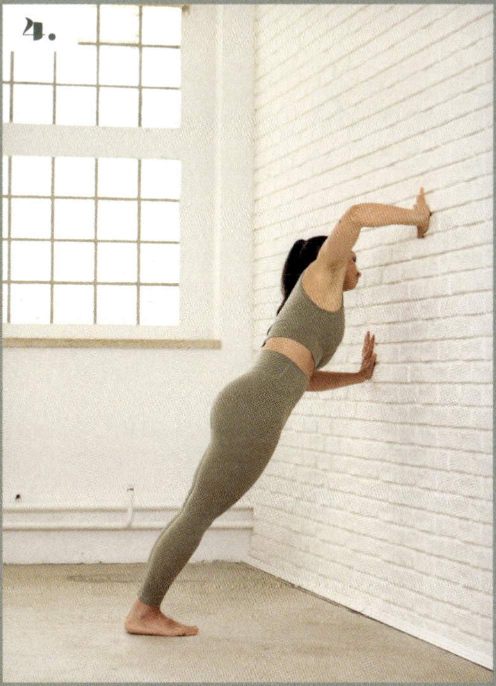
4.

Diagonaler Liegestütz mit Abstoßen

1. Du stehst in der Stützposition an der Wand, die linke Hand auf Höhe deiner linken Schulter, die rechte Hand auf Höhe deiner rechten Rippenbögen, sodass deine Hände schräg positioniert sind und dein Oberkörper sich leicht nach rechts neigt.

2. Atme ein und beuge beim Ausatmen die Arme, um dein Brustbein nah an die Wand zu bringen. Halte diese Position, während du einatmest.

3. Strecke beim nächsten Ausatmen die Arme wieder aus, drücke dich dabei so kraftvoll von der Wand ab, dass deine Hände für einen Moment die Wand loslassen. Fange dich direkt mit dem nächsten Liegestütz auf der anderen Seite wieder auf. Die Ausatmung erfolgt immer beim Abstoßen, und die Einatmung leitet den nächsten Liegestütz ein. Wiederhole im Wechsel so oft, wie im Trainingsplan angegeben.

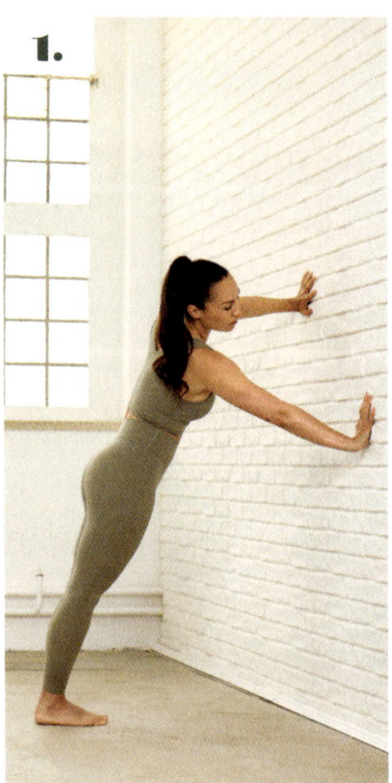

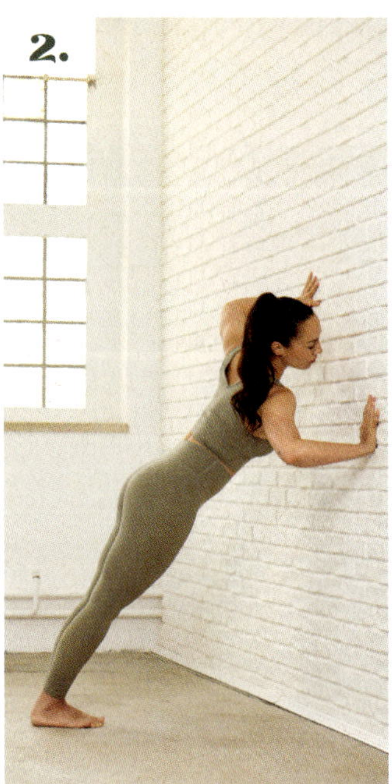

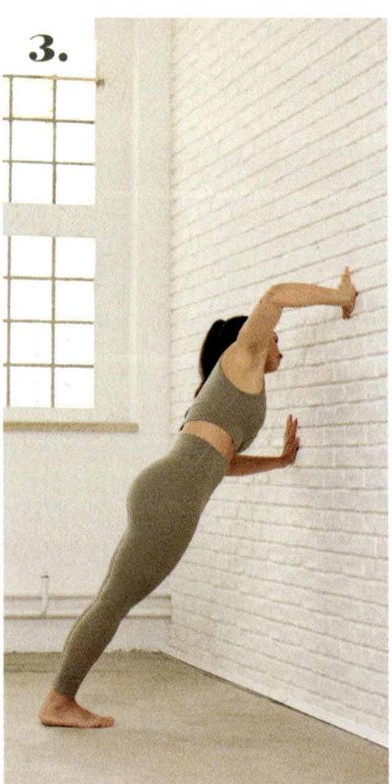

Stützposition halten

Stelle dich einen großen Schritt von der Wand entfernt auf. Komme auf die Zehenspitzen. Platziere deine Hände auf Brusthöhe in Schulterbreite. Aktiviere die Spannung in deiner Körpermitte, sodass du von den Füßen über die Hüften bis zu den Schultern wie ein gerades Brett ausgerichtet bist. Das Gewicht lastet zum Großteil auf der Wand. Halte so lange, wie im Trainingsplan angegeben.

Tipp: Bei allen Stützpositionen gilt: Der Schwierigkeitsgrad erhöht sich mit weiterer Entfernung zur Wand. Sei mutig und probiere aus, bis zu welchem Grad du die Stützposition halten kannst.

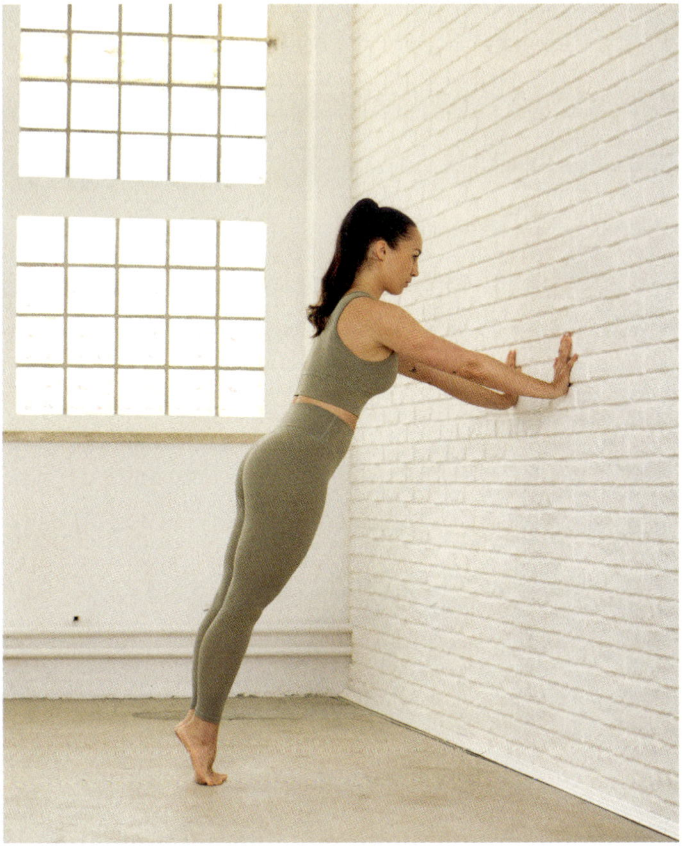

Stützposition mit Armheben hinten

1. Stelle dich einen großen Schritt von der Wand entfernt auf, komme auf die Zehenspitzen, platziere die Hände schulterbreit in Höhe des Brustkorbs und spüre, wie deine Bauchmitte aktiv zur Wirbelsäule zieht.

2. Atme aus und führe dabei den rechten Arm gestreckt und nah am Körper vorbei nach hinten. Bringe den Arm so hoch wie möglich, um den Trizeps zu spüren. Mit der Einatmung bringst du den Arm auf dem gleichen Weg wieder zurück an die Wand. Wiederhole dies anschließend mit der linken Seite. Führe die Übung so oft aus, wie im Trainingsplan angegeben.

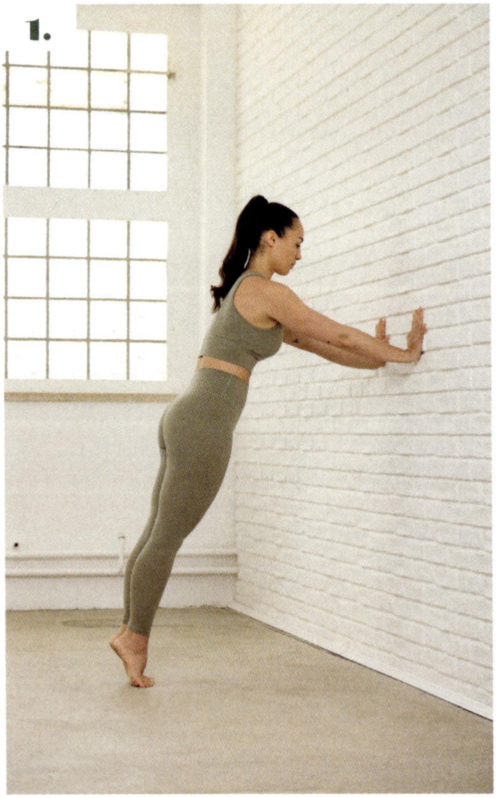

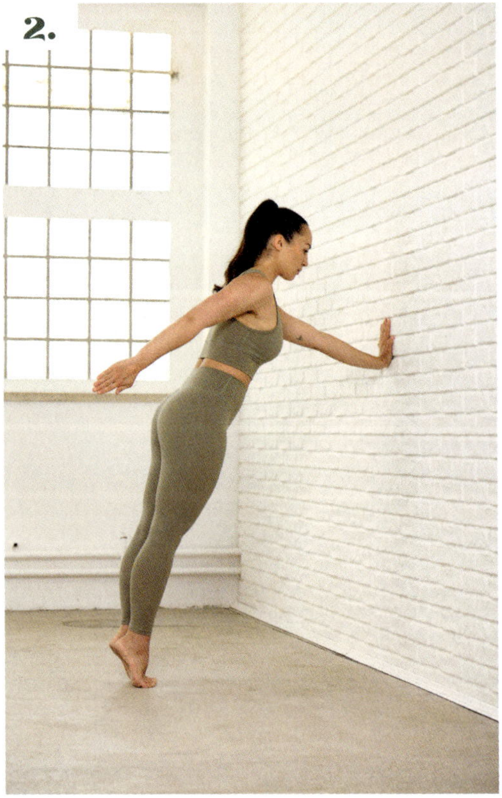

Stützposition mit einseitigem Armfedern

1. Begib dich in die Stützposition: Stelle dich einen großen Schritt von der Wand entfernt auf, komme auf die Zehenspitzen, platziere die Hände schulterbreit in Höhe des Brustkorbs und spüre, wie deine Bauchmitte aktiv zur Wirbelsäule zieht.

2. Atme aus und führe dabei den rechten Arm gestreckt und nah am Körper vorbei nach hinten. Bringe den Arm so hoch wie möglich, um den Trizeps zu spüren. Während du konzentriert weiteratmest, lässt du den Arm immer wieder hochfedern.

3. Federe so oft, wie im Trainingsplan angegeben, bevor du die Seite wechselst.

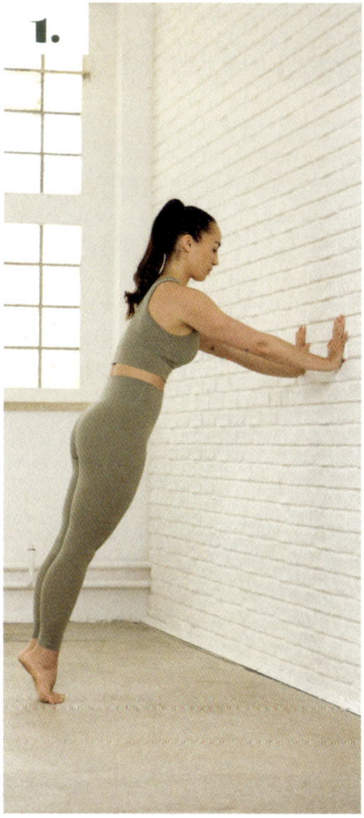

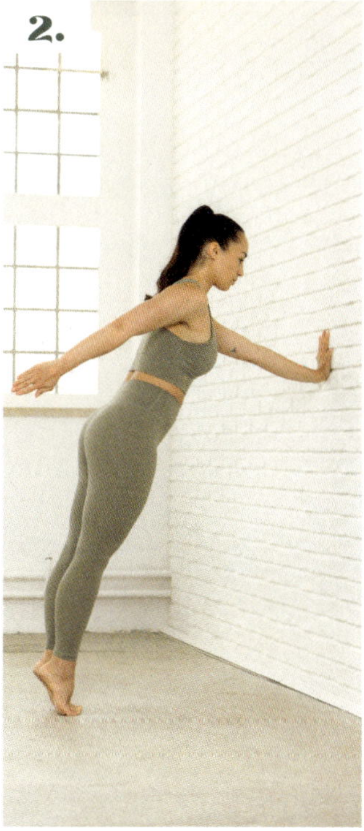

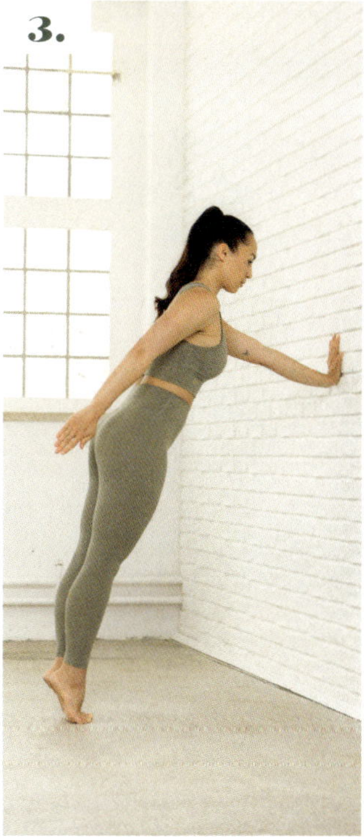

Stützposition mit abwechselnden Hip Dips

1. Stelle dich mit den Händen auf Schulterhöhe vor die Wand. Komme auf die Zehenspitzen. Atme zur Vorbereitung ein.

2. Lasse bei der Ausatmung die rechte Hüfte nach vorne und unten sinken, wobei sich dein Becken leicht zur linken Seite dreht. Die Arme werden dabei gebeugt. Atme ein, während du dein Becken wieder in die neutrale Position zurückführst.

3. Wiederhole den Vorgang nun mit der linken Seite. Führe die Übung so oft, wie im Trainingsplan angegeben, aus.

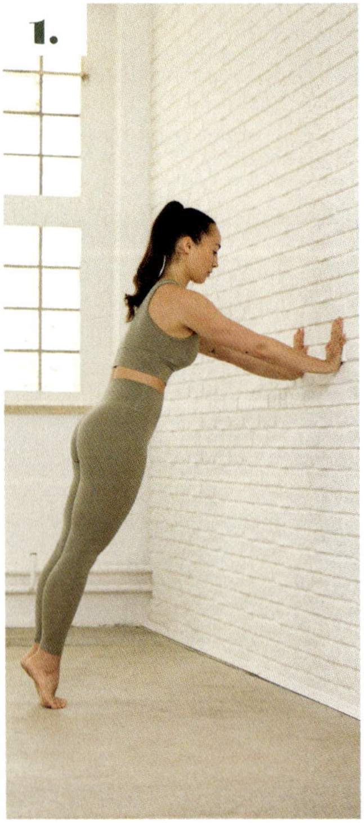

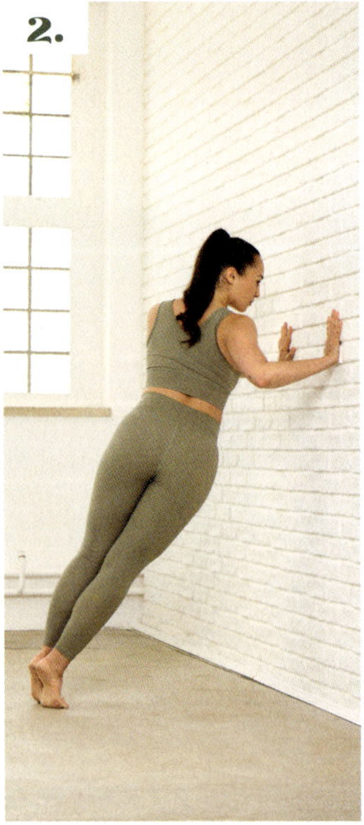

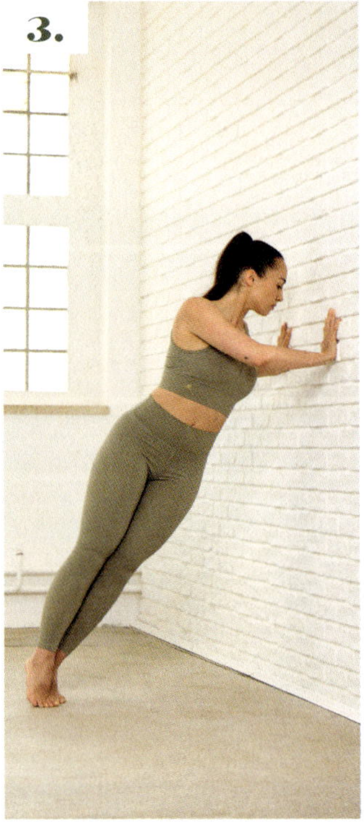

Unterarmstütz hochdrücken

1. Begib dich in die Stützposition etwa einen Schritt von der Wand entfernt, komme auf die Zehenspitzen und lege die Unterarme an der Wand ab.

2. Strecke beim Ausatmen die Arme durch. Beuge beim Einatmen die Arme wieder, bis die Unterarme erneut an der Wand liegen. Wiederhole so oft, wie im Trainingsplan angegeben.

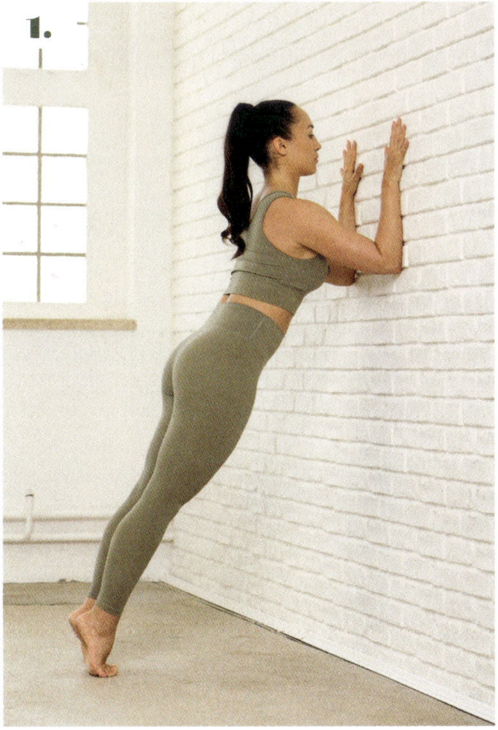

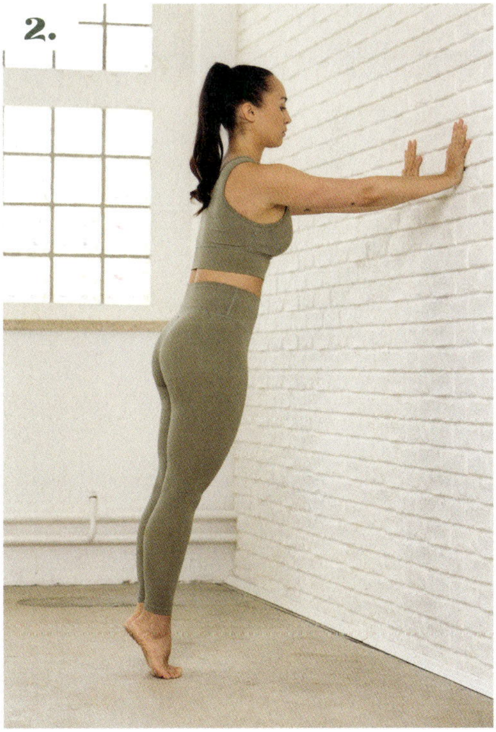

Kommandos abwechselnd

1. Diese Übung ist ähnlich wie die vorherige, allerdings bewegen sich die Arme diesmal nicht gleichzeitig, sondern nacheinander. Stelle dich auf Zehenspitzen im Stütz an die Wand. Die Hände liegen schulterbreit auf Höhe des Brustkorbs an der Wand.

2. Atme ein und lege dabei zuerst den rechten Unterarm an der Wand ab.

3. Lege als Nächstes den linken Unterarm mit der gleichen Einatmung ab.

4. Stelle mit der Ausatmung zuerst die rechte Hand auf und strecke den Arm aus. Stelle danach die linke Hand auf und strecke den Arm ebenfalls. Um beide Seiten gleich zu fordern, beginne die nächste Runde mit der linken Seite. Wiederhole so oft, wie im Trainingsplan angegeben.

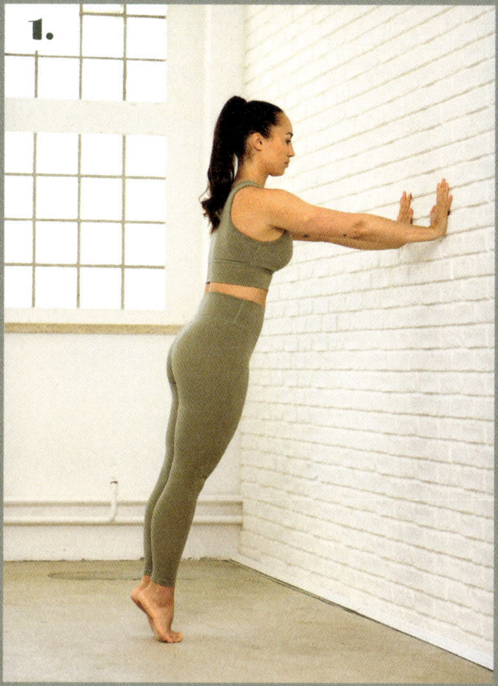
1.

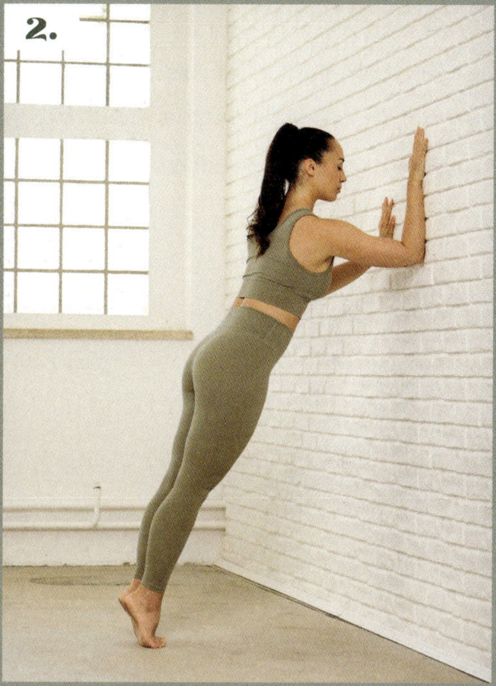
2.

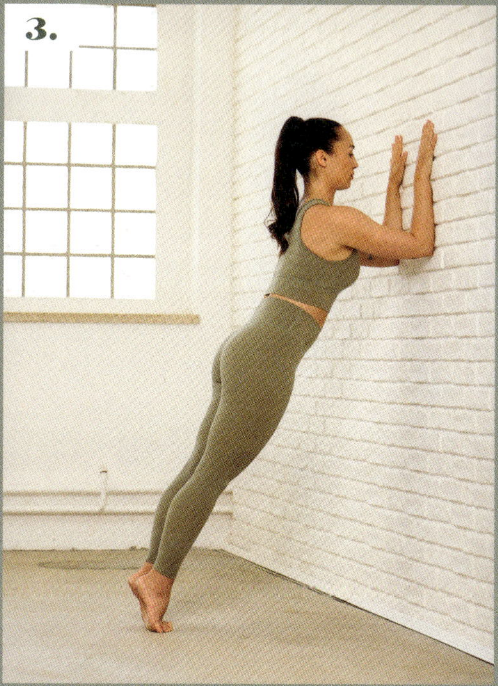
3.

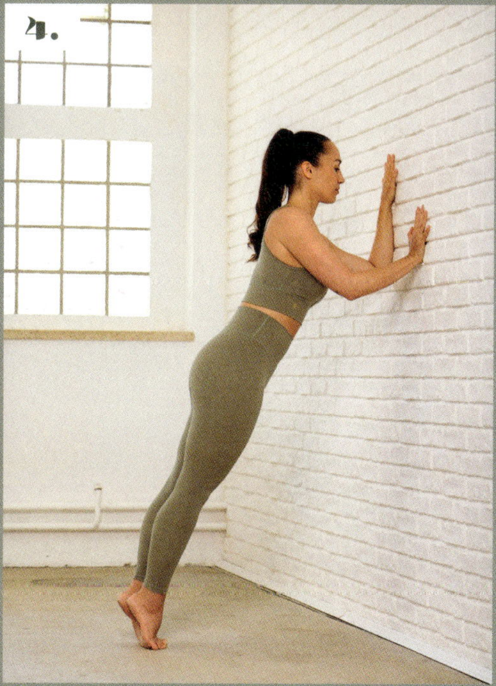
4.

Im Stütz mit den Händen laufen

1. Beginne in der Stützposition: Stelle dich einen Schritt von der Wand entfernt, die Händen sind schulterbreit in Höhe des Brustkorbs abgestützt. Die Atmung bleibt während der Übung ruhig und entspannt.

2.–4. Laufe nun in kleinen Schritten mit den Füßen nach hinten und wandere mit den Händen nach und nach an der Wand hinunter, bis zum tiefsten Punkt, den du kontrolliert halten kannst. Gehe dann in kleinen Schritten zurück in die Startposition. Wiederhole so oft, wie im Trainingsplan angegeben.

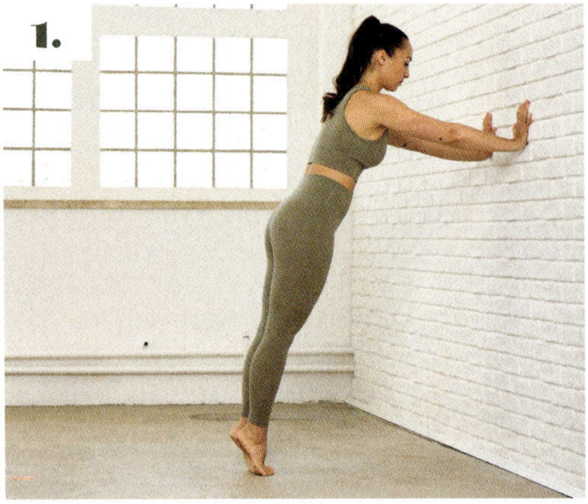

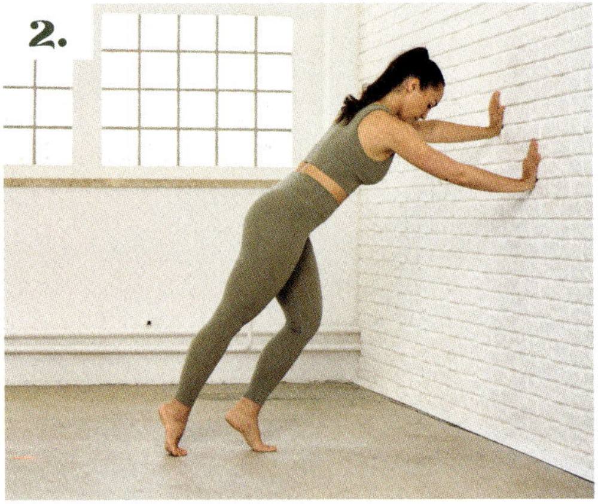

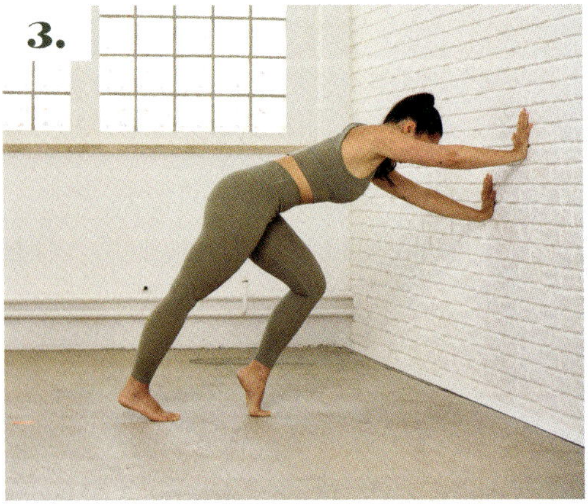

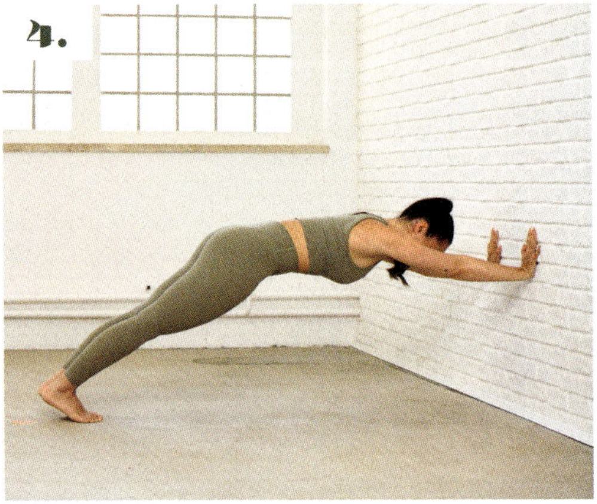

Warm-up

Kopfkreise in der vorderen Hälfte

1. Stelle dich hüftbreit hin und lasse den Kopf zu einer Schulter sinken.

2. Lasse deinen Kopf nun schwer über vorne zur anderen Schulter kreisen und wieder zurück.

3. Pendle 10-mal langsam von einer zur anderen Seite.

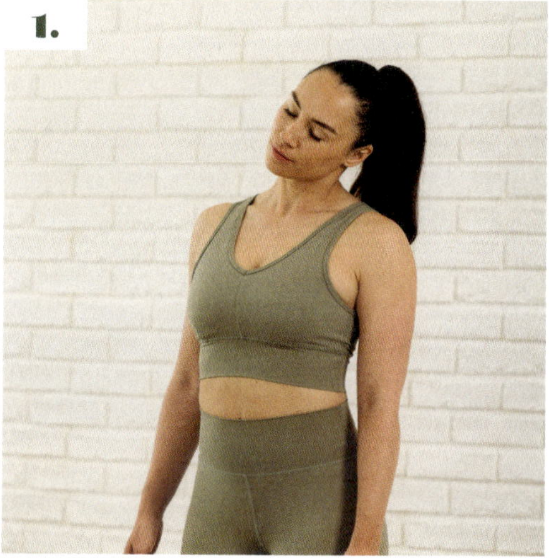
1.

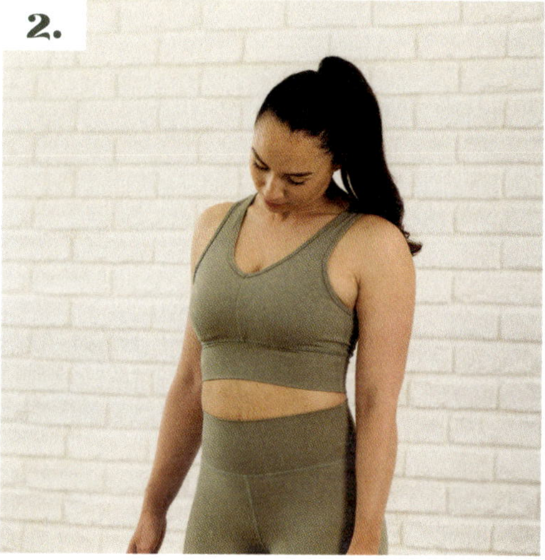
2.

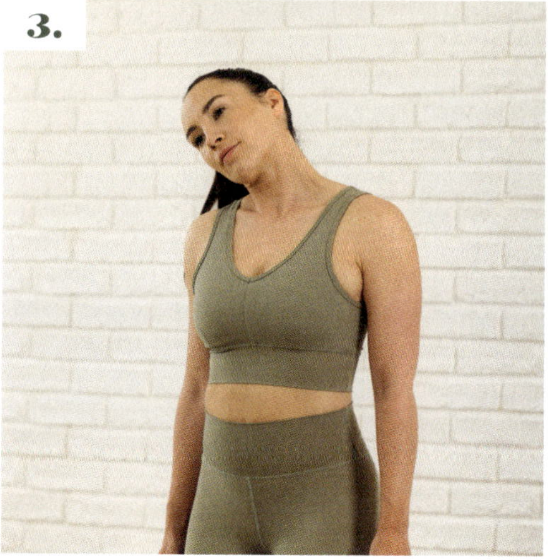
3.

Warm-up

Armkreise nach hinten

Stelle dich hüftbreit hin und führe deine Arme gestreckt über vorne nach oben zur Decke und weiter über hinten nach unten, um einen vollständigen Kreis zu malen. Konzentriere dich darauf, die Arme weit nach hinten zu bringen, um den Brustkorb sanft zu öffnen. Deine Beine sind leicht gebeugt und federn natürlich mit der Bewegung der Arme mit. Kreise 15-mal mit den Armen.

1.

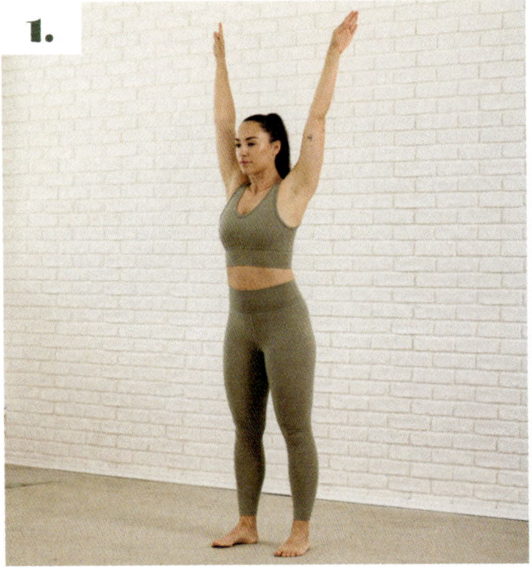

2.

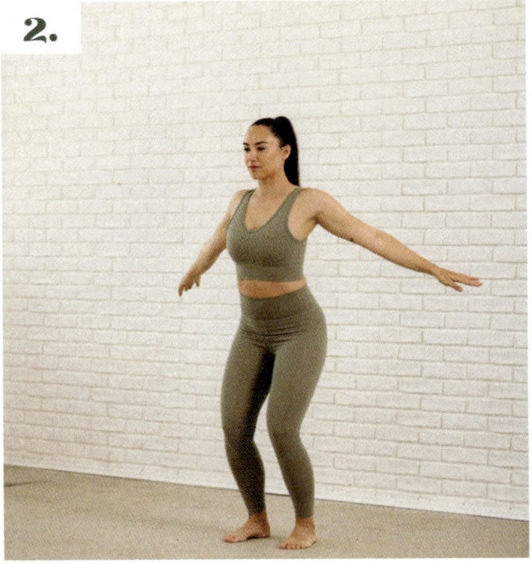

3.

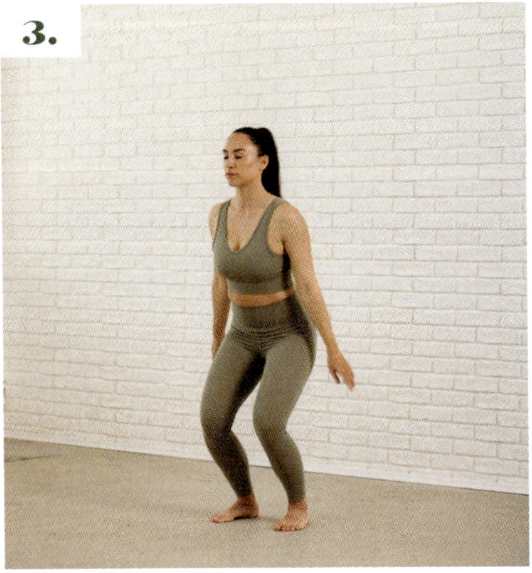

4.

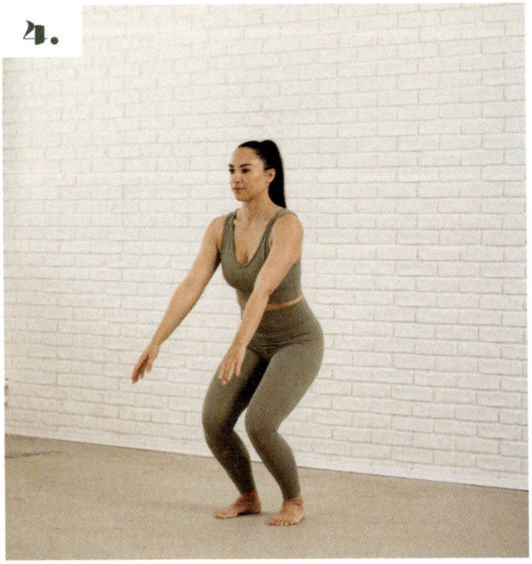

Warm-up

Beinschwünge mit Festhalten

1. Stelle dich seitlich zur Wand und halte dich mit der linken Hand daran fest. Die rechte Hand kannst du auf deiner Schulter ablegen.

2. Lasse dein rechtes Bein 15-mal vor- und zurückschwingen, während du dein Zentrum aktivierst. Drehe dich um und wiederhole die Übung auf der anderen Seite.

1.

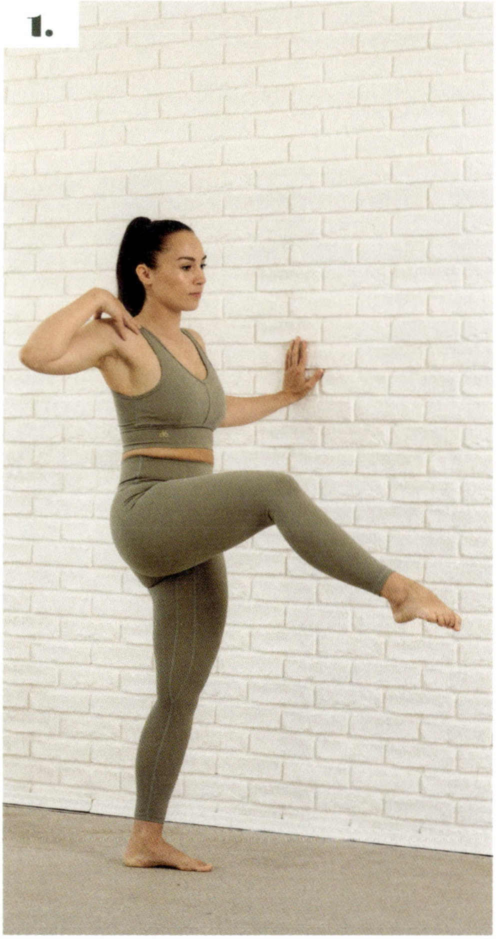

2.

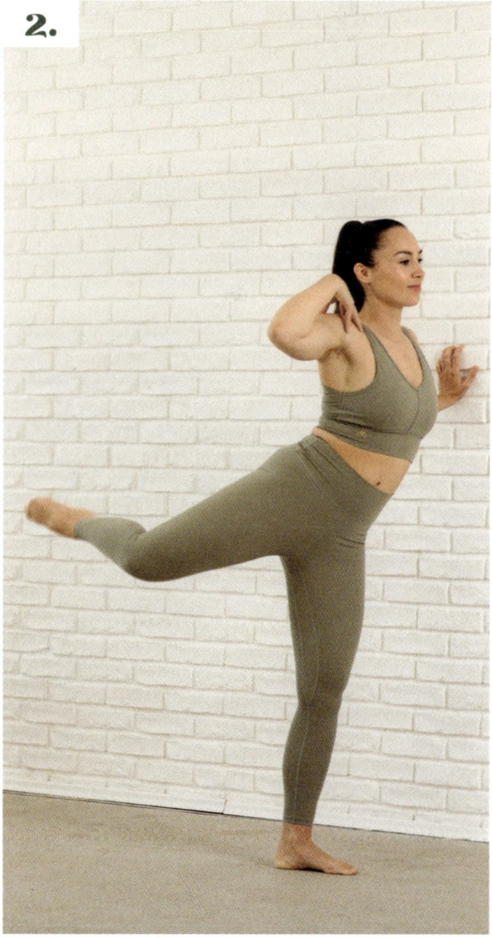

Warm-up

Einbeinstand mit Handgelenkkreisen

Stelle dich in die Nähe einer Wand, versuche jedoch möglichst, die Übung ohne Abstützen durchzuführen. Hebe dein rechtes Knie bis auf Hüfthöhe an und halte die Bauchspannung zur Unterstützung des Gleichgewichts. Fixiere mit den Augen einen festen Punkt vor dir. Wenn du dich sicher fühlst, strecke den linken Arm nach vorne aus und kreise 5-mal mit dem Handgelenk in beide Richtungen. Wechsle die Seite.

1.

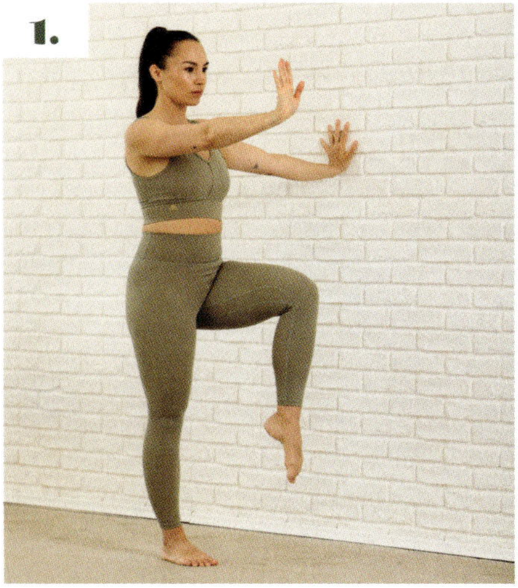

2.

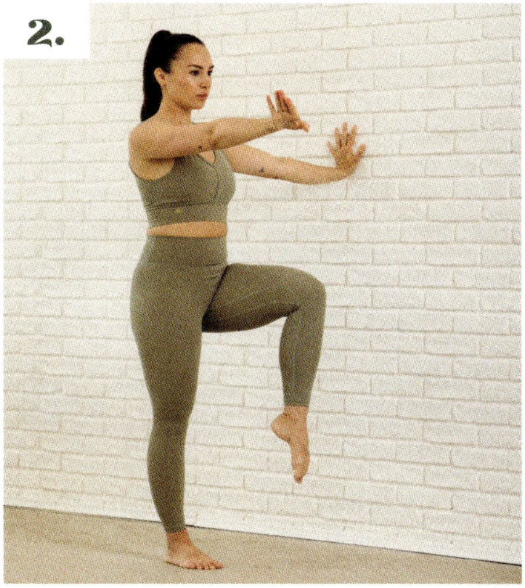

3.

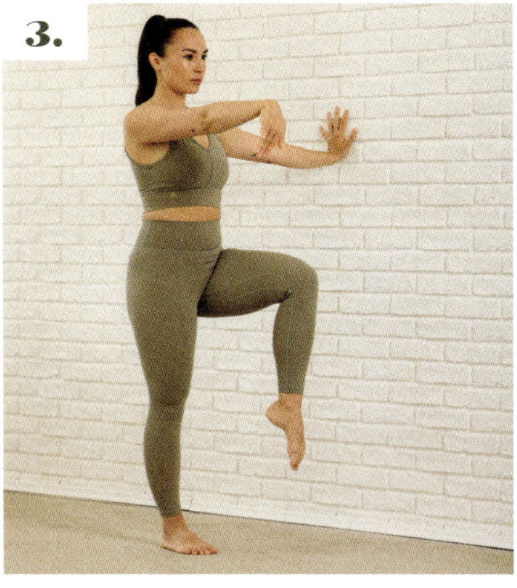

4.

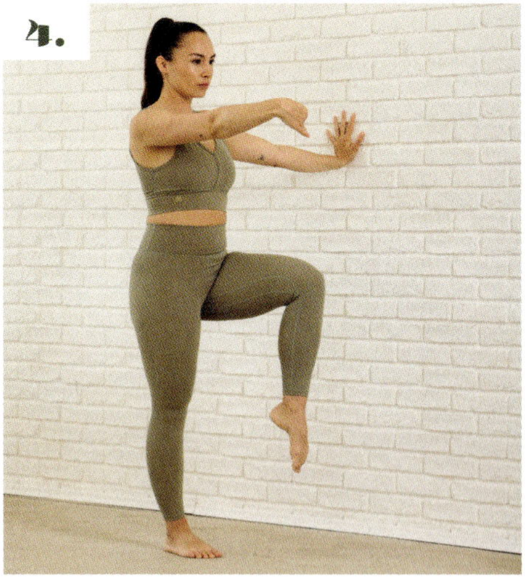

Warm-up

Butt Kicks mit Rudern

1. Stelle dich etwas breiter als hüftbreit hin und drehe die Zehenspitzen leicht nach außen und begib dich in Kniebeugeposition. Strecke die Arme auf Brusthöhe nach vorne und lege die Hände übereinander.

2. Strecke nun deine Beine gleichmäßig und kicke mit der Streckung zuerst den linken und anschließend den rechten Fuß zu deinem Gesäß. Wenn der Fuß kickt, ziehe gleichzeitig die Ellenbogen auf Schulterhöhe nach hinten. Bringe bei der nächsten Kniebeuge die Hände wieder nach vorne. Wiederhole im Wechsel 15-mal.

1.

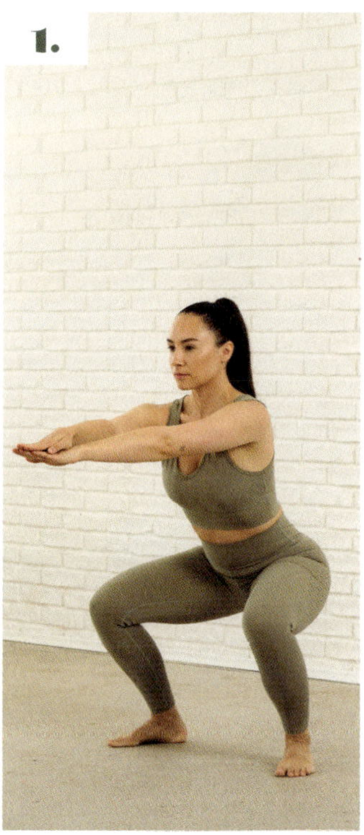

2.

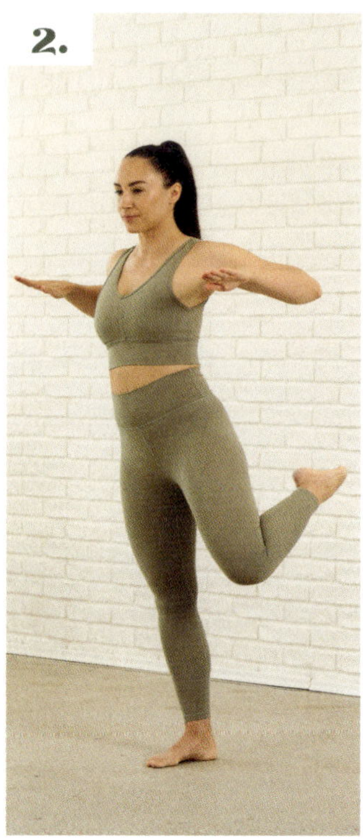

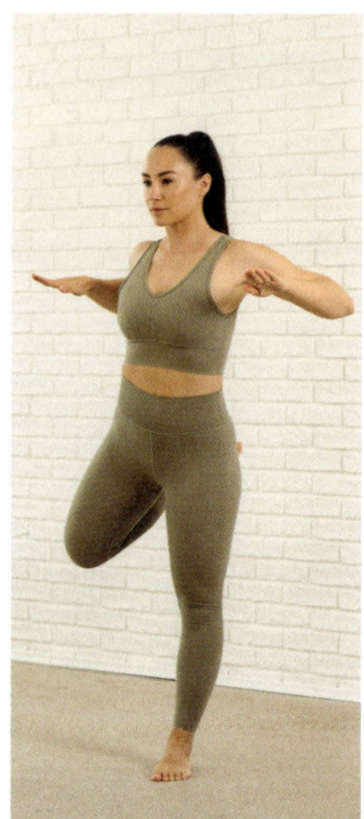

Cool-down

Wirbelsäule abrollen und aushängen

Stelle dich hüftbreit und entspannt auf deine Matte. Dein Kopf wird schwer und sinkt nach vorne, wobei er Wirbel für Wirbel den Rücken mitnimmt, bis dein kompletter Oberkörper locker nach unten hängt. Je nachdem, wie es angenehmer ist, kannst du die Beine gestreckt lassen oder leicht beugen. Lass den Rücken eine Weile aushängen, bevor du dich Wirbel für Wirbel wieder nach oben aufrollst.

1.

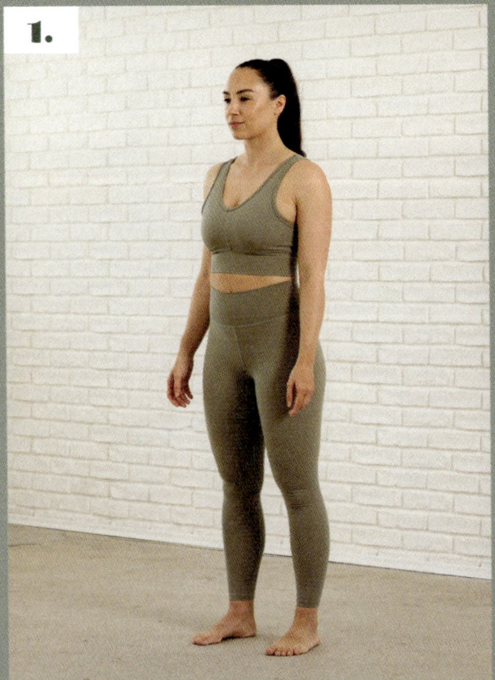

2.

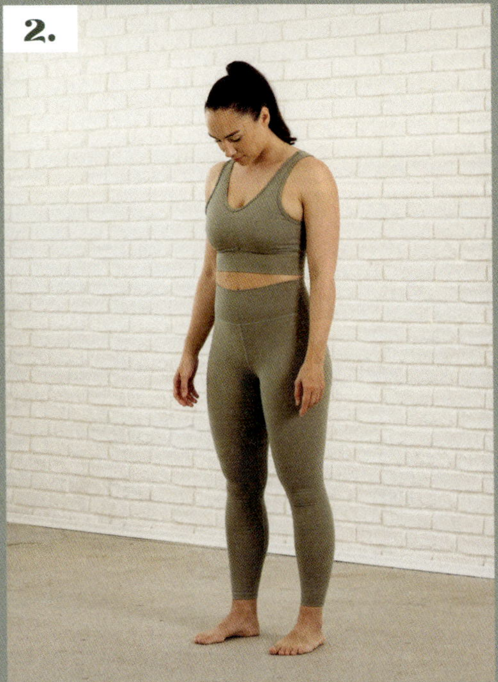

3.

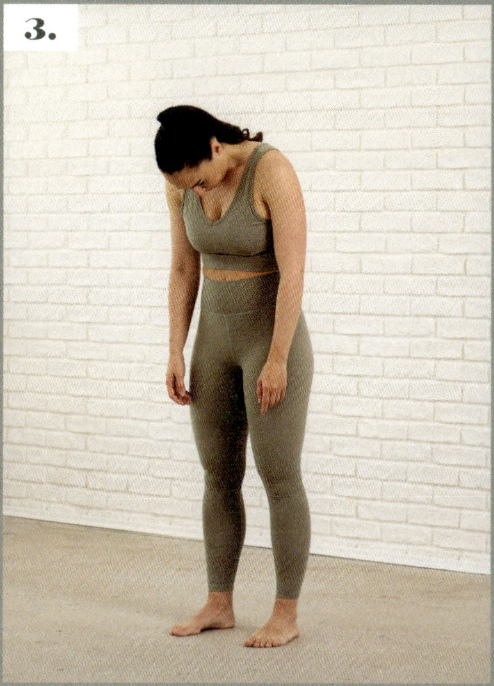

4.

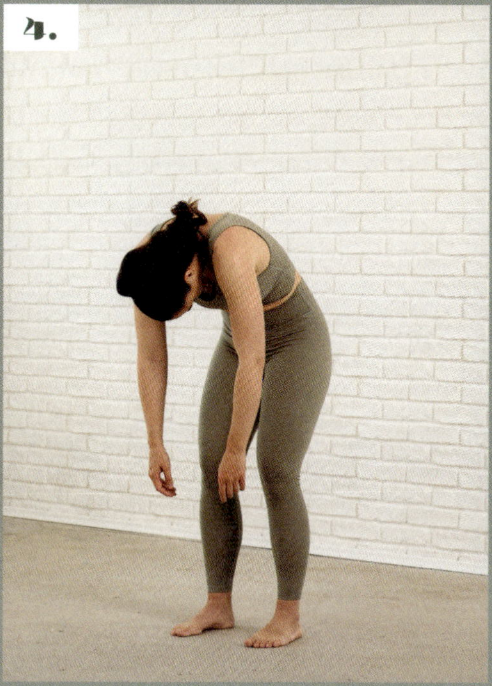

5.

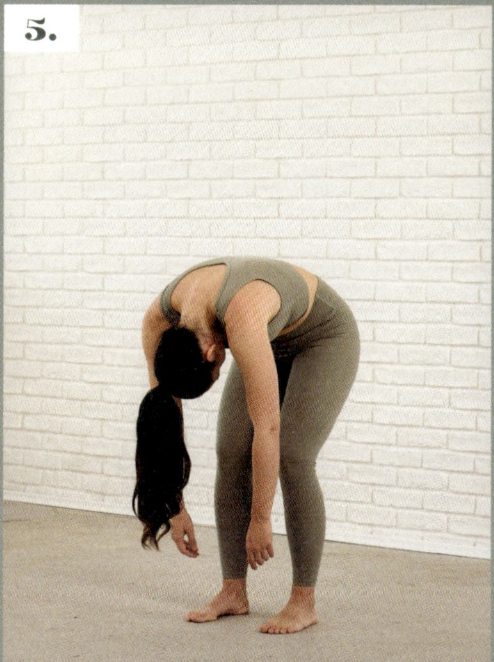

6.

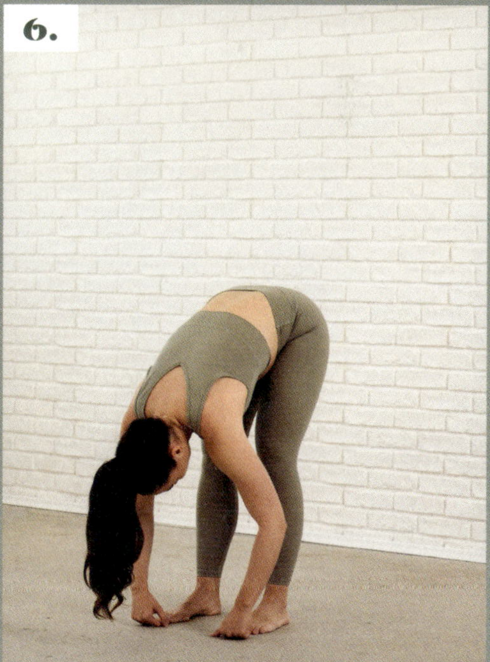

Cool-down

Oberschenkeldehnung einseitig

Stelle dich seitlich neben die Wand und stütze dich mit der linken Hand ab. Die rechte Hand greift den äußeren Fuß und zieht ihn sanft zum Gesäß. Kippe dein Becken leicht nach vorne, um die Dehnung zu intensivieren und halte dabei die Knie nah beieinander. Halte die Dehnung 5 tiefe Atemzüge und wechsle dann die Seite.

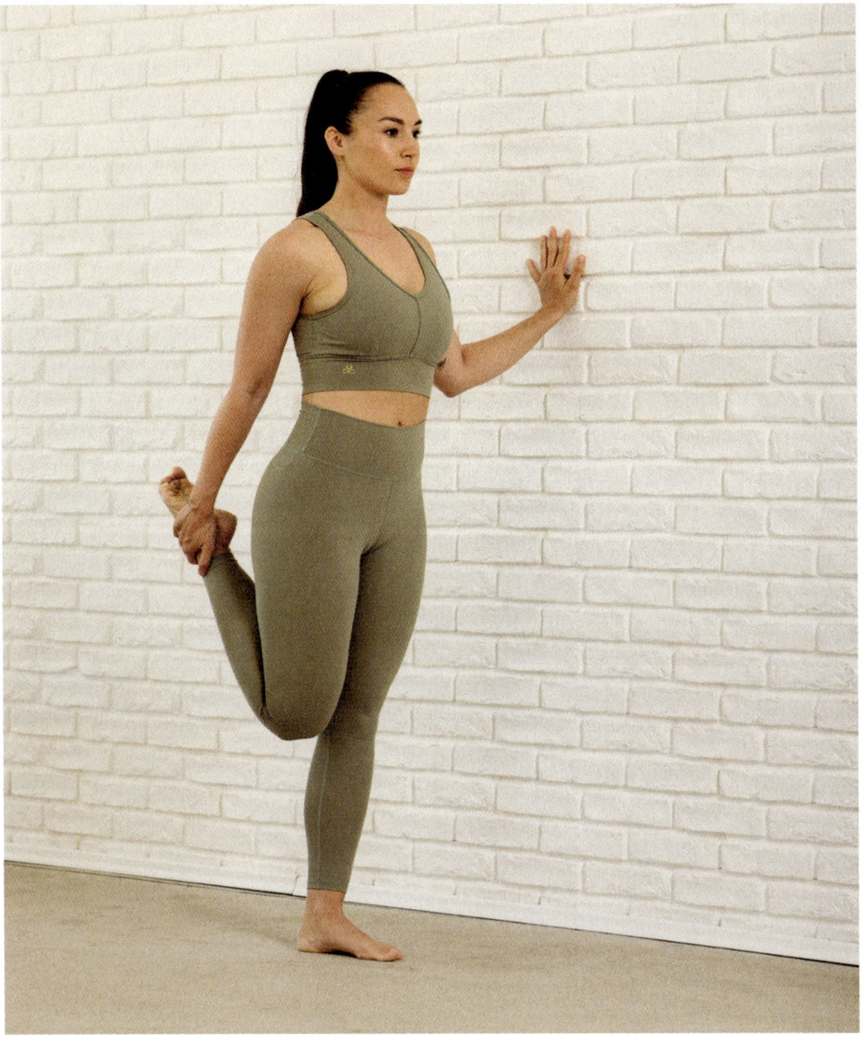

Cool-down

Brustdehnung stehend

Stelle dich in Schrittstellung mit der rechten Schulter nahe an die Wand, das linke Bein ist vorne und leicht gebeugt. Positioniere deinen rechten Arm auf Schulterhöhe an der Wand und drehe den Brustkorb leicht nach links auf. Halte die Dehnung für 5 Atemzüge, wechsle dann die Seite.

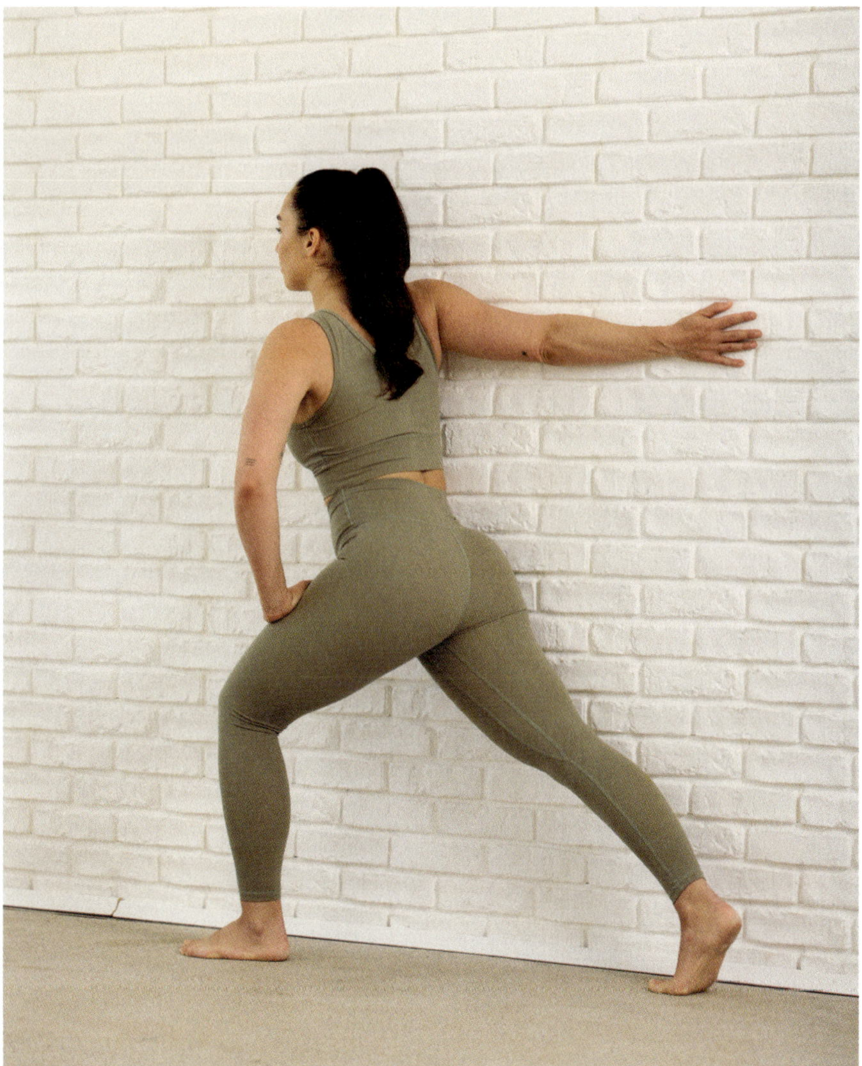

Übungen im Sitzen

Wall Sit

1. Um in den Wall Sit zu kommen, stelle dich mit dem Rücken zur Wand.

2. Beuge die Knie, als würdest du dich auf einen Stuhl setzen, und benutze, falls nötig, die Hände zur Unterstützung. Schultern und Becken sollten nun Kontakt zur Wand haben. Kontrolliere, dass die Füße hüftbreit auseinander und direkt unter den Knien stehen. Hüfte und Knie sollten jeweils in einem 90-Grad-Winkel sein, und die Oberschenkel parallel zum Boden. Halte diese Position so lange, wie im Trainingsplan angegeben ist.

1.

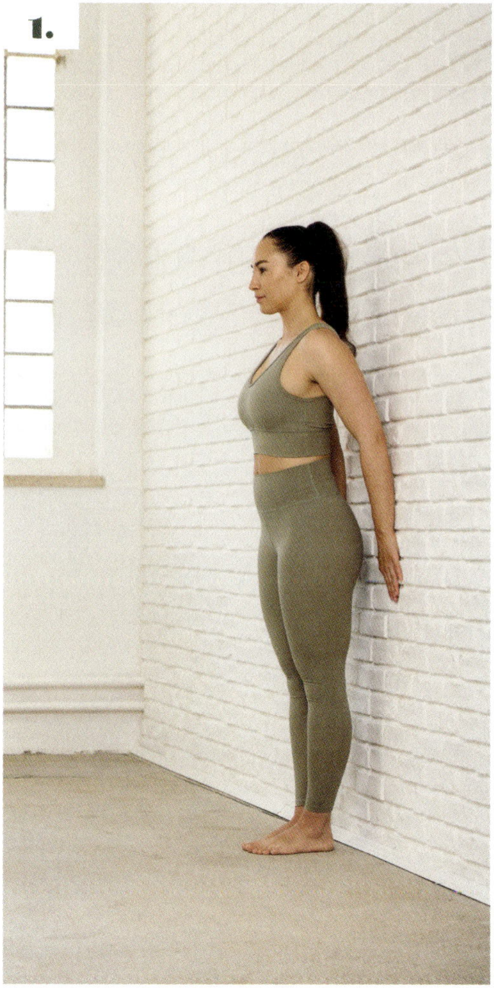

2.

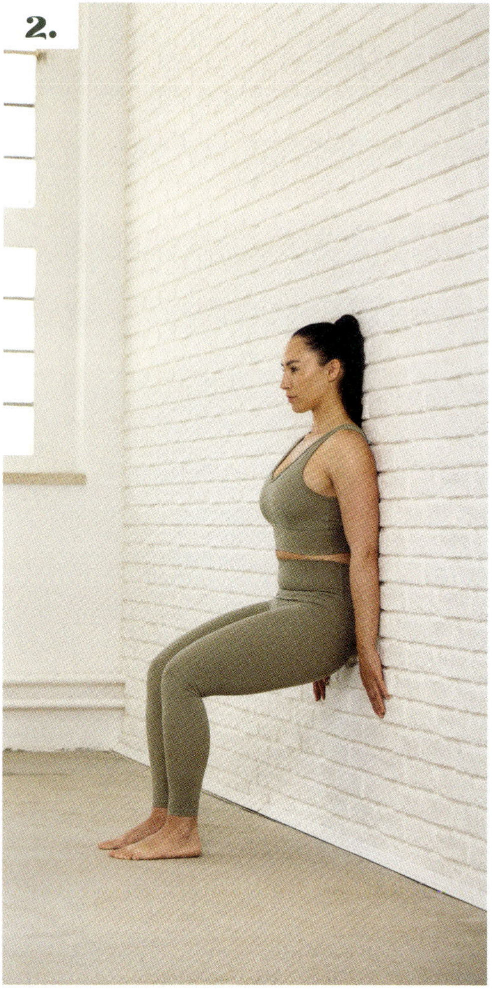

Wall Sit mit Fersenheben abwechselnd

1. Komme in den Wall Sit. Achte dabei auf die korrekte Position von Knie und Hüfte im 90-Grad-Winkel.

2. Hebe mit der Ausatmung die rechte Ferse an. Stelle die Ferse beim Einatmen wieder ab.

3. Wiederhole mit dem linken Fuß. Wechsle die Seiten immer ab. Wiederhole so oft, wie im Trainingsplan angegeben.

Variante: Um dich mehr herauszufordern, kannst du auch beide Fersen gleichzeitig heben und senken.

1.

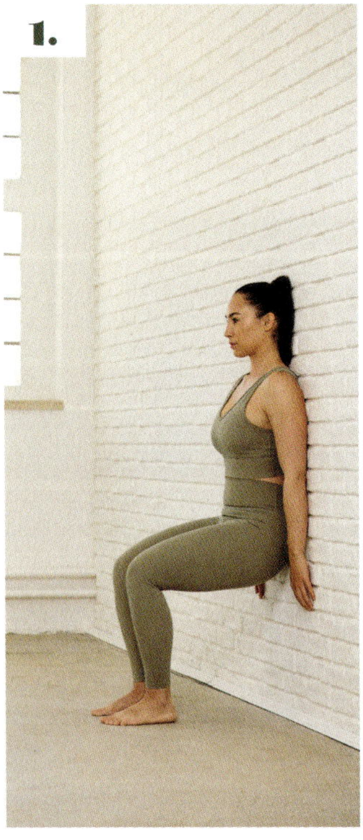

2.

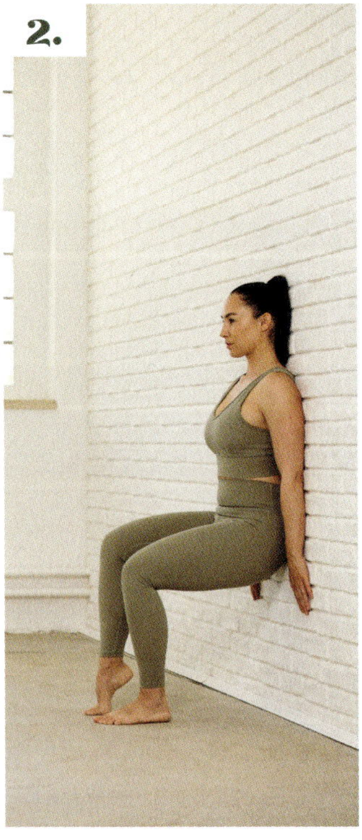

3.

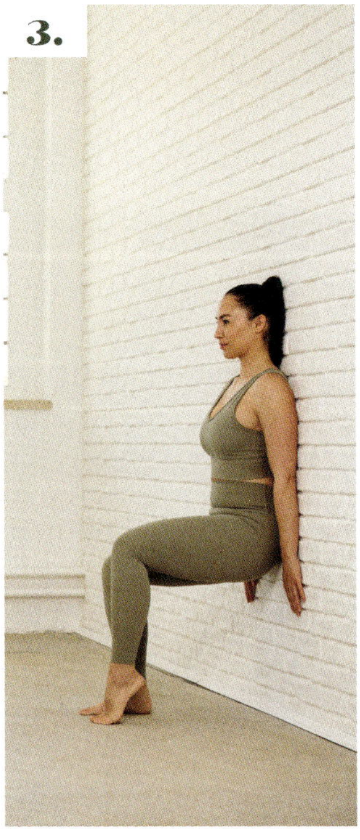

Wall Sit und Beine abwechselnd ausstrecken

1. Komme in den Wall Sit. Achte dabei auf die korrekte Position von Knie und Hüfte im 90-Grad-Winkel. Atme zur Vorbereitung ein.

2. Strecke beim nächsten Ausatmen dein rechtes Bein gestreckt nach vorne aus. Die Fußspitze zeigt nach vorne. Spüre, wie dein Oberschenkelmuskel arbeitet, um das Knie vollständig zu strecken und dein Bein zu halten. Atme langsam ein und stelle den Fuß wieder auf den Boden. Beginne anschließend mit der linken Seite. Wiederhole so oft, wie im Trainingsplan angegeben.

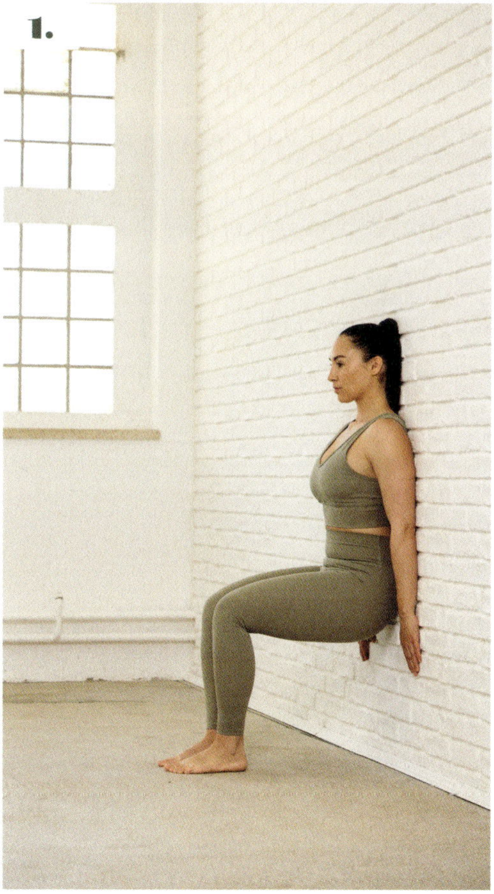

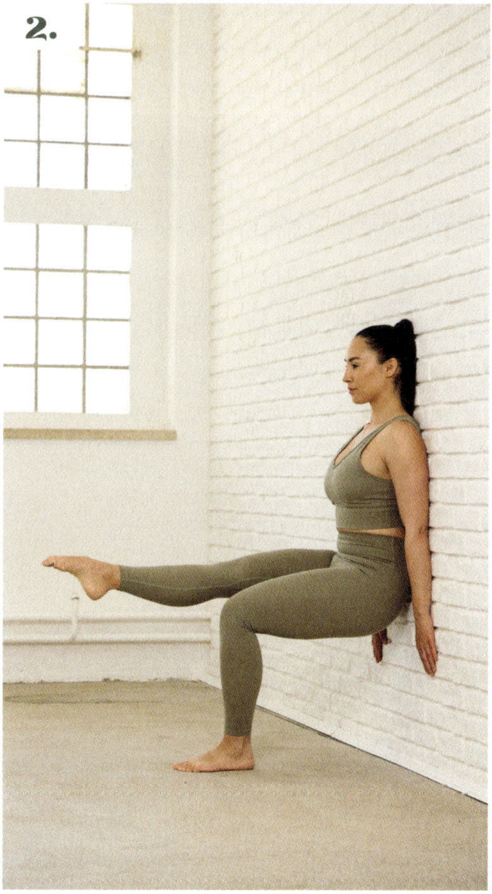

Wall Sit und Arme heben

1. Komme in den Wall Sit. Achte dabei auf die korrekte Position von Knie und Hüfte im 90-Grad-Winkel. Halte die Beine während der gesamten Übung ruhig. Atme tief ein.

2. Beginne mit der Ausatmung, die gestreckten Arme nach vorne bis mindestens auf Schulterhöhe anzuheben, oder, wenn möglich, noch höher. Die Handflächen zeigen nach unten.

3. Mit der nächsten Einatmung bringe die Arme noch gestreckt wieder nach unten neben deine Hüften. Neben den Hüften angekommen, drehen die Handflächen nach innen.

4. Mit der folgenden Ausatmung strecke die Arme seitlich entlang der Wand so weit nach oben, wie es geht, ohne den Kontakt zur Wand zu verlieren.

5. Oben angekommen, atme ein und bringe die Hände an der Wand entlang in die Ausgangsposition zurück, um wieder von vorne zu beginnen. Wiederhole so oft, wie im Trainingsplan angegeben.

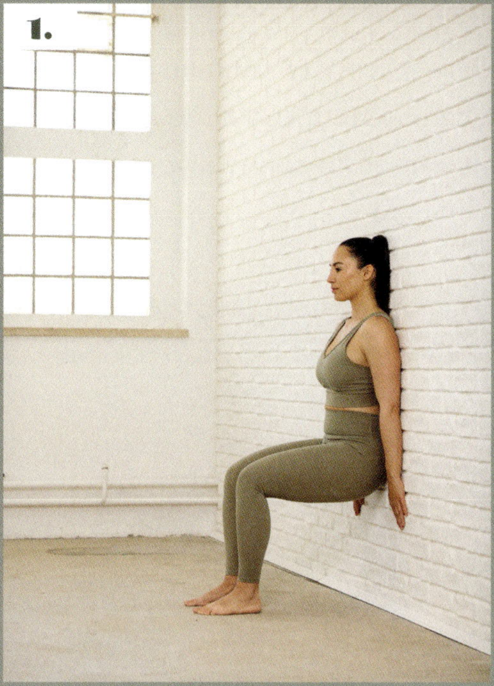
1.

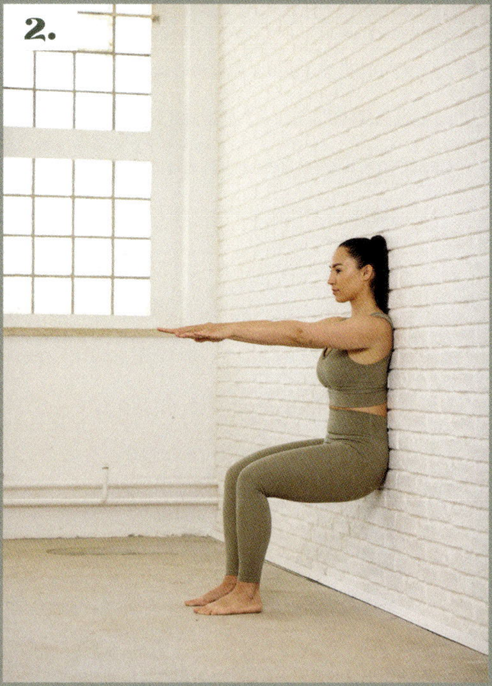
2.

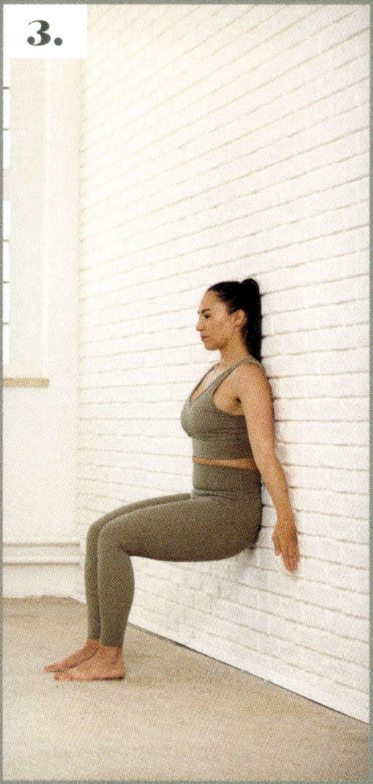
3.

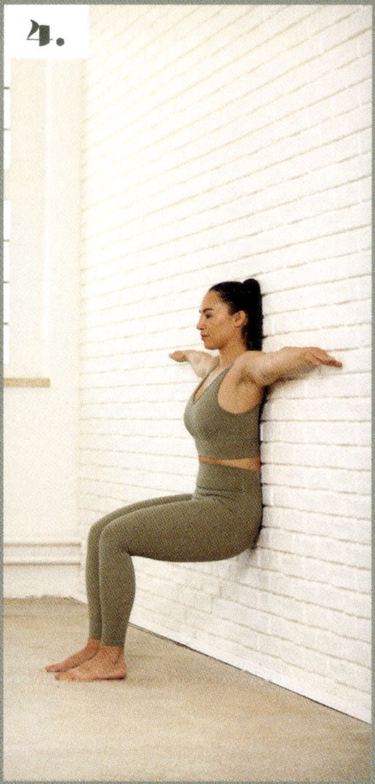
4.

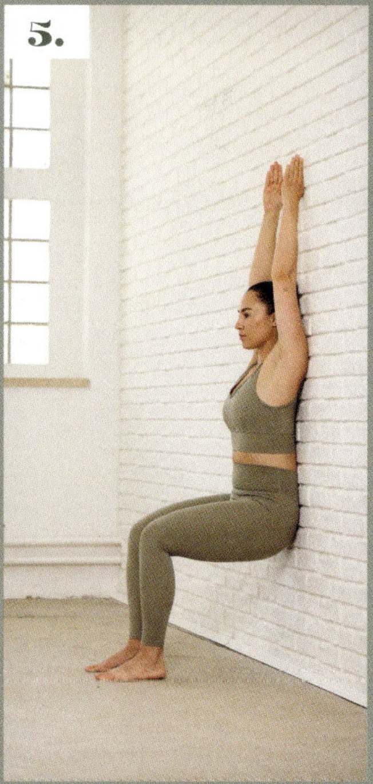
5.

Wall Sit und Arme an Wand hochführen

1. Komme in den Wall Sit, die Arme bereits auf Schulterhöhe und die Ellenbogen um 90 Grad gebeugt, sodass die Handrücken auf Kopfhöhe an der Wand liegen. Achte dabei auf die korrekte Position von Knie und Hüfte im 90-Grad-Winkel. Atme ein.

2. Mit der Ausatmung führe die Arme an der Wand entlang nach oben, so weit es geht, ohne mit dem Rücken den Kontakt zur Wand zu verlieren. Kehre mit der Einatmung in die Ausgangsposition zurück und wiederhole so oft, wie im Trainingsplan angegeben.

1.

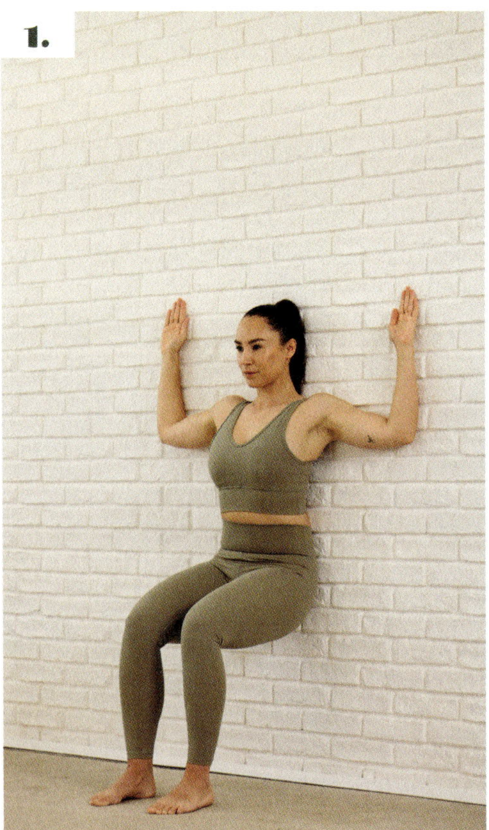

2.

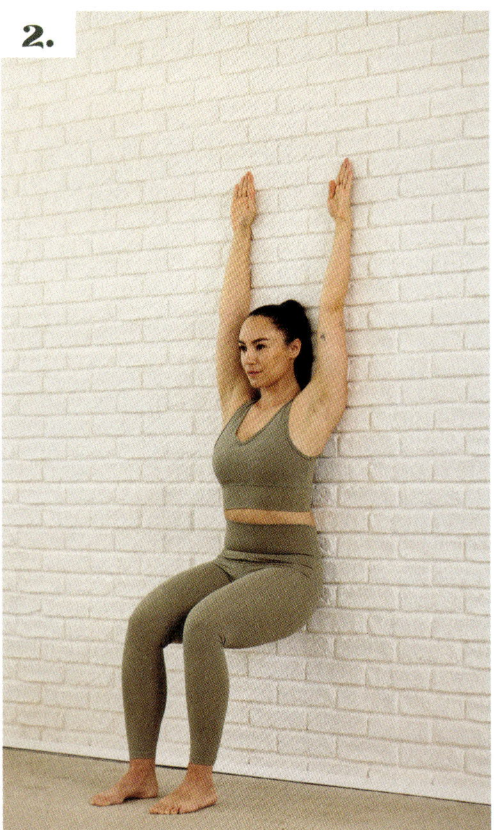

Russian Twists

1. Setze dich mit dem Blick zur Wand auf deine Matte. Stelle die Füße auf Kniehöhe hüftbreit an der Wand auf und lehne den Oberkörper nach hinten, bis du eine herausfordernde Position erreichst.

2. Halte diese Position und atme ein, die Arme sind vor dir gekreuzt, und die Hände liegen auf den Schultern.

3. Atme in der Mittelposition ein. Drehe den Oberkörper mit der Ausatmung zur rechten Seite und neige die rechte Schulter weit zur Matte. Kehre mit der Einatmung zur Mitte zurück.

4. Führe die Bewegung auch zur linken Seite aus und verbinde die Bewegungen fließend miteinander. Wiederhole so oft, wie im Trainingsplan angegeben.

> **Tipp:** Verändere den Schwierigkeitsgrad der Übung, indem du den Oberkörper tiefer neigst. Je tiefer du gehst, desto anstrengender wird die Übung.

1.

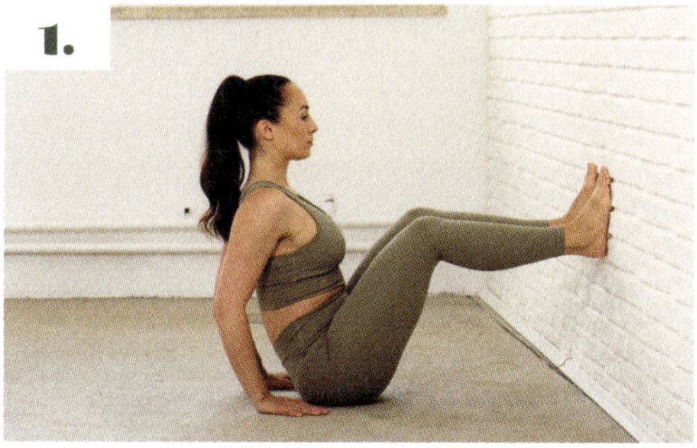

2.

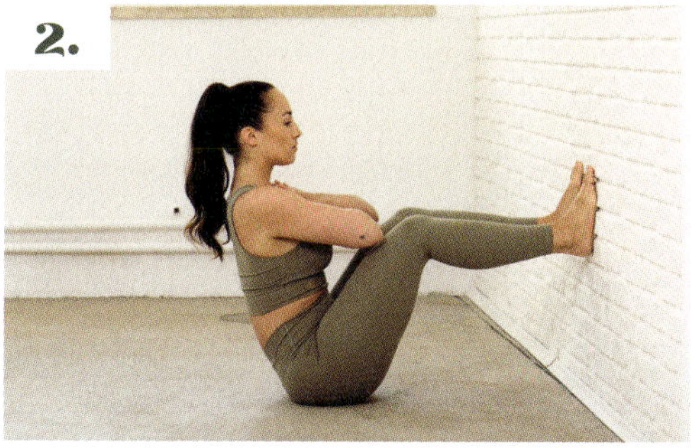

3.

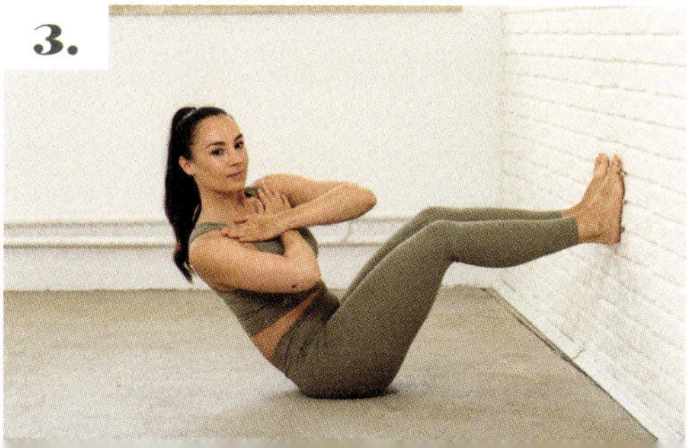

4.

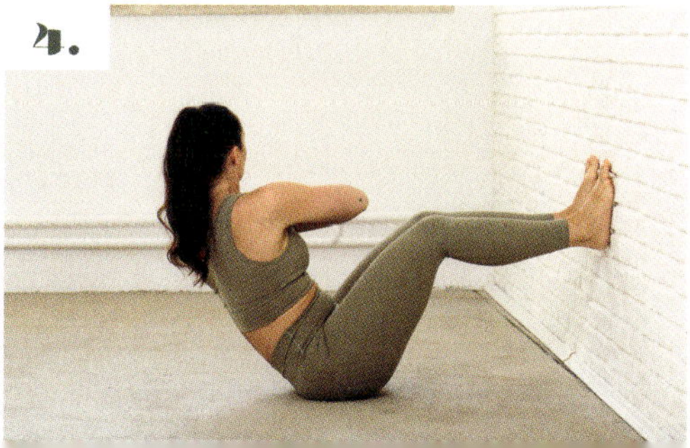

Übungen im Liegen

Bridge

1. Die Ausgangsposition für alle Übungen in der Schulterbrücke (auch Bridge genannt), ist die Rückenlage auf deiner Matte. Die Füße stehen hüftbreit in Kniehöhe an der Wand, die Arme liegen entspannt neben dem Körper auf der Matte. Atme tief ein.

2. Beginne mit langsamem Ausatmen, drücke die Füße gegen die Wand, ziehe deine Bauchmitte nach innen und rolle das Becken hoch. Achte darauf, jeden Wirbel einzeln anzuheben. Atme in der höchsten Position ein und rolle erst mit dem nächsten Ausatmen Wirbel für Wirbel wieder ab. Wiederhole so oft, wie im Trainingsplan angegeben.

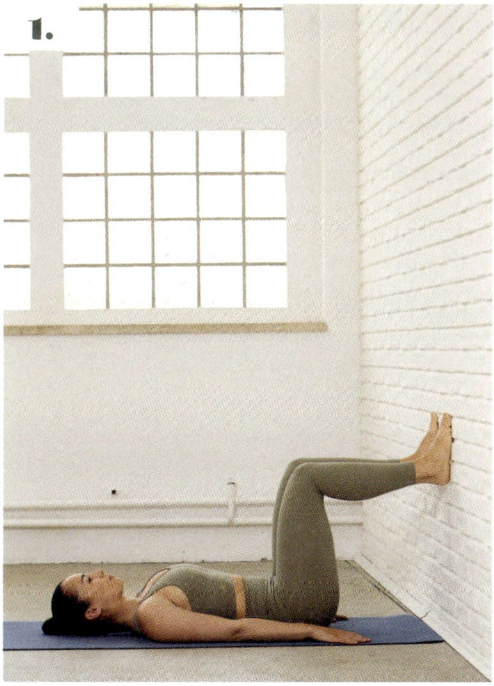

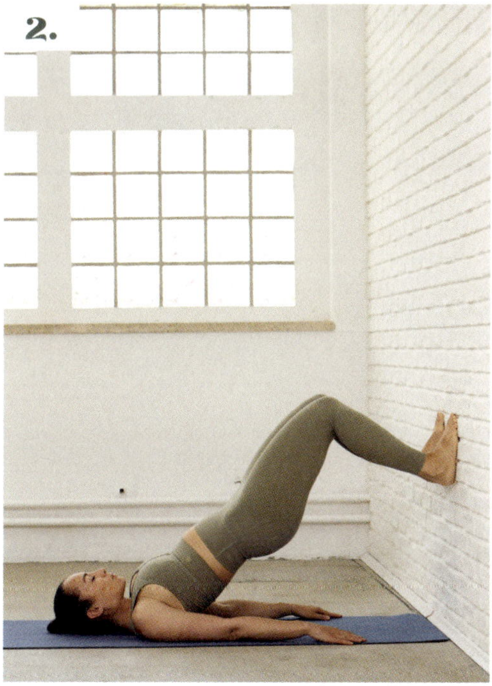

Bridge und Beine abwechselnd ausstrecken

1. Komme in die Rückenlage auf deine Matte. Die Füße stehen hüftbreit in Kniehöhe an der Wand, die Arme liegen entspannt neben dem Körper. Atme tief ein.

2. Beginne mit dem langsamen Ausatmen, die Füße gegen die Wand zu drücken und die Bauchmitte nach innen zu ziehen. Rolle dich Wirbel für Wirbel in die Bridge auf. Atme in der Schulterbrücke ein.

3. Hebe mit dem nächsten Ausatmen dein linkes Bein in die Luft und strecke es zur Decke hin aus. Dabei hältst du dein Gewicht nur mit dem rechten Bein an der Wand. Das Becken bleibt angehoben. Stelle den Fuß wieder ab, wenn du einatmest. Führe die Streckbewegung auf die gleiche Weise mit dem rechten Bein aus. Wiederhole so oft, wie im Trainingsplan angegeben.

4. Um die Übung zu beenden, rolle deinen Rücken mit einer langsamen Ausatmung wieder ab.

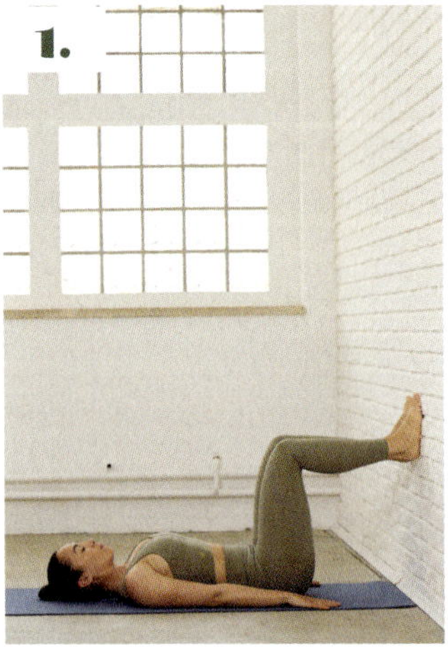

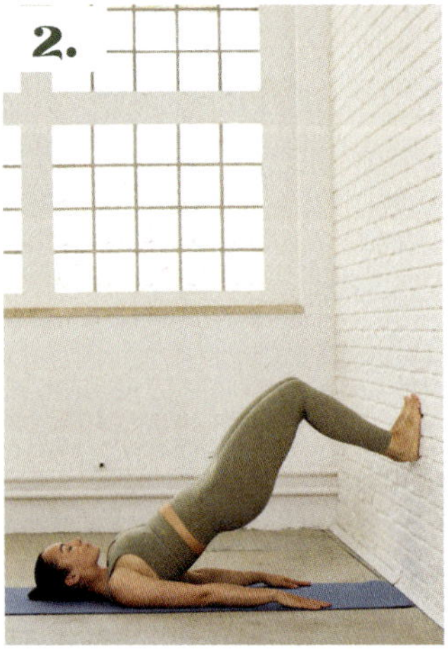

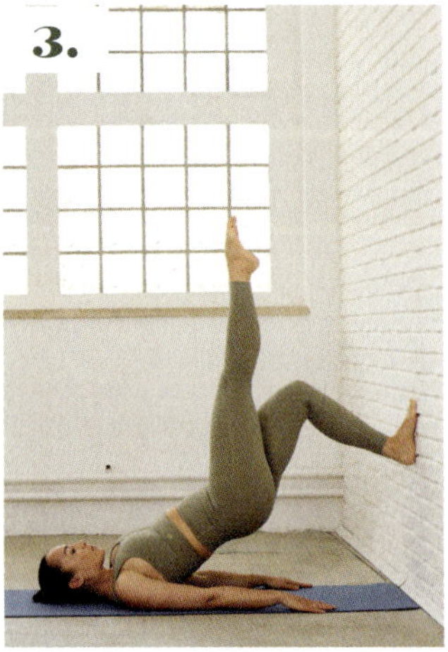

Bridge einbeinig

1. Lege dich in die Rückenlage, den linken Fuß auf Kniehöhe an der Wand, und strecke gleichzeitig das rechte Bein nach oben aus.

2. Atme aus und drücke den linken Fuß gegen die Wand, während du einbeinig in die Schulterbrücke hochrollst. Achte darauf, das Becken waagerecht zu halten. Atme oben angekommen tief ein.

3. Beginne beim Ausatmen, die Wirbelsäule langsam abzurollen, starte mit den Brustwirbeln und ende mit dem Steißbein. Wiederhole die Bewegung so oft, wie im Trainingsplan angegeben, bevor du die Seite wechselst und mit dem anderen Fuß beginnst.

1.

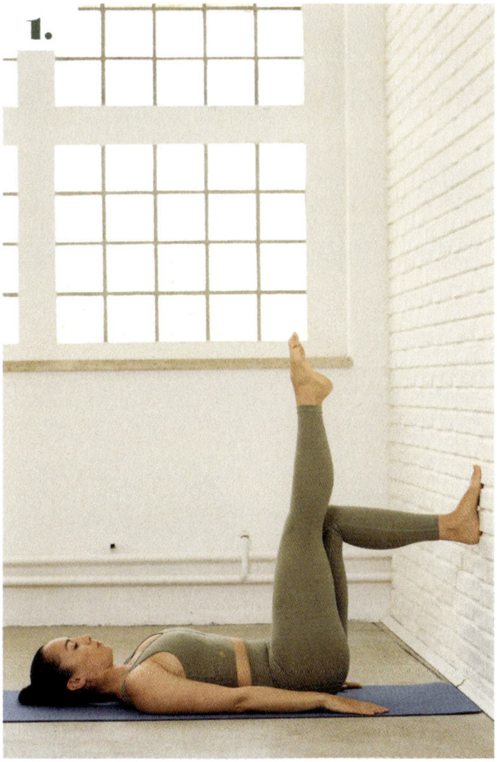

2.

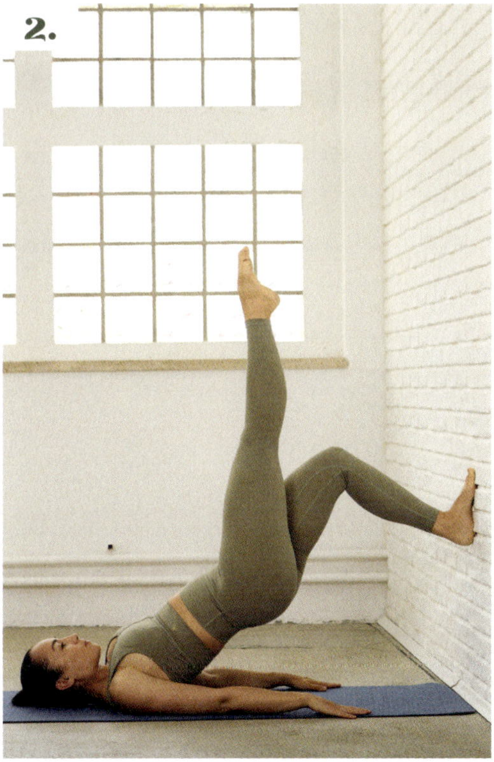

Bridge mit abwechselndem Schulterheben

1. Komme in die Rückenlage, die Füße stehen hüftbreit auf Kniehöhe an der Wand. Die Arme liegen neben dem Körper.

2. Strecke deine Arme zur Decke. Rolle beim Ausatmen das Becken nach oben. Beide Füße berühren die Wand und dein Schultergürtel liegt auf dem Boden.

3. Atme oben ein. Mit der Ausatmung ziehe die rechte Hand nach links über die Fingerspitzen der linken Hand, wobei sich die rechte Schulter vom Boden löst.

4. Atme ein, wenn du die Schulter wieder ablegst, halte dabei das Becken hoch. Atme aus und führe die Bewegung mit dem linken Arm aus, wechsle so häufig ab, wie im Trainingsplan angegeben.

1.

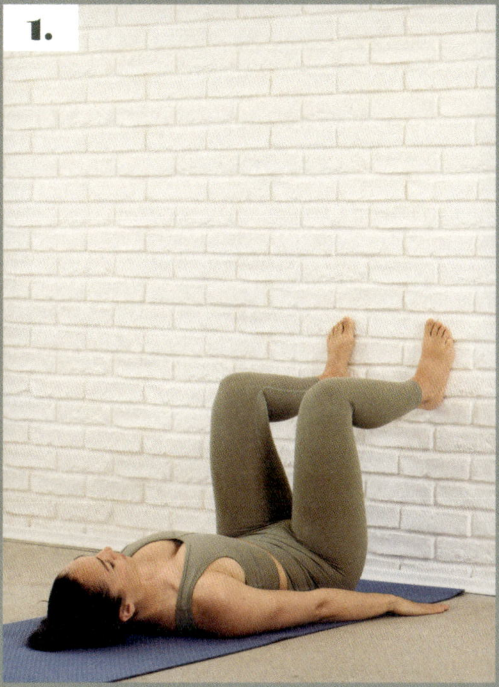

2.

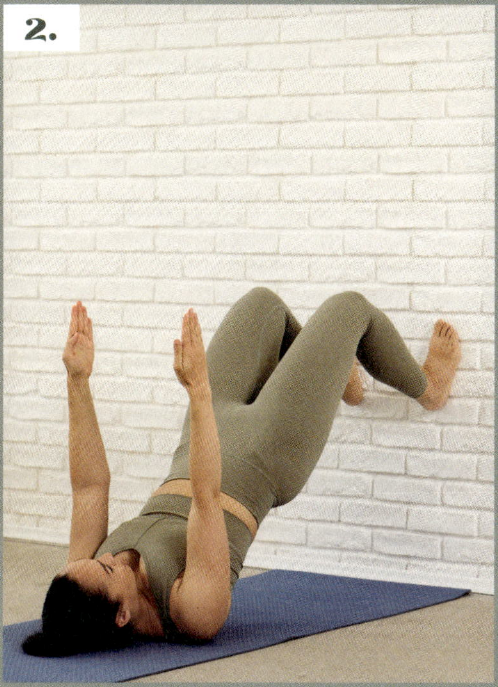

3.

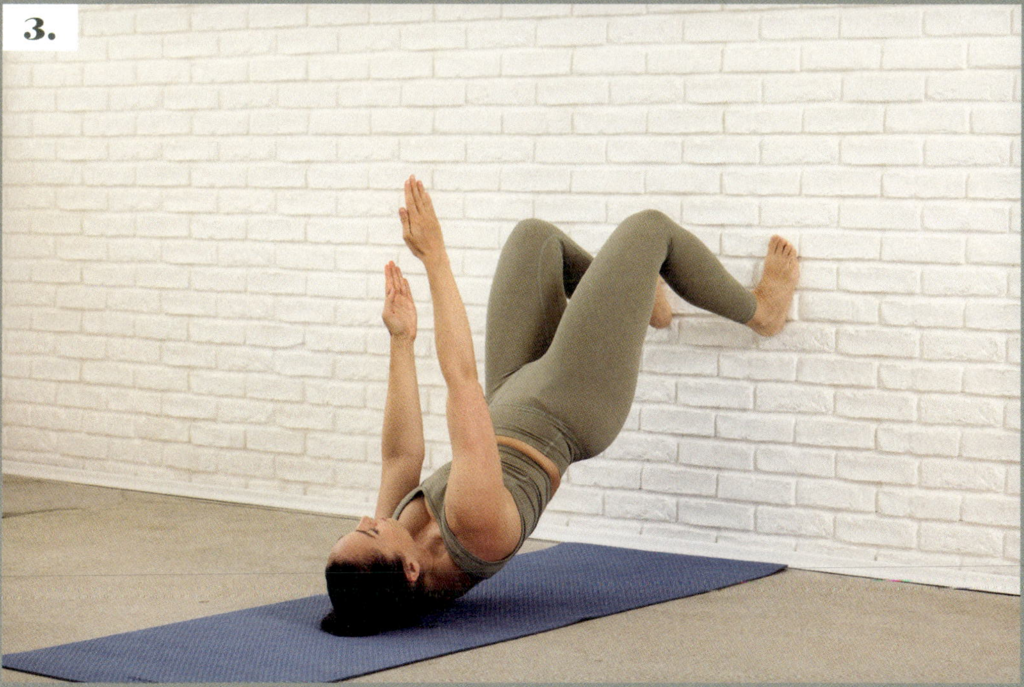

Beine öffnen und schließen

1. Lege dich auf deine Matte und lehne die Beine an der Wand an. Rutsche so nah an die Wand heran, dass dein Gesäß die Wand berührt. Deine Arme liegen neben dem Körper auf der Matte.

2. Atme ein und halte die Beine zusammen. Öffne die Beine zur Seite, wenn du ausatmest, und lasse deine Fersen an der Wand entlanggleiten, bis du eine Dehnung an der Innenseite der Oberschenkel spürst. Atme in der tiefsten Position ein. Schließe die gestreckten Beine wieder, wenn du ausatmest. Wiederhole die Bewegung so oft, wie im Trainingsplan angegeben.

1.

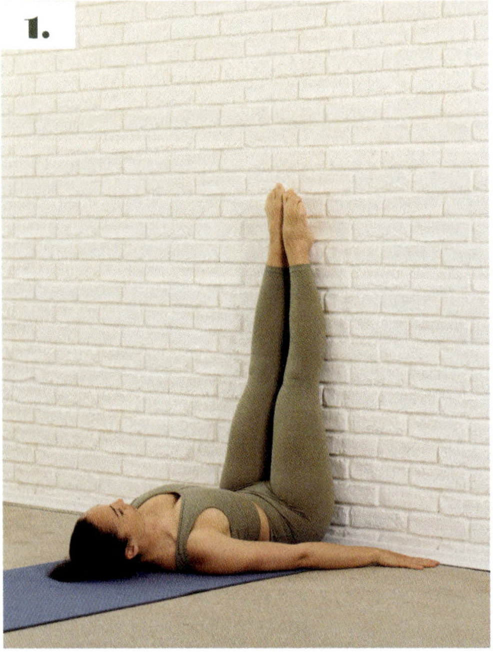

2.

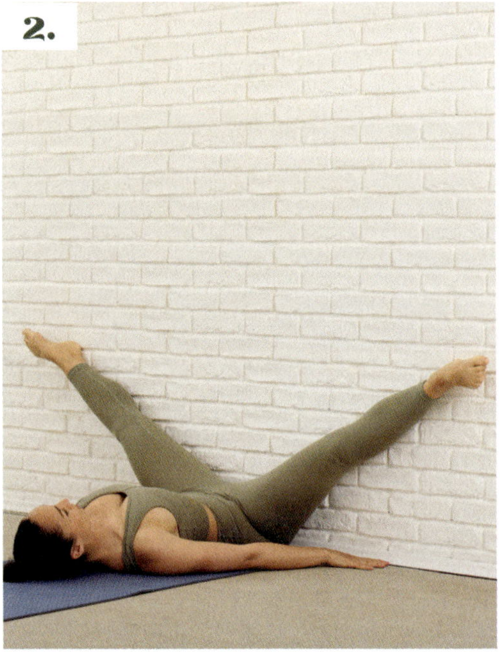

Beine öffnen mit Federn

1. Lege dich auf deine Matte und lehne die Beine an der Wand an. Rutsche so nah an die Wand heran, dass dein Gesäß die Wand berührt. Deine Arme liegen neben dem Körper auf der Matte.

2. Atme ein und halte die Beine zusammen. Öffne die Beine zur Seite, wenn du ausatmest, und lasse deine Fersen an der Wand entlanggleiten, bis du eine Dehnung an der Innenseite der Oberschenkel spürst. Atme in der tiefsten Position ein.

3. Anstatt die Beine wieder vollständig zu schließen, bringe sie beim Einatmen nur bis zur Hälfte zusammen, öffne sie dann erneut maximal und bringe sie anschließend wieder komplett zusammen. Wiederhole so oft, wie im Trainingsplan angegeben.

1.

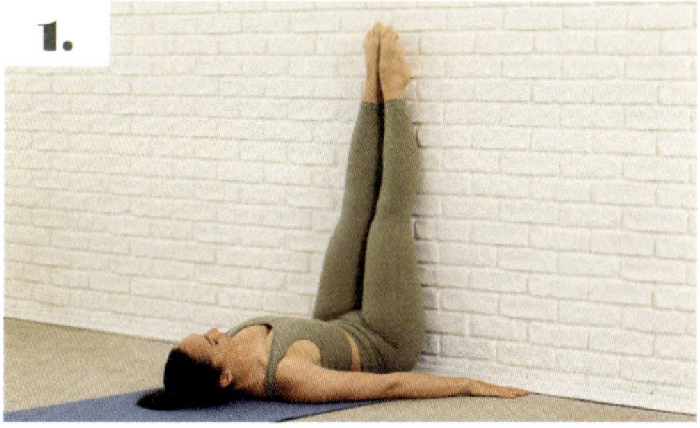

2.

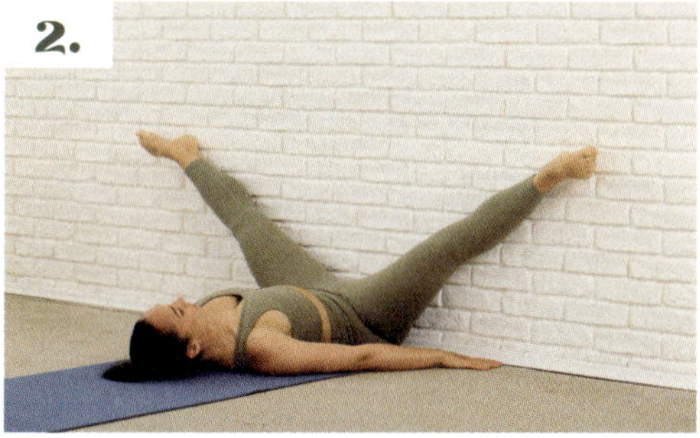

3.

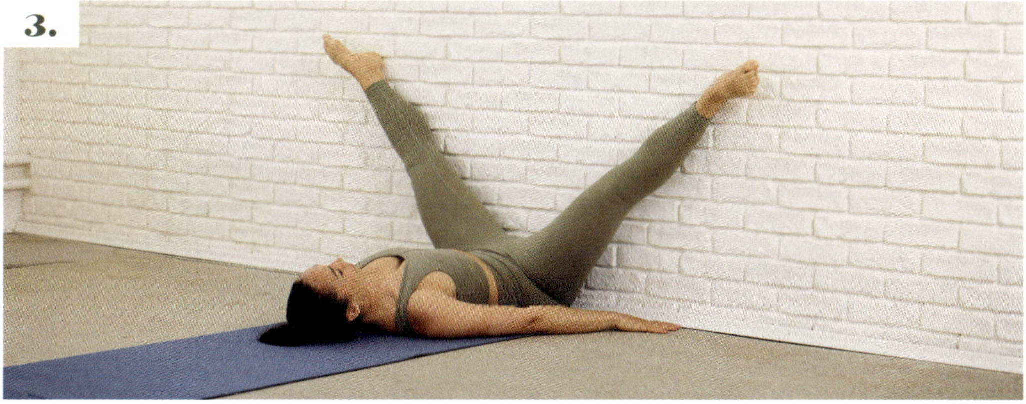

Crunches mit Klatschen, abwechselnd

1. Lege dich auf den Rücken, die Füße mit angewinkelten Beinen in Kniehöhe an der Wand abgestellt. Atme ein und führe dabei deine Hände hinter den Kopf, wo du sie faltest. Achte darauf, deine untere Wirbelsäule fest am Boden zu halten, um ein Hohlkreuz zu vermeiden.

2. Mit der nächsten Ausatmung ziehe deine Hände in einem großen Bogen über die Seite nach vorne, hebe dabei deinen Kopf und die Schultern an. Aktiviere deine Bauchdecke, indem du sie nach innen ziehst.

3. Ziehe gleichzeitig das rechte Knie zu dir heran und klatsche die Hände hinter dem angehobenen Oberschenkel zusammen. Lege mit der Einatmung deinen Oberkörper wieder sanft ab, während die Hände den gleichen Weg zurücknehmen, bis sie wieder hinter deinem Kopf zusammenkommen. Führe die Bewegungen abwechselnd rechts und links so oft aus, wie im Trainingsplan angegeben.

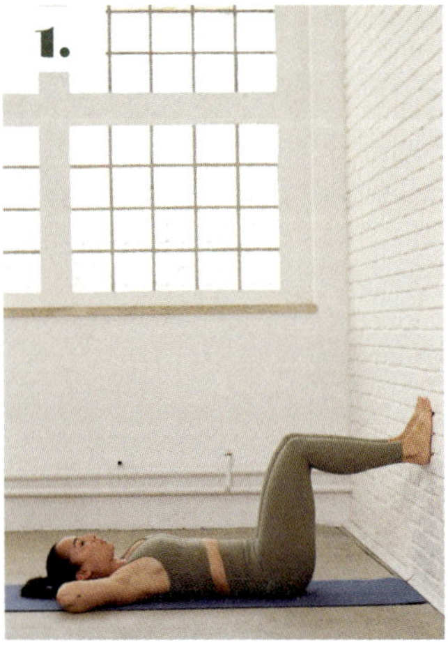

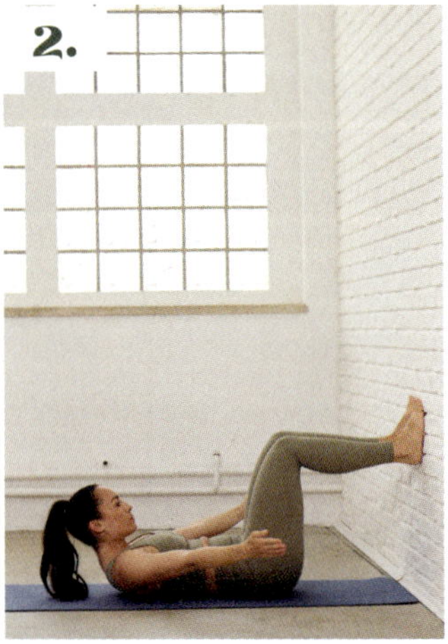

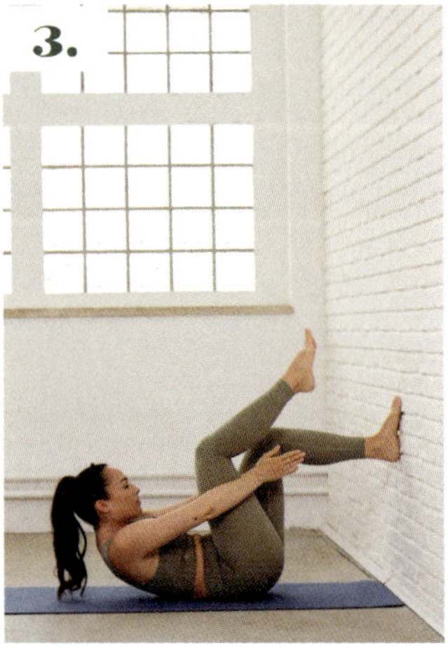

Hundreds

1. Komme in die Rückenlage, die Füße mit angewinkelten Beinen in Kniehöhe an der Wand abgestellt. Die Arme sind hinter dem Kopf ausgestreckt. Die Handflächen zeigen nach oben. Atme ein.

2. Mit der nächsten Ausatmung bringst du die Arme über oben nach vorne, bis sie neben den Oberschenkeln ankommen, und ziehst dabei deinen Kopf und Schulterbereich durch die Kraft der Arme nach oben. Achte darauf, dass die Lendenwirbelsäule immer in Kontakt mit dem Boden bleibt.

3. Atme oben tief ein und lasse die gestreckten Arme dabei 5-mal auf und ab federn. Federe weitere 5-mal, wenn du ausatmest. Lege deinen Oberkörper mit der nächsten Einatmung wieder ab. Wiederhole so oft, wie im Trainingsplan angegeben.

1.

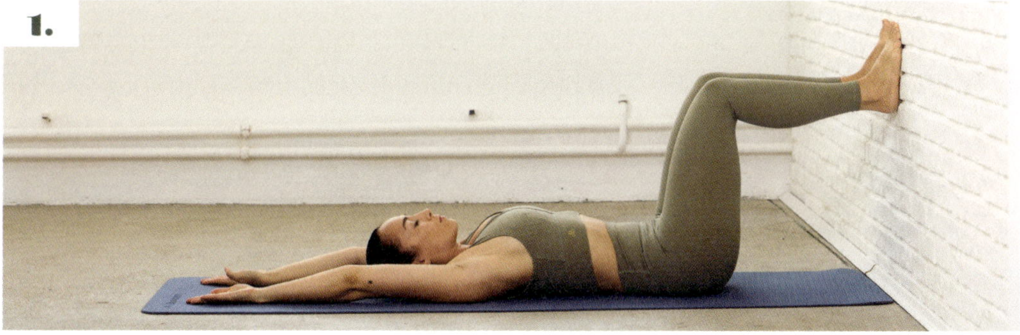

2.

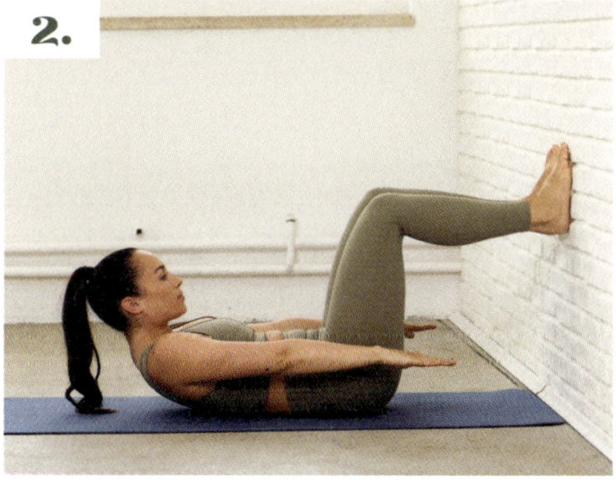

3.

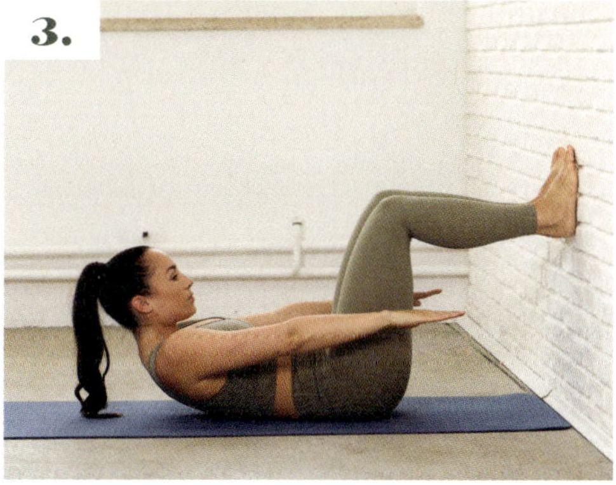

Leg Raises

1. Lege dich für diese Übung mit dem Kopf zur Wand und etwa einer Kopflänge Abstand auf den Rücken. Die Arme ruhen entspannt neben dem Körper. Atme ein. Atme langsam aus, aktiviere dein Zentrum und hebe Kopf und Schultern wie bei den Crunches an und hebe anschließend deine Beine vom Boden ab.

2. Führe deine Beine in einem Bogen zuerst Richtung Decke. Achte dabei darauf, dass deine Lendenwirbelsäule am Boden aufliegt.

3. Ziehe nun den Bogen deiner Beine weiter über deinen Kopf zur Wand. Das Ziel ist es, dass deine Füße die Wand berühren.

4. Mit der Einatmung bringst du die Beine zurück, bis sie sich über deinen Hüften befinden. Mit der Ausatmung senkst du sie weiter Richtung Boden. Gehe nur so tief, wie du die Spannung im Bauch halten und ein Hohlkreuz vermeiden kannst. Atme hier ein und beginne mit der nächsten Ausatmung wieder, die Beine zur Wand zu heben. Wiederhole so oft, wie im Trainingsplan angegeben.

Tipp: Wenn deine Füße die Wand nicht berühren, konzentriere dich zunächst darauf, das Becken ein Stück anzuheben und dich so langsam mit den Füßen zur Wand ziehend zu steigern. So kommt dein Becken im Laufe der Zeit Stück für Stück höher.

1.

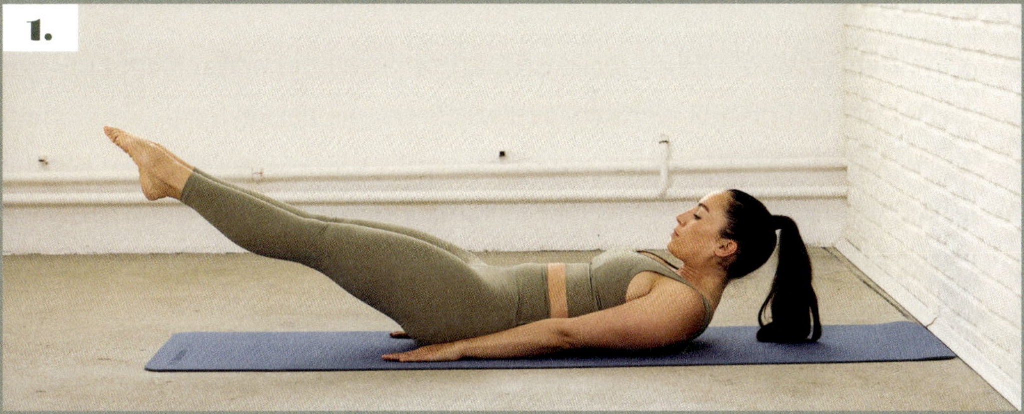

2.

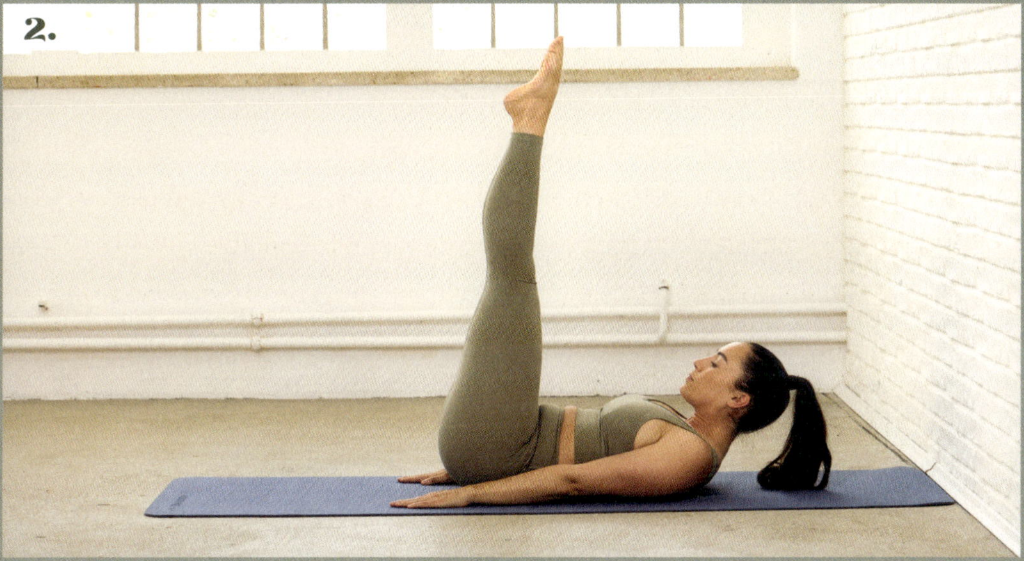

3.

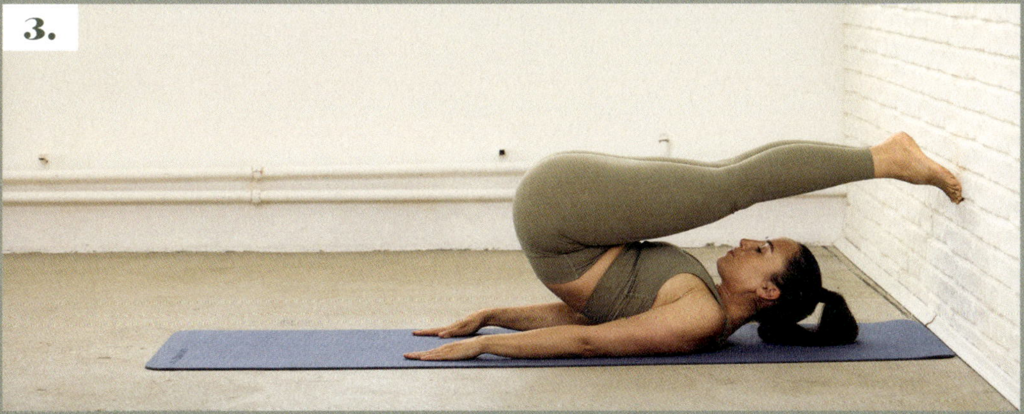

Cool-down

Gesäßdehnung liegend

1. Lege dich auf den Rücken, stelle den rechten Fuß an der Wand auf und lege deinen linken Knöchel auf dem rechten Oberschenkel ab.

2. Drücke mit jeder Ausatmung das linke Knie mit der linken Hand Richtung Wand. Halte die Dehnung 5 Atemzüge. Um die Dehnung zu verstärken, umfasse den rechten Oberschenkel mit den Händen und ziehe ihn zu dir.

3. Wechsle die Beine für die andere Seite.

1.

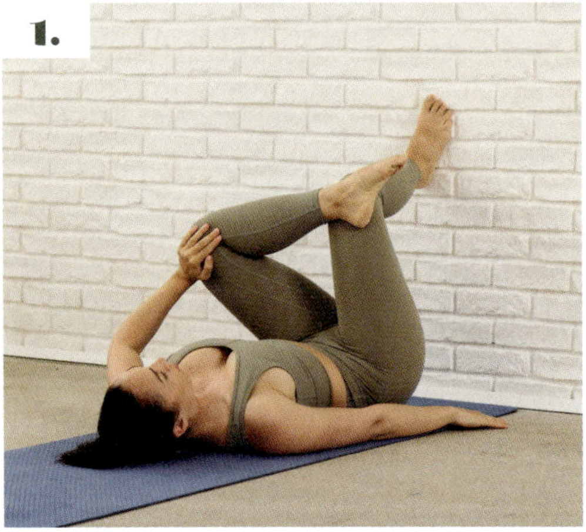

2.

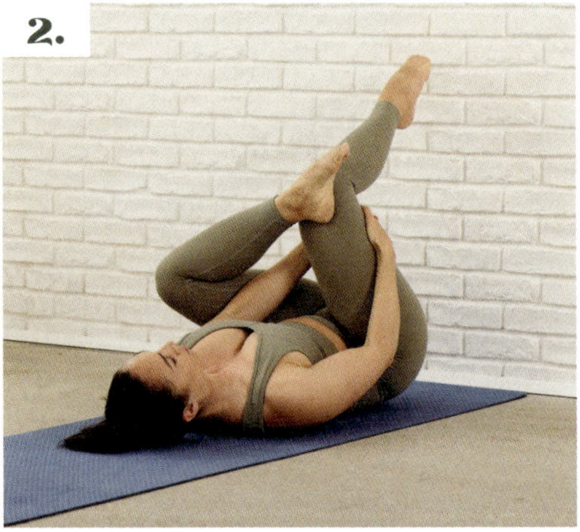

3.

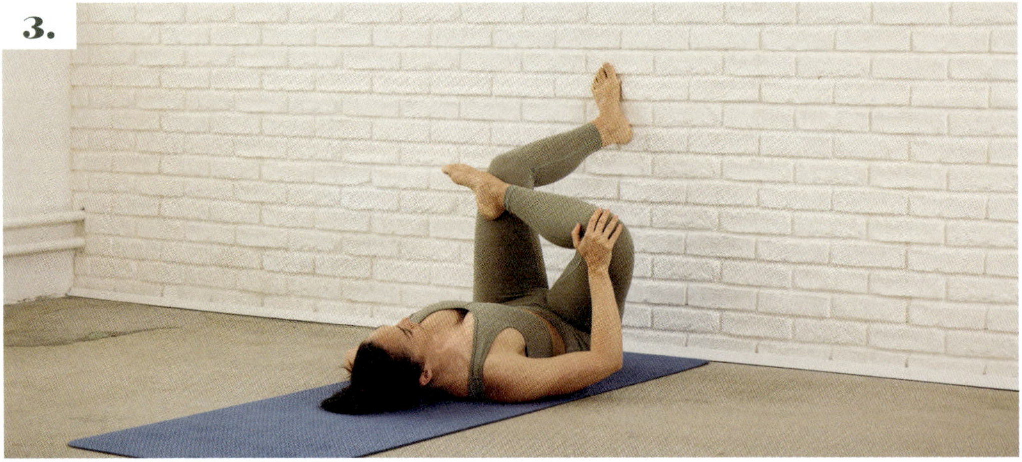

Cool-down

Liegen und in sich hineinfühlen

Lege dich mit ausgestreckten Beinen auf den Rücken, die Arme liegen entspannt neben dem Körper. Schließe die Augen. Lasse die Anspannung in deinem gesamten Körper los, er darf schwer in den Boden sinken. Nimm zum Abschluss noch ein paar tiefe Atemzüge. Bleibe so lange liegen, wie es dir guttut.

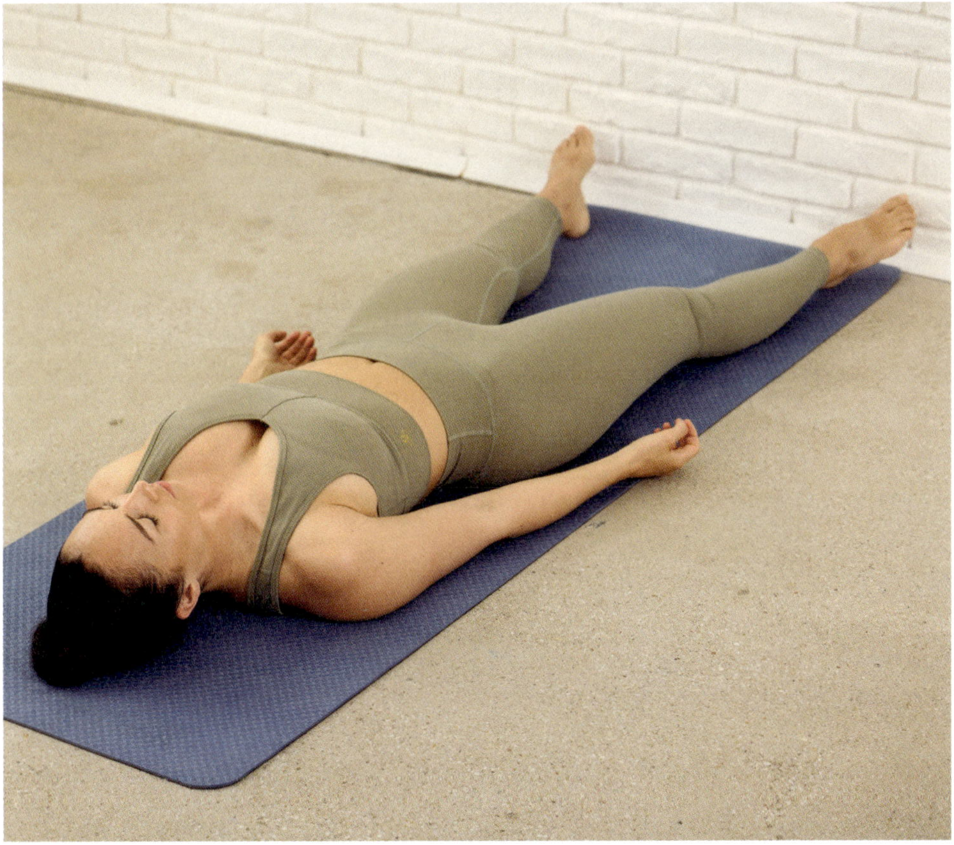

Übungen im Knien

Seitlicher Crunch kniend

1. Begib dich kniend in den Seitstütz, wobei die linke Hand auf Schulterhöhe dein Körpergewicht an der Wand stützt. Das rechte Bein ist seitlich aufgestellt. Der rechte Arm parallel zum Bein gestreckt.

2. Strecke den rechten Arm über deinen Kopf. Hebe beim Einatmen dein rechtes Bein seitwärts in die Luft.

3. Atme langsam aus und bringe dabei deinen rechten Ellenbogen und das rechte Knie zusammen, wobei sich dein Oberkörper leicht beugen darf. Mit der nächsten Einatmung strecke Arm und Bein wieder aus und ziehe dich in die Länge. Wiederhole so oft, wie im Trainingsplan angegeben, und wechsle dann die Seite.

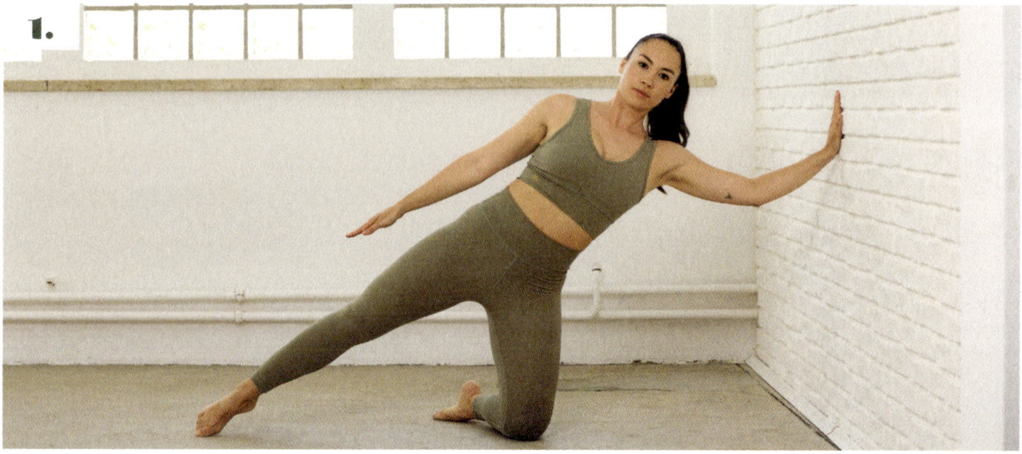

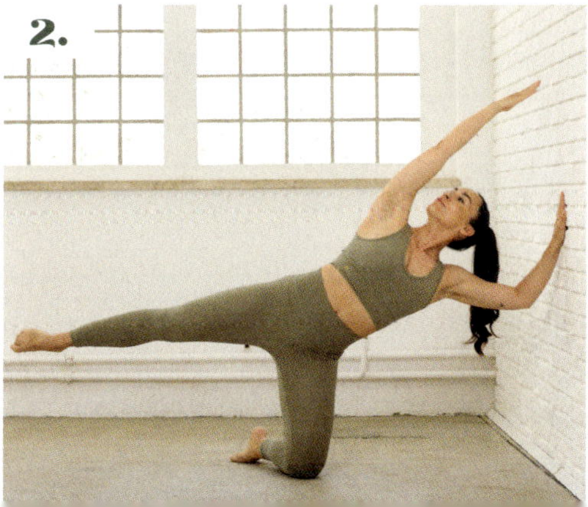

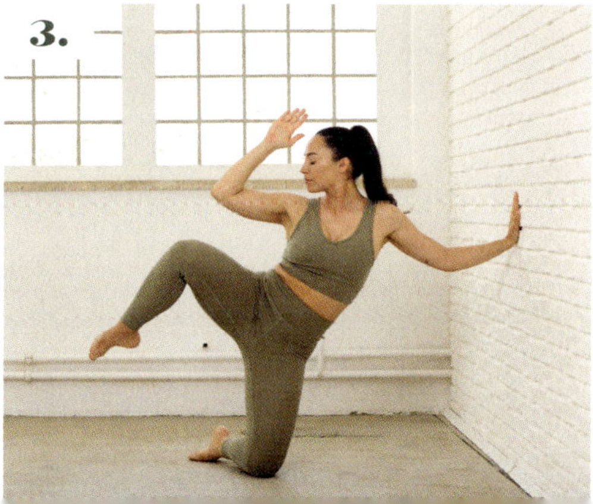

Brustöffner kniend

1. Knie dich seitlich neben die Wand auf das linke Knie. Die Arme sind vor dir ausgestreckt. Die linke Schulter, die Hüfte sowie der linke Handrücken haben Kontakt zur Wand. Die Handflächen berühren sich.

2.–4. Öffne mit der Ausatmung den rechten Arm auf Schulterhöhe zur Seite und drehe dabei den Oberkörper so weit von der Wand weg, bis dieser Arm hinter dir auch die Wand berührt. Jetzt sollten beide Arme sowie beide Schultern Kontakt zur Wand haben. Mit der Einatmung kommst du auf demselben Weg wieder zurück in die Ausgangsposition. Wiederhole so oft, wie im Trainingsplan angegeben, wechsle dann die Seite.

Hinweis: Wichtig ist, dass der Oberschenkel des aufgestellten Beins parallel zur Wand bleibt und sich die Hüfte nicht aufdreht, auch wenn du dann die Schultern nicht ganz so weit öffnen kannst. Die Beweglichkeit kommt mit der Zeit und Übung.

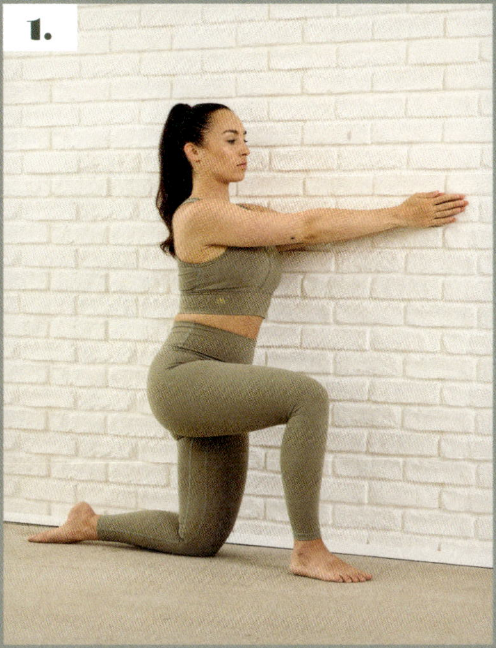
1.

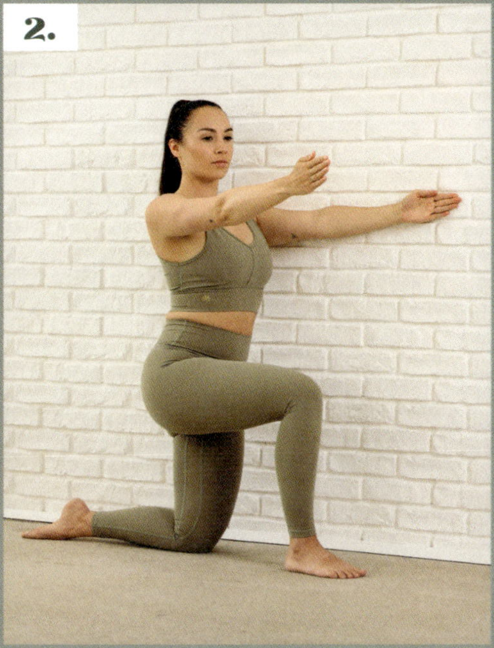
2.

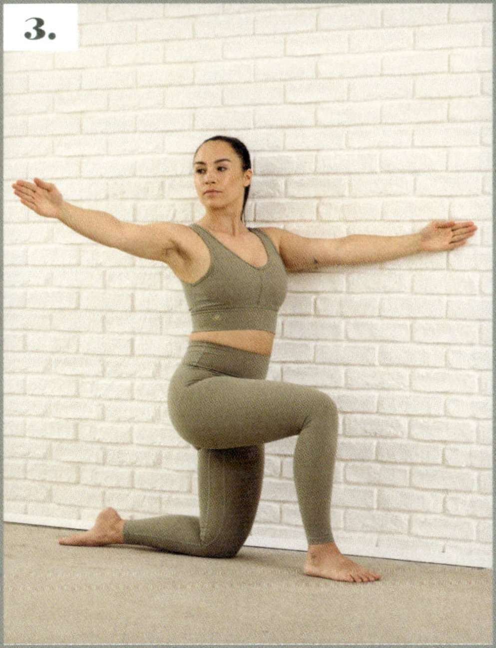
3.

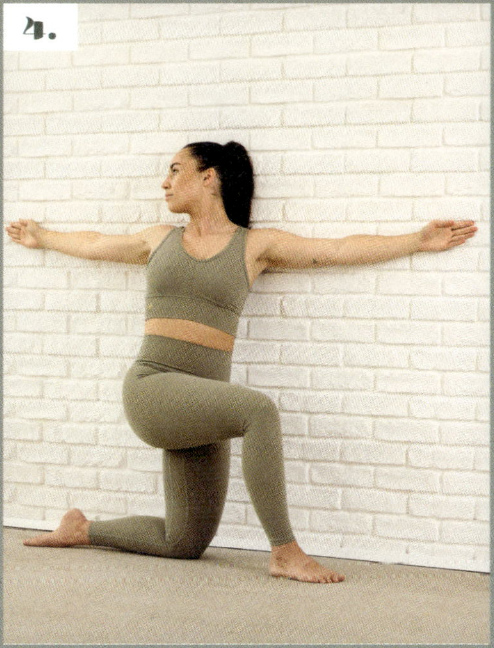
4.

Dynamischer Vierfüßlerstand

1. Positioniere dich im Vierfüßlerstand mit den Füßen zur Wand, die Knie unter den Hüften und die Hände unter den Schultern. Atme ein und drücke dabei die Hände fest in die Matte.

2. Mit dem nächsten Ausatmen hebe die Knie, stelle erst einen Fuß und dann den zweiten an der Wand auf. Die Füße sollten fest an der Wand stehen, um genügend Spannung für die Stützposition zu erzeugen. Die Knie bleiben gebeugt. Atme jetzt ein.

3. Setze abwechselnd die Füße höher an die Wand.

4. Halte mit beiden Füßen auf derselben Höhe kurz inne.

5. Setze die Füße nacheinander wieder am Boden ab, während du ausatmest. Wiederhole so oft, wie im Trainingsplan angegeben.

Tipp: Den Abstand zur Wand kannst du variieren, je nachdem in welcher Position du am besten nach oben kommst. Die Position ist am leichtesten zu halten, wenn der Körperschwerpunkt (also das Becken) über die Hände gebracht wird. Probiere einfach aus, welcher Abstand für dich am besten funktioniert.

1.

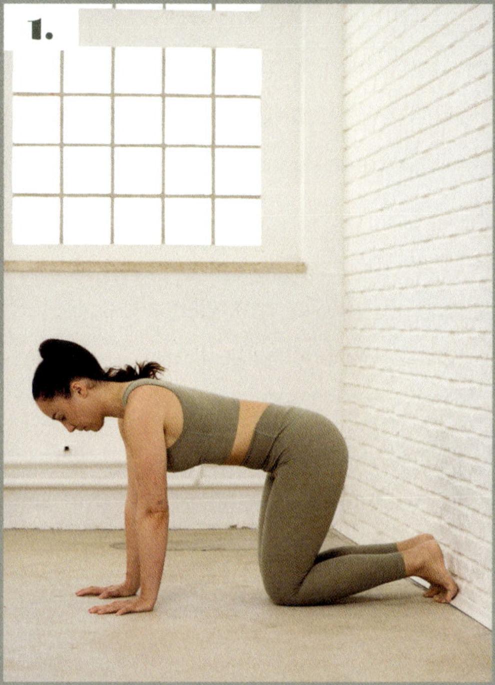

2.

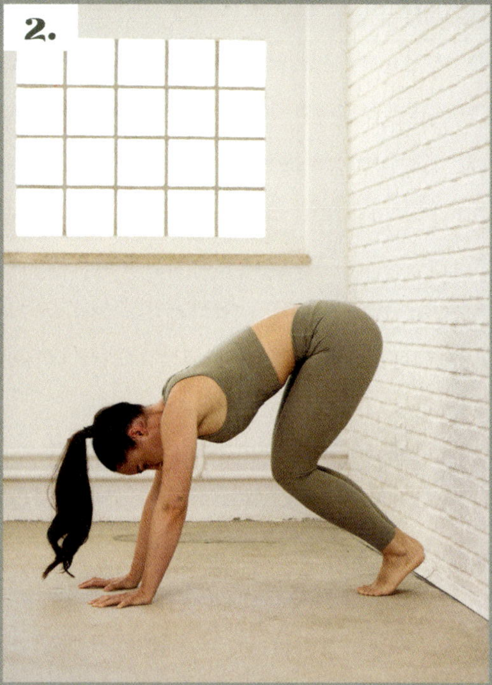

3.

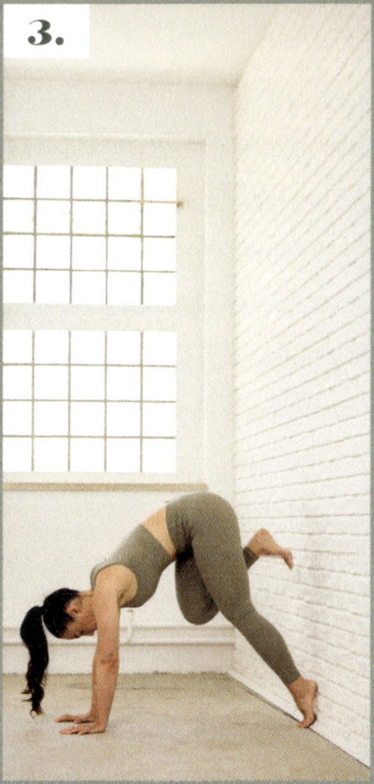

4.

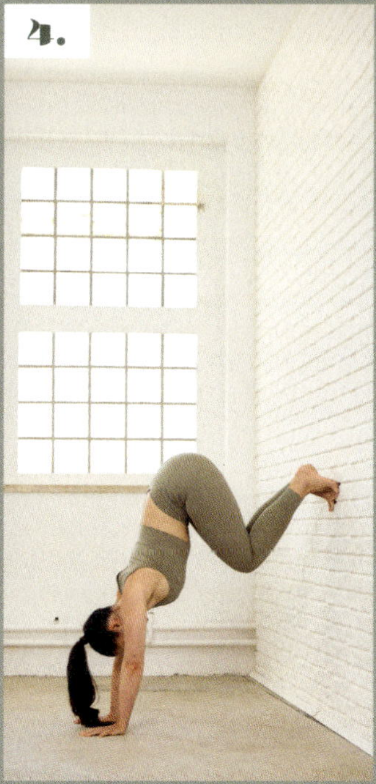

5.

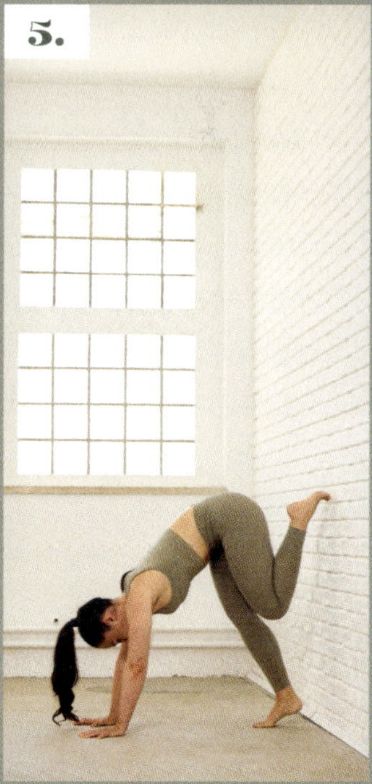

Herabschauender Hund mit Beine beugen und strecken

1. Komme in den Vierfüßlerstand, mit den Füßen zur Wand, die Knie unter den Hüften und die Hände unter den Schultern.

2. Atme ein und drücke dabei die Hände fest in die Matte. Hebe die Knie und setze die Füße nacheinander an die Wand. Die Knie sind gebeugt.

3. Strecke die Beine aus, um das Becken über die Schultern zu bringen und einen rechten Winkel zwischen Boden und Wand zu formen. Atme ein und beuge gleichzeitig beide Knie. Atme aus und strecke die Beine wieder. Wiederhole das Beugen und Strecken so oft, wie im Trainingsplan angegeben. Zum Beenden der Übung setze die Füße nacheinander wieder am Boden ab.

Tipp: Du kannst gerne erst mal ein Bein am Boden lassen und die Füße abwechseln an die Wand setzen, bis du dich an die ungewohnte Position gewöhnt hast und dich traust, das zweite Bein ebenfalls anzuheben.

1.

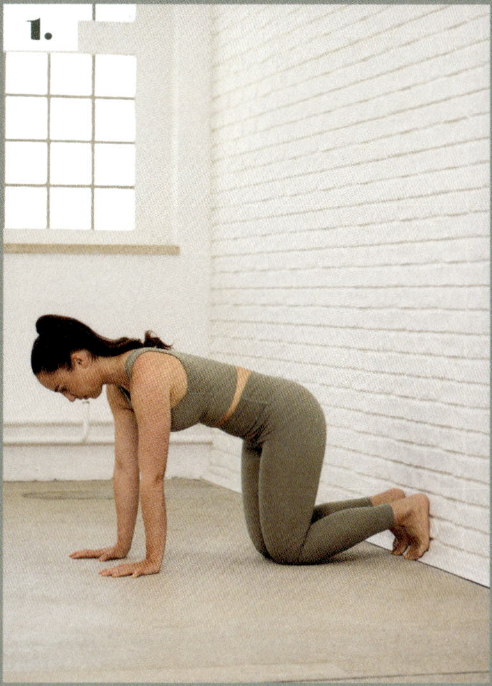

2.

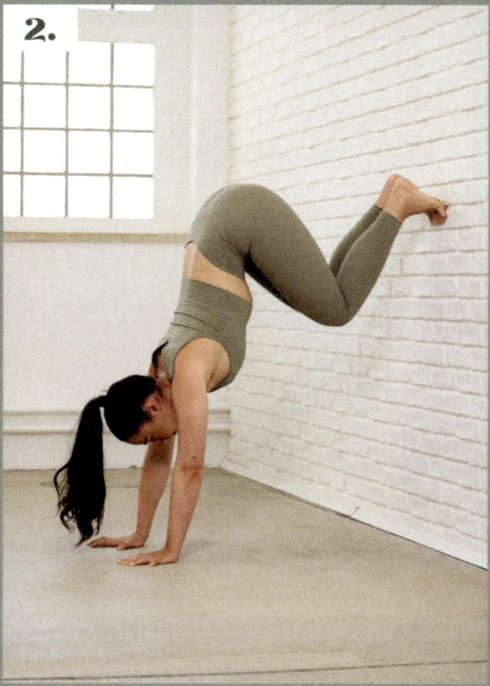

3.

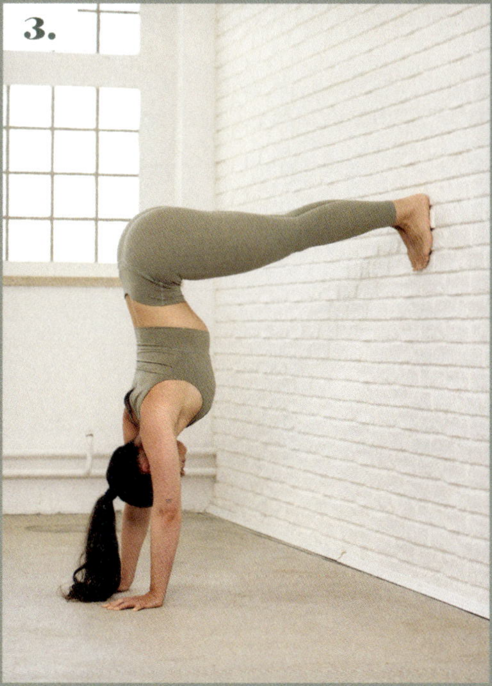

Herabschauender Hund mit Knie zur Hand

1. Starte im Vierfüßlerstand etwa eine Unterarmlänge von der Wand entfernt. Die Hände stehen unter den Schultern, die Knie unter der Hüfte.

2. Hebe das Becken und setze mit der Ausatmung den rechten Fuß an der Wand ab. Atme ein. Stelle mit der nächsten Ausatmung den linken Fuß dazu und strecke beide Beine. Dein Becken bleibt dabei aufgrund des Abstands zur Wand etwas weiter hinten als die Hände.

3. Atme ein und ziehe mit der nächsten Ausatmung dein linkes Knie so weit wie möglich zur rechten Hand, solange du die Spannung halten kannst.

4. Setze den Fuß wieder an der Wand ab, während du einatmest und schiebe dich wieder in den herabschauenden Hund – wenn möglich mit gestreckten Beinen. Führe die Bewegung mit dem rechten Knie aus. Wiederhole so oft, wie im Trainingsplan angegeben. Beende die Übung, indem du die Füße nacheinander am Boden absetzt.

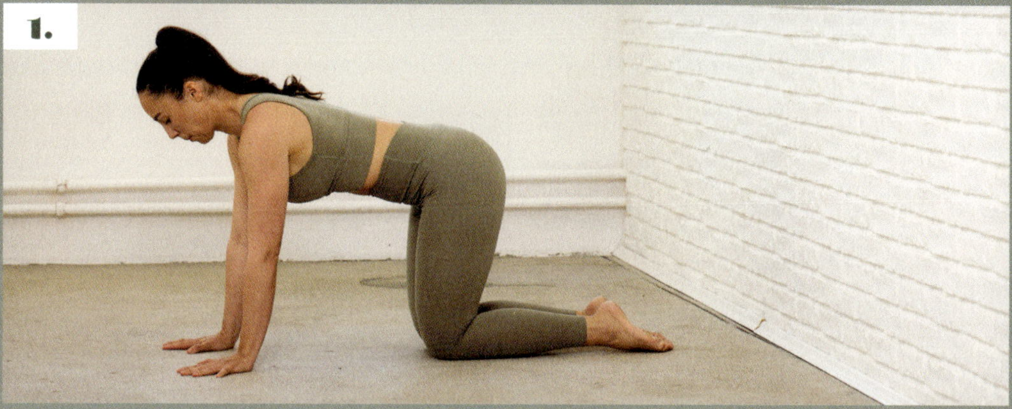

1.

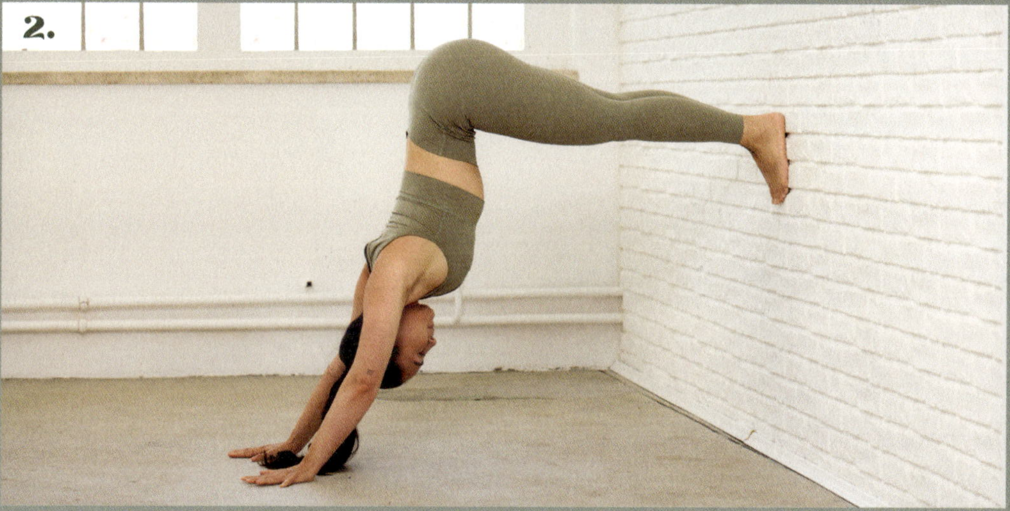

2.

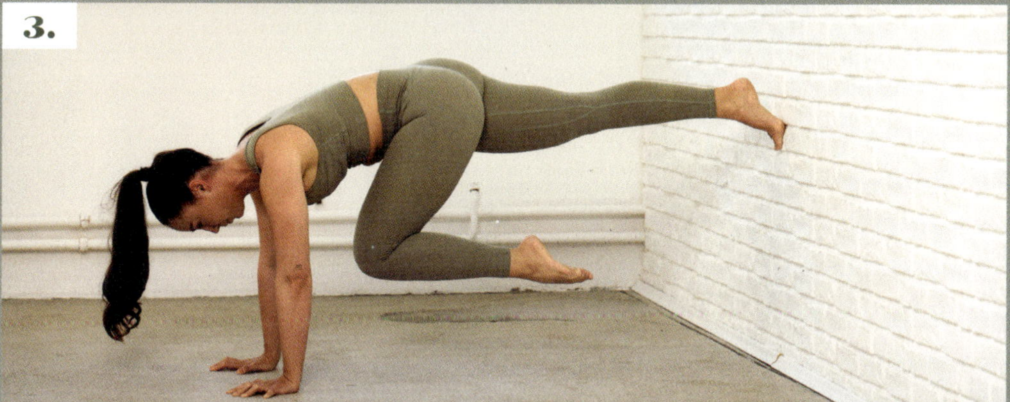

3.

Cool-down

Oberschenkeldehnung kniend beidseitig

Knie dich etwa 30 Zentimeter entfernt mit dem Rücken zur Wand hin. Stütze dich mit den Händen hinter dir an der Wand ab. Halte dein Becken in der Luft, während dein Oberkörper sich nach hinten lehnt. Versuche, deine Schultern an der Wand abzulegen. Halte die Dehnung 5 Atemzüge. Stütze dich mit den Händen an der Wand ab, um die Position aufzulösen.

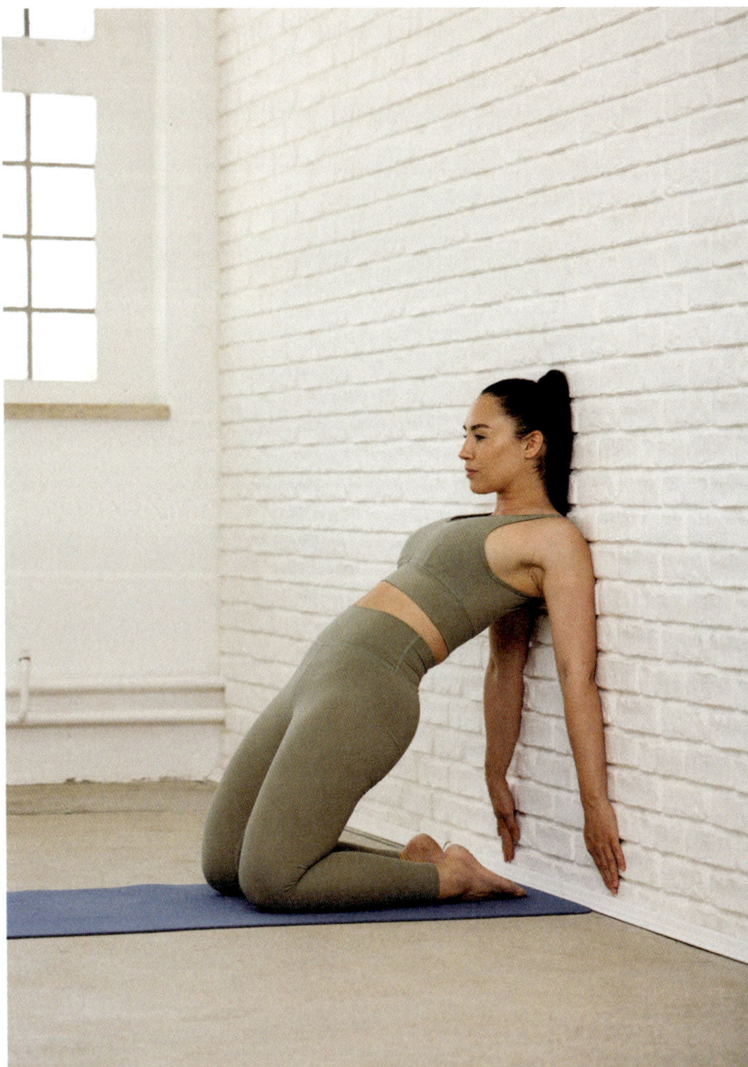

Cool-down

Puppypose

1. Starte in einem großen Vierfüßlerstand, die Handgelenke befinden sich dabei weiter vorne als die Schulter. Öffne die Knie mattenbreit.

2. Das Gesäß bleibt über den Knien. Deine Stirn darf sich entspannt auf der Matte ablegen. Genieße die Dehnung im Rücken, der wie eine Hängebrücke durchhängt. Halte die Dehnung 5 Atemzüge.

1.

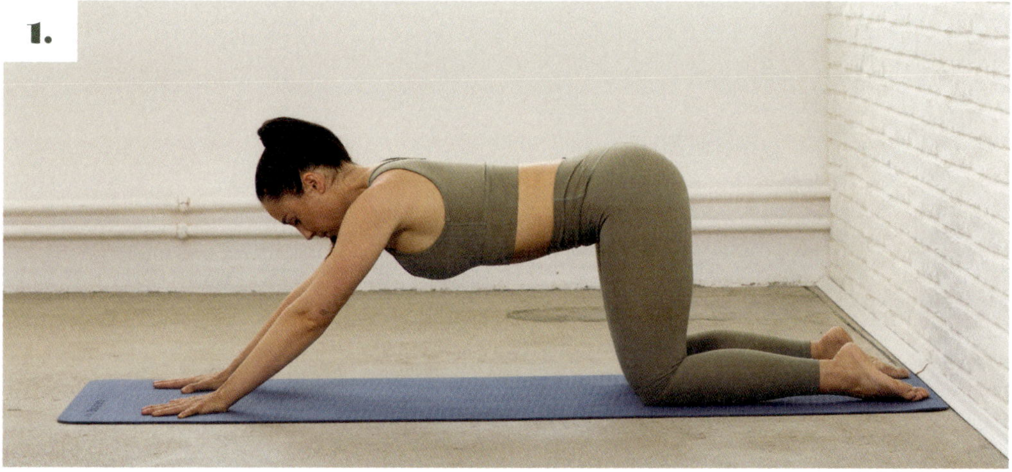

2.

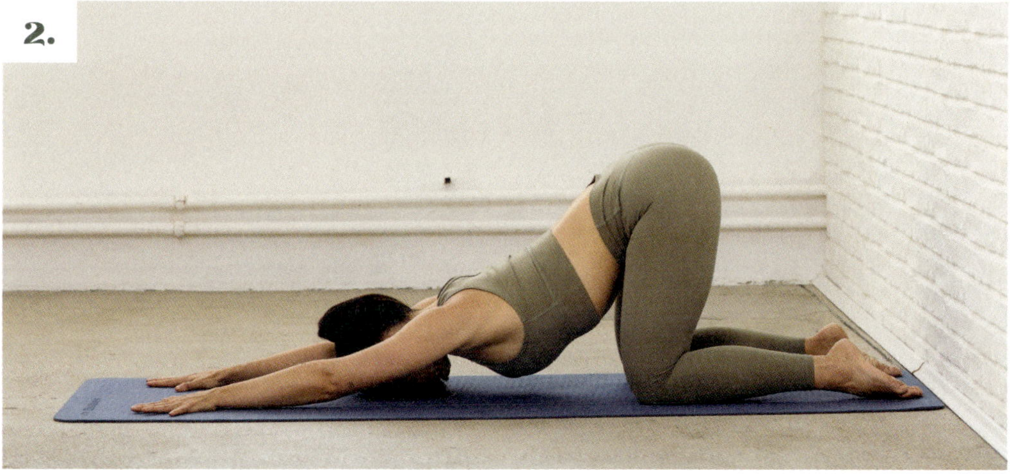

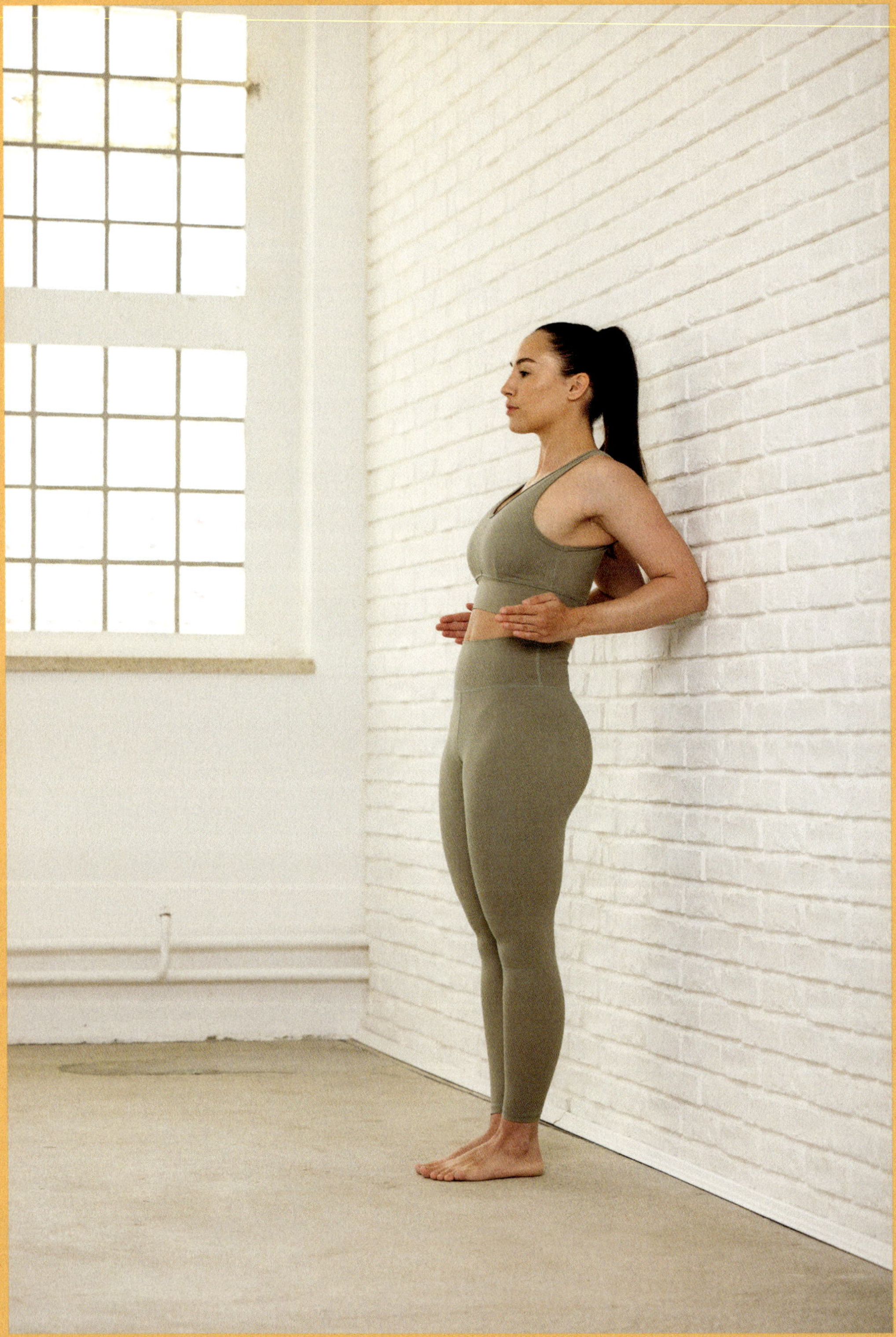

KAPITEL 3

Workouts

In diesem Kapitel lernst du die Workouts kennen, die du mithilfe dieses Buches durchführen kannst. Wir beginnen mit dem Warm-up, und dem Cool-down. Danach findest du den Trainingsplan für die 30-Tage-Challenge sowie die Miniserien.

Warm-up-Routine

Die Übungen aus diesem Warm-up sind für alle Trainingseinheiten aus diesem Buch geeignet. Am besten ist es, wenn du alle fünf durchführst, aber wenn du nur wenig Zeit zur Verfügung hast, suche dir wenigstens drei Übungen aus, die auch zu deinem Oberkörper-, Unterkörper- oder Ganzkörper-Workout passen.

1.

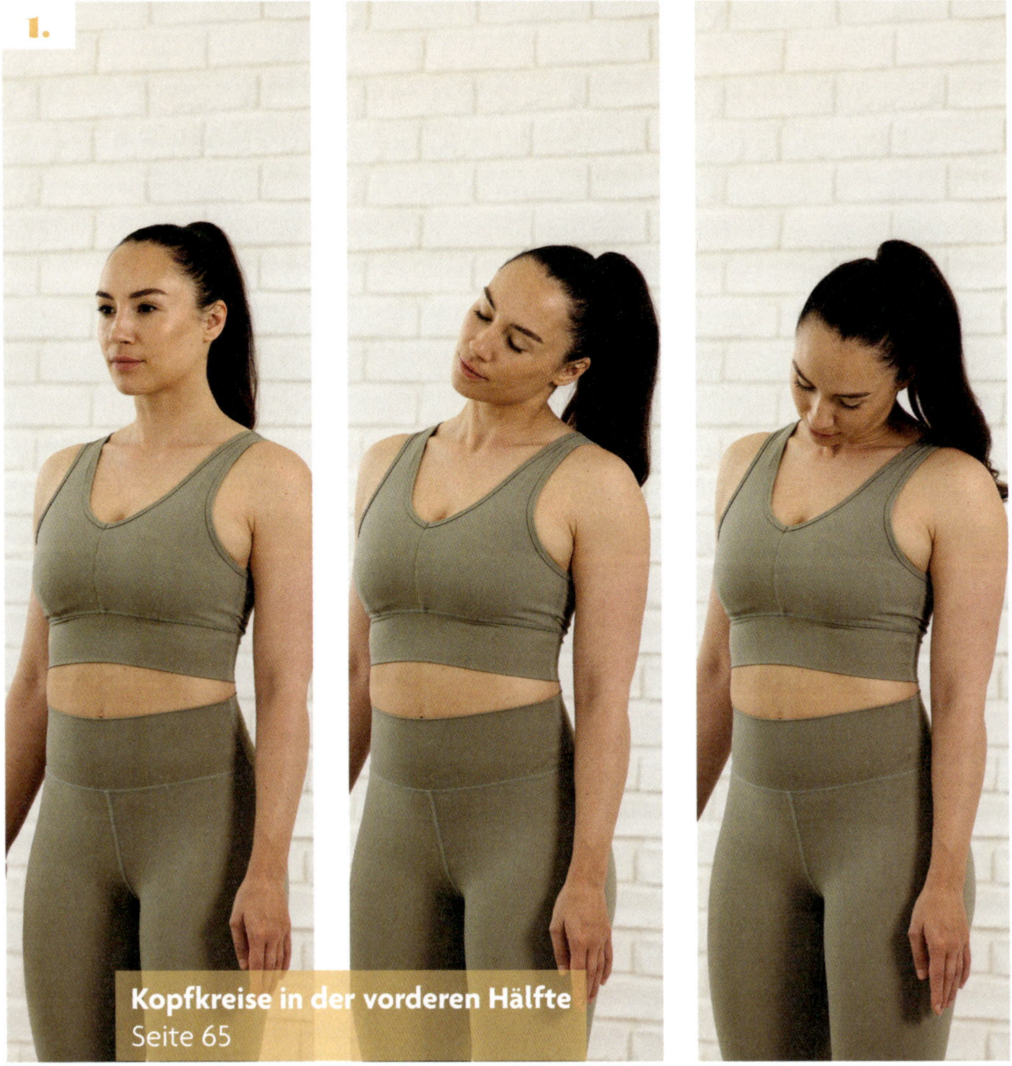

Kopfkreise in der vorderen Hälfte
Seite 65

2.

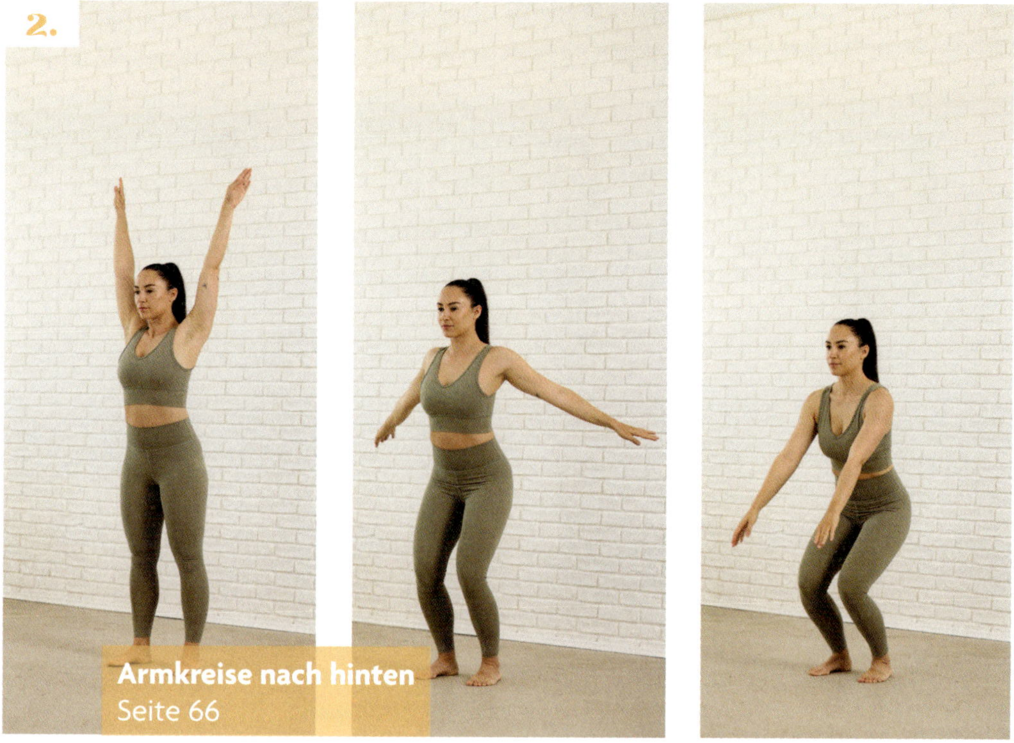

Armkreise nach hinten
Seite 66

3.

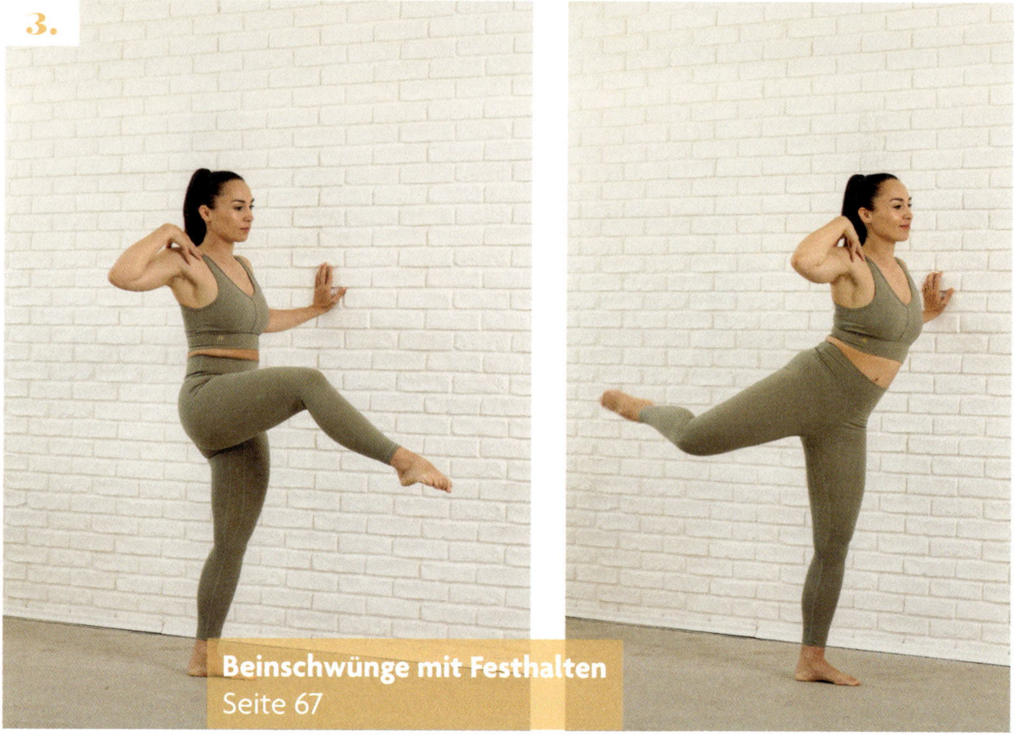

Beinschwünge mit Festhalten
Seite 67

4.

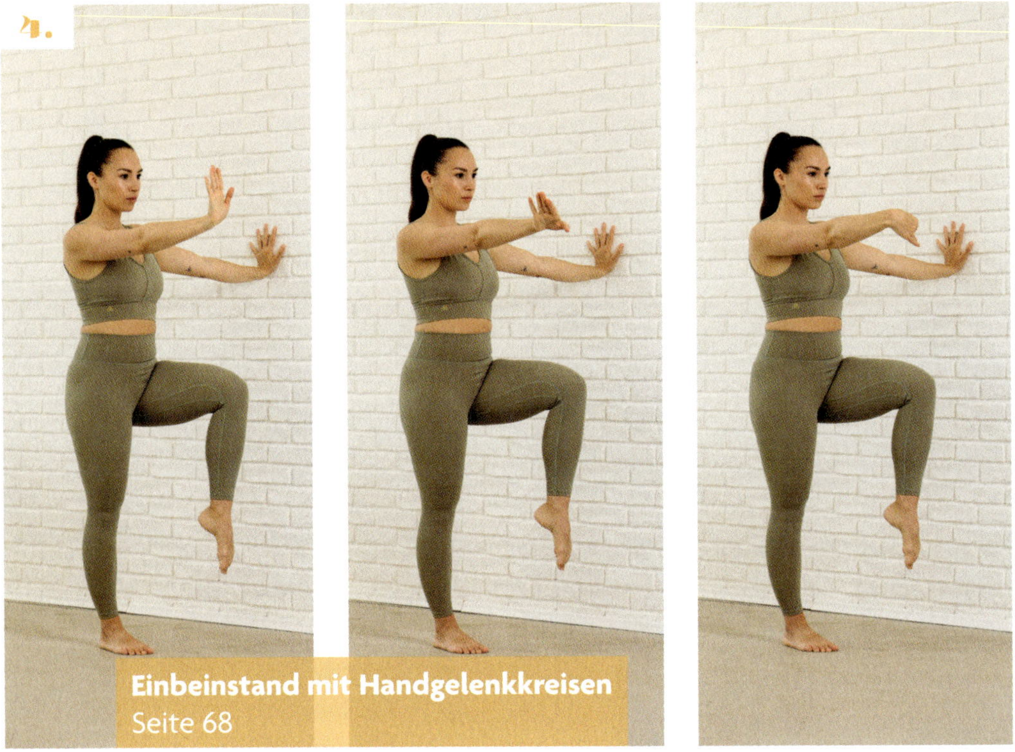

Einbeinstand mit Handgelenkkreisen
Seite 68

5.

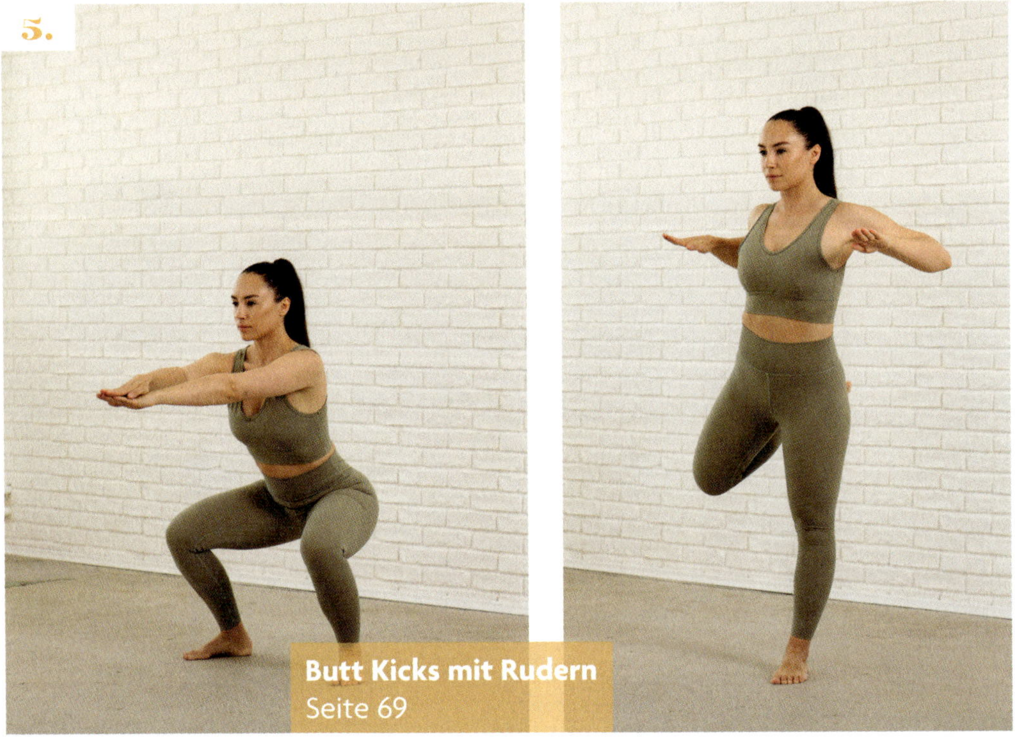

Butt Kicks mit Rudern
Seite 69

Cool-down-Routine

Jedes Workout endet optimalerweise mit einem Cool-down. Es besteht aus entspannenden, sanft dehnenden Bewegungen, die dir ein wohltuendes Gefühl geben. Sie begleiten dich nach der Anstrengung in einen ruhigen, erholten Zustand, während sich dein Herzschlag wieder normalisiert. Die Übungen dieser Routine sind für alle Trainingseinheiten aus diesem Buch geeignet. Am besten ist es, wenn du alle sieben durchführst, aber wenn du nur wenig Zeit zur Verfügung hast, suche dir wenigstens drei Übungen aus, die zu deinem Workout passen.

1.

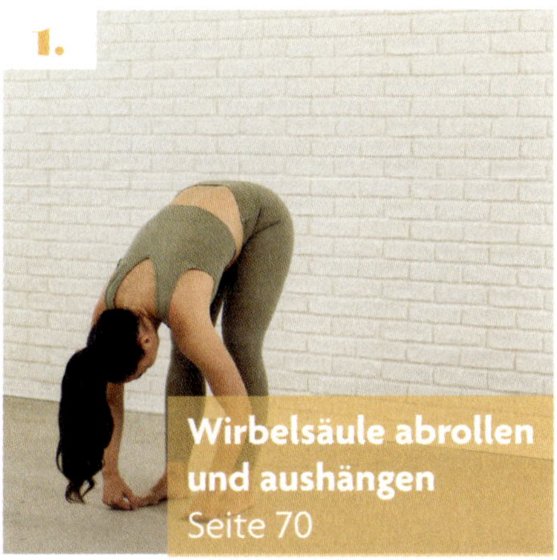

Wirbelsäule abrollen und aushängen
Seite 70

2a.

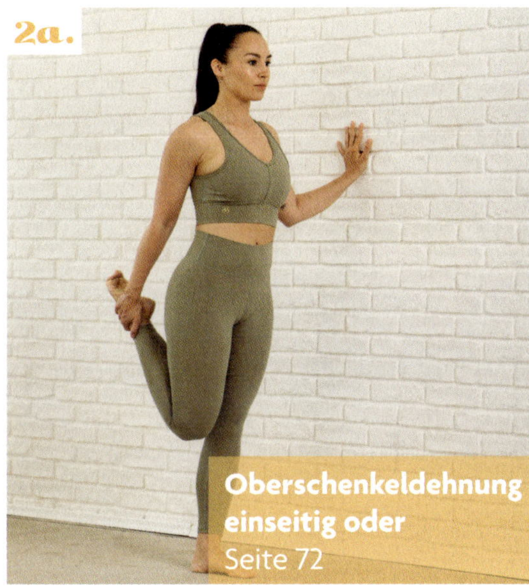

Oberschenkeldehnung einseitig oder
Seite 72

2b.

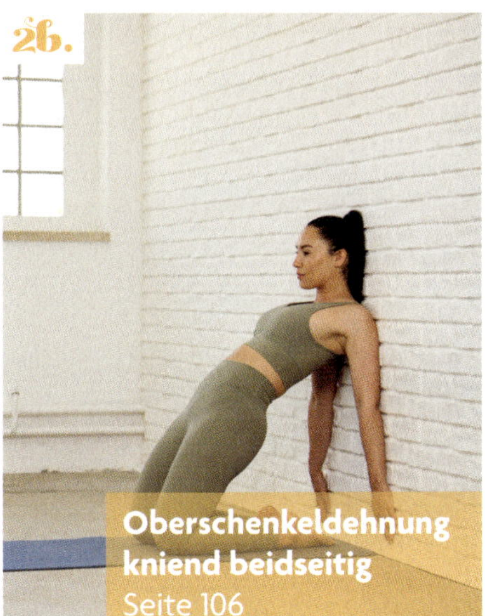

Oberschenkeldehnung kniend beidseitig
Seite 106

3.

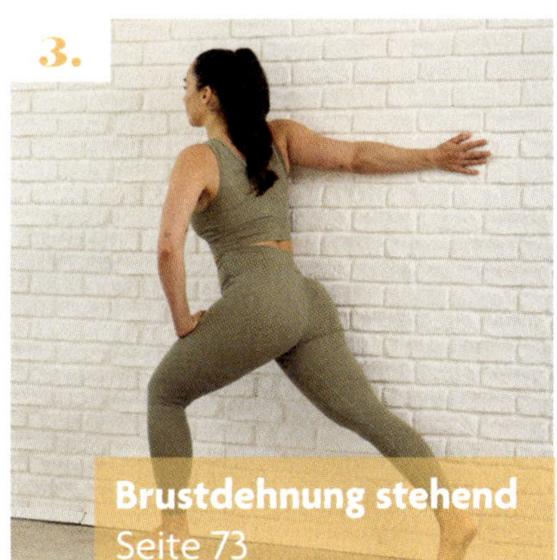

Brustdehnung stehend
Seite 73

5.

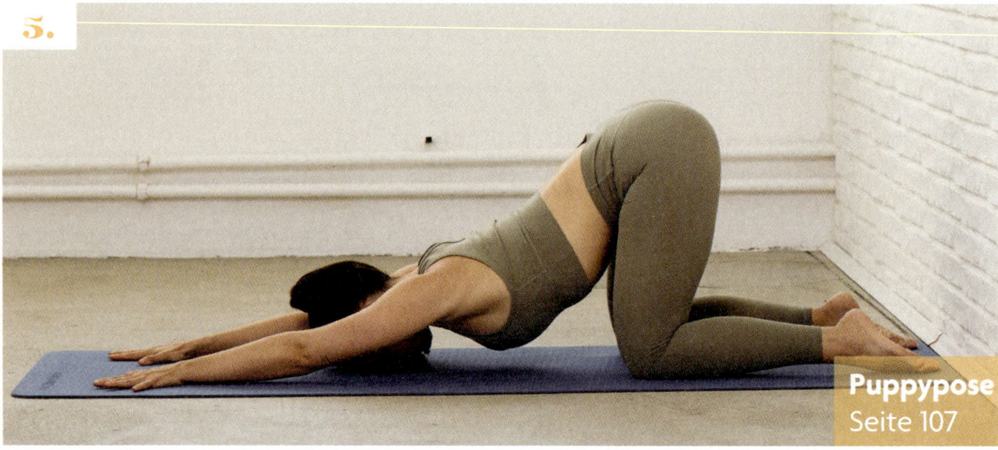

Puppypose
Seite 107

6.

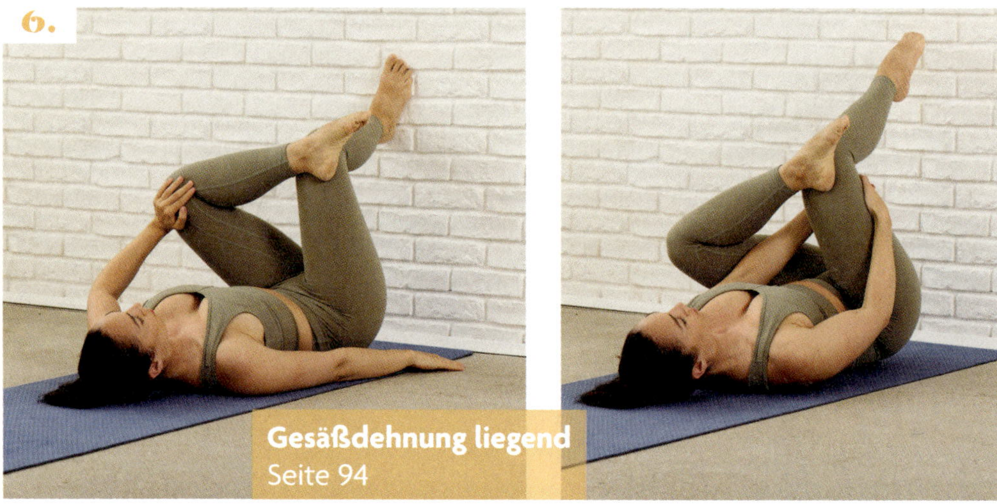

Gesäßdehnung liegend
Seite 94

7.

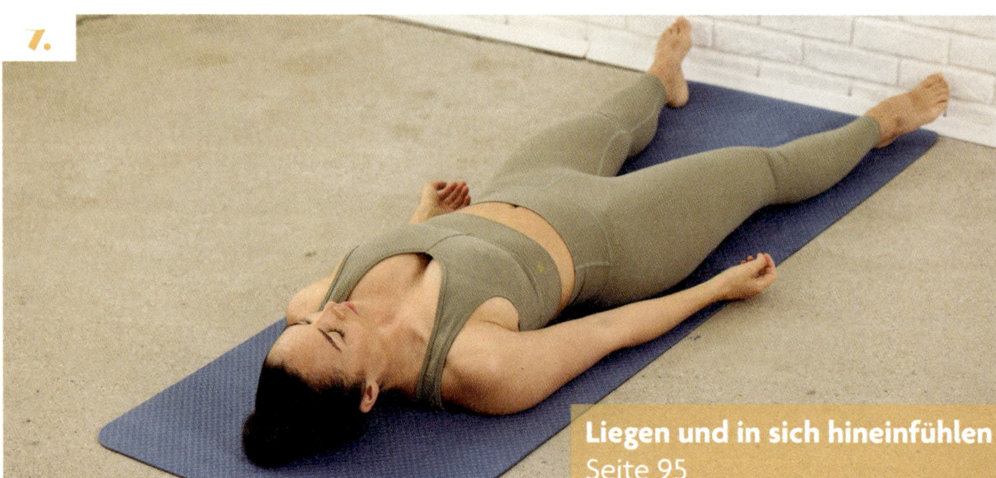

Liegen und in sich hineinfühlen
Seite 95

30-Tage-Challenge

Hier findest du den Trainingsplan für die kommende Zeit mit einem Überblick über die Trainings- und Pausentage. Die Übungen sind entweder mit einer Wiederholungszahl oder einer Zeitangabe versehen. Du hast für jeden Tag fünf verschiedene Übungen, die du einmal komplett durchgehst. Insgesamt machst du davon drei Durchgänge, um dein Tagesziel zu erreichen.

Du kannst die drei Phasen gerne an dein eigenes Tempo anpassen und auch öfter durchlaufen, bis du genug Kraft hast, in die nächste Phase zu starten.

Aufbau der Challenge

Phase 1	
Tag 1 und 2	Training
Tag 3	Pause
Tag 4 und 5	Training
Tag 6	Pause
Tag 7 bis 9	Training
Tag 10	Pause
Phase 2	
Tag 11 bis 14	Training
Tag 15	Pause
Tag 16 bis 19	Training
Tag 20	Pause
Phase 3	
Tag 21 bis 24	Training
Tag 25	Pause
Tag 26 bis 28	Training
Tag 29	Pause
Tag 30	Training

Phase 1

Führe alle Übungen hintereinander aus. Das ist eine Runde. Absolviere insgesamt drei Runden.

Tag 1

Ganzkörper

Affirmation des Tages

Ich bin motiviert, die beste Version meiner selbst zu werden.

1. Katze–Kuh
8 Wdh.
Seite 48

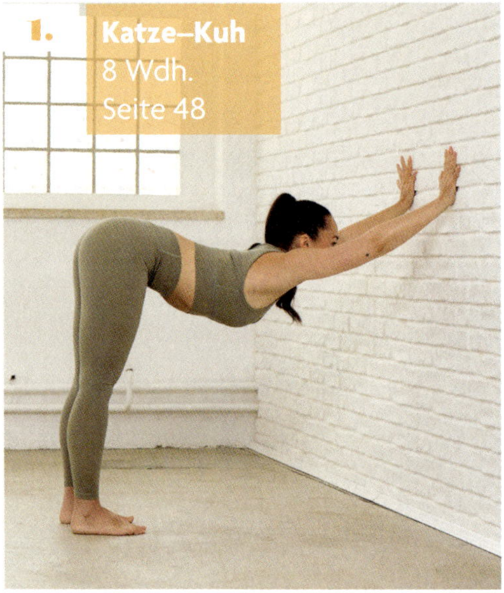

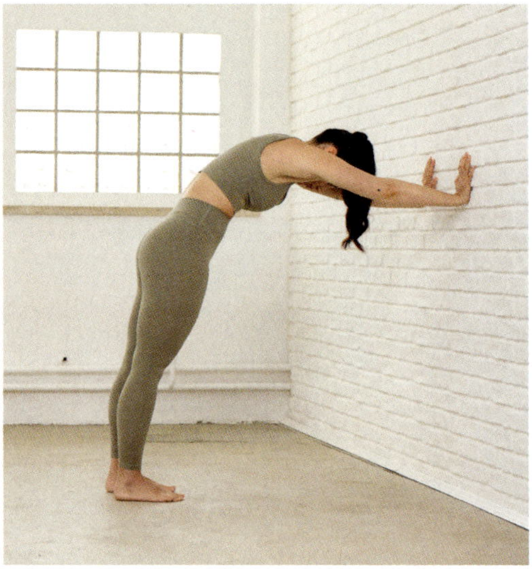

2. Wall Sit
30 Sek. halten
Seite 75

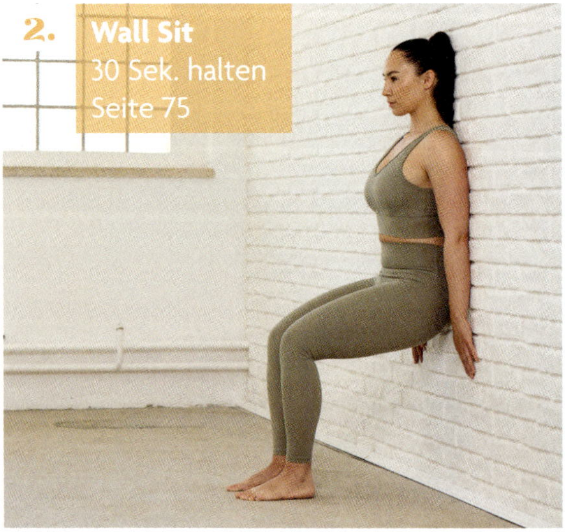

3. Stützposition mit Armheben hinten
14 Wdh.
Seite 58

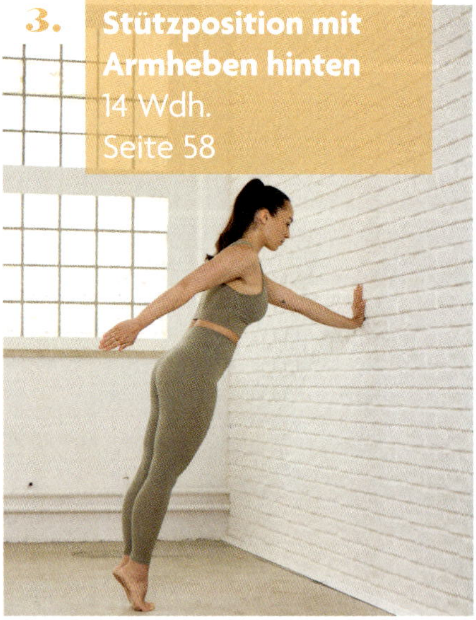

4. Bridge
10 Wdh.
Seite 83

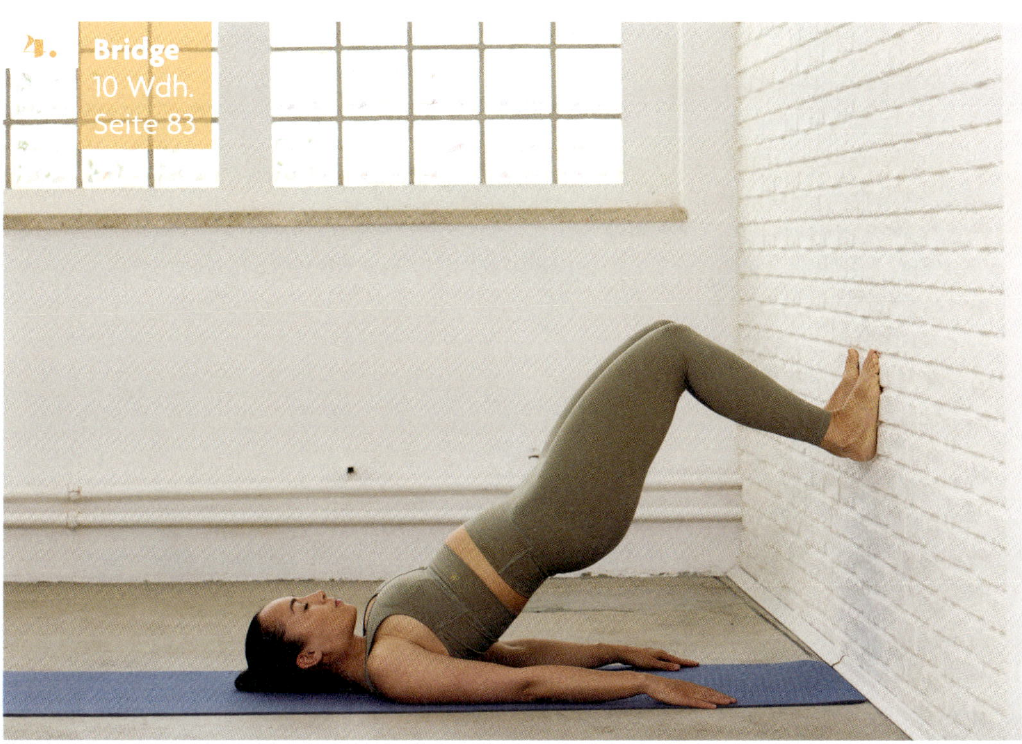

5. Crunches mit Klatschen, abwechselnd
10 Wdh.
Seite 90

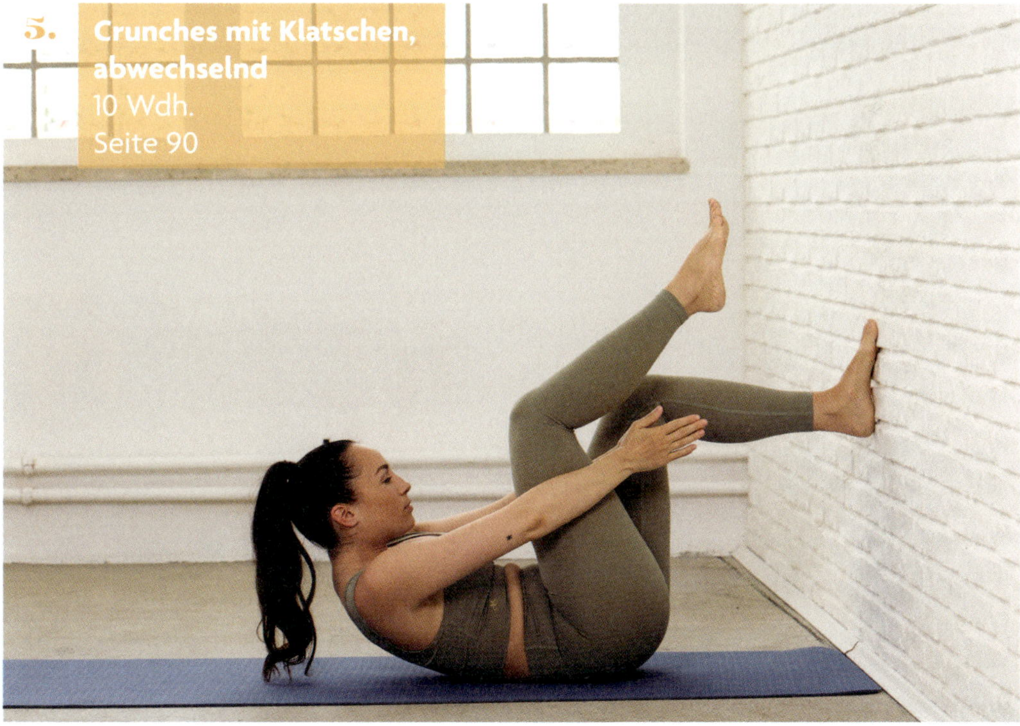

Tag 2

Ganzkörper

Affirmation des Tages

Ich kann das, einen Schritt nach dem anderen!

1. Stützposition halten
30 Sek.
Seite 57

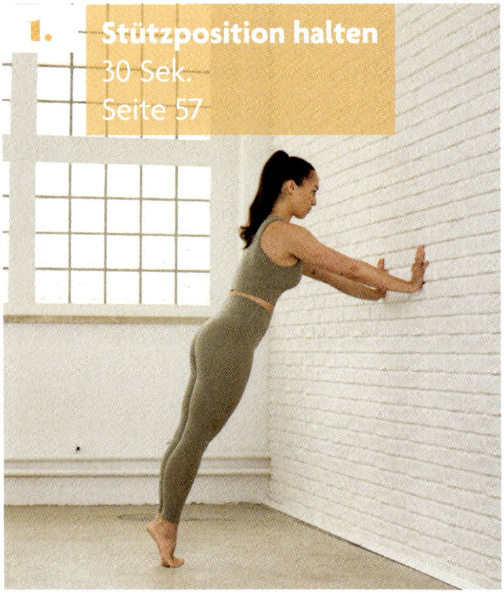

2. Mountain Climber
16 Wdh.
Seite 47

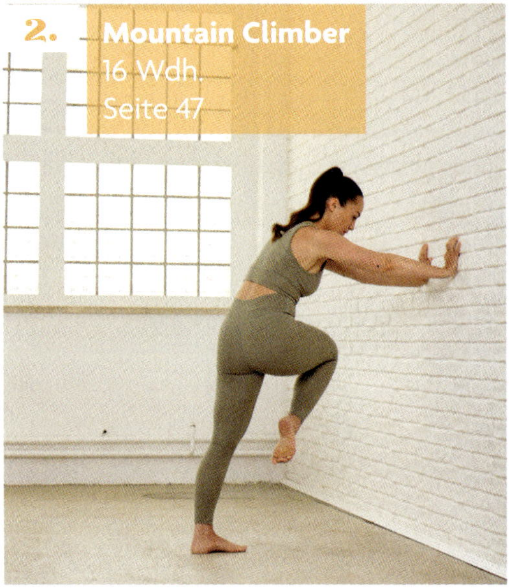

3. Wall Sit und Arme heben
8 Wdh.
Seite 78

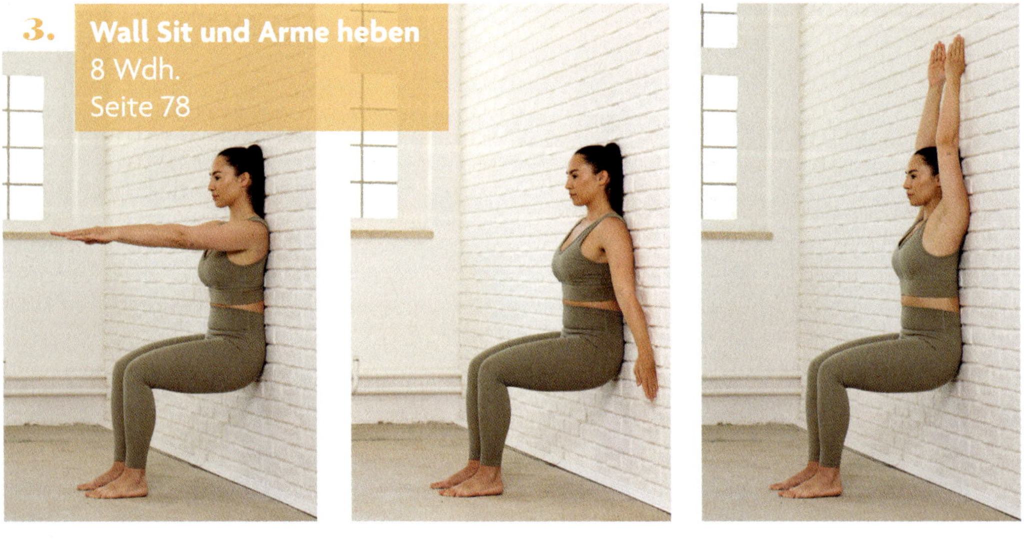

4. Crunches mit Klatschen, abwechselnd
12 Wdh.
Seite 90

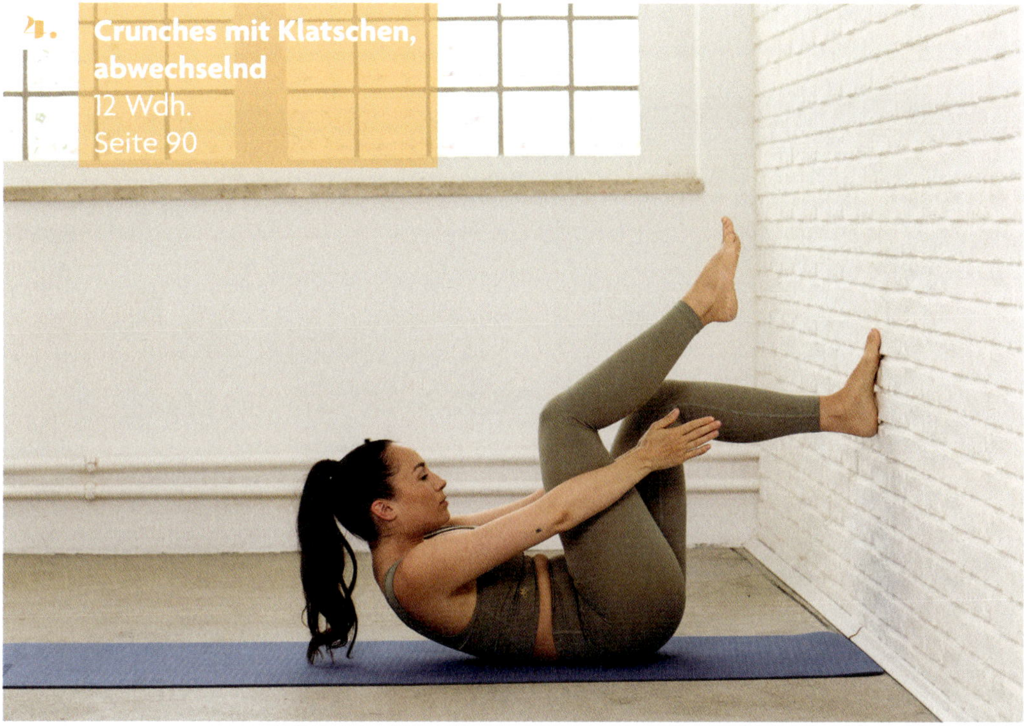

5. Dynamischer Vierfüßlerstand
4 Wdh.
Seite 100

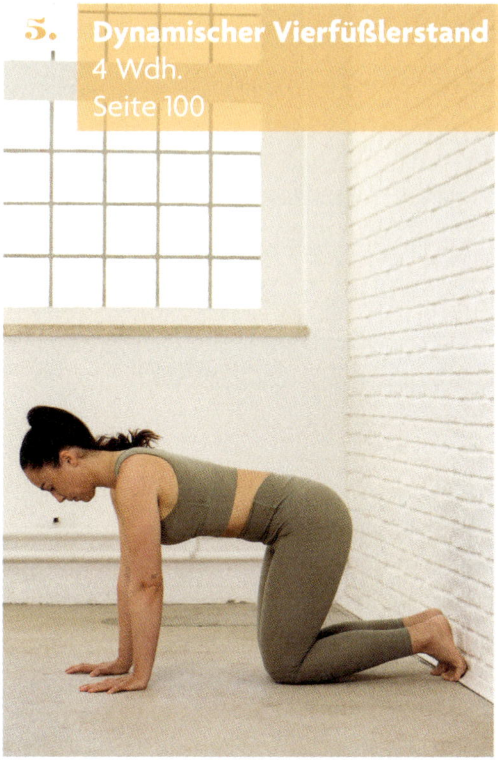

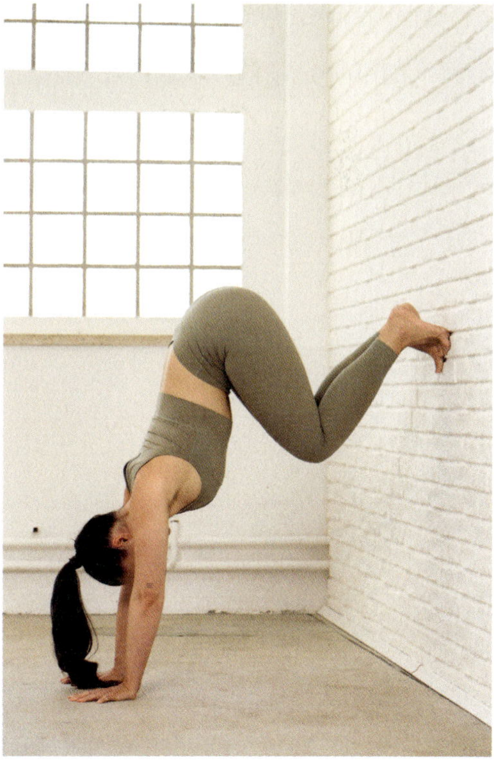

Tag 3

Pause

Wie wäre es mit einem Besuch in der Therme, um den Muskelkater und die Anstrengung des Trainings aus deinem Körper weichen zu lassen und in die Entspannung zu finden?

Affirmation des Tages

Ich glaube daran, dass ich mich weiterentwickeln kann!

Gönne deinem Körper und Geist auch mal eine Pause – Ruhe und Entspannung geben dir die Kraft, dich weiterzuentwickeln.

Tag 4

Ganzkörper mit Fokus Beine

Affirmation des Tages

Ich wähle, aktiv und energiegeladen zu sein!

1. Tischposition und Beine abwechselnd anheben
8 Wdh.
Seite 34

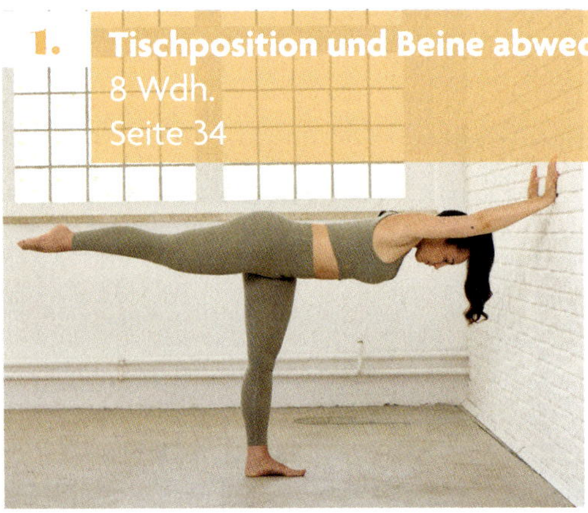

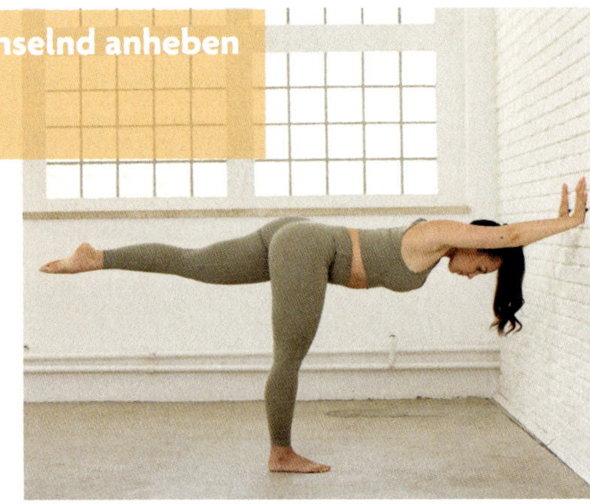

2. Ausfallschritt nach hinten
10 Wdh. je Seite
Seite 37

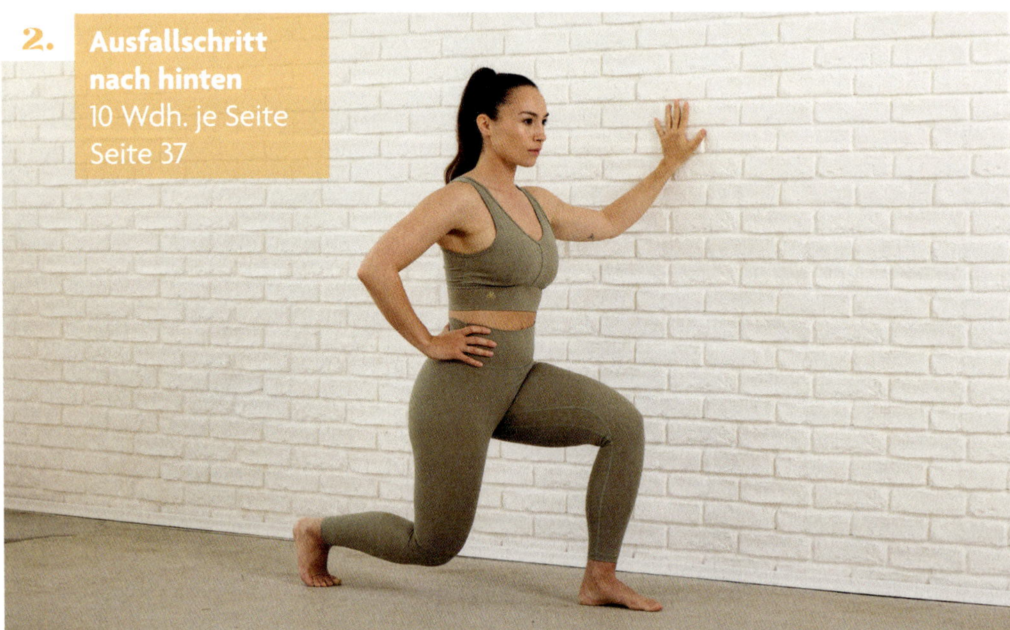

3.

Wall Sit
30 Sek. halten
Seite 75

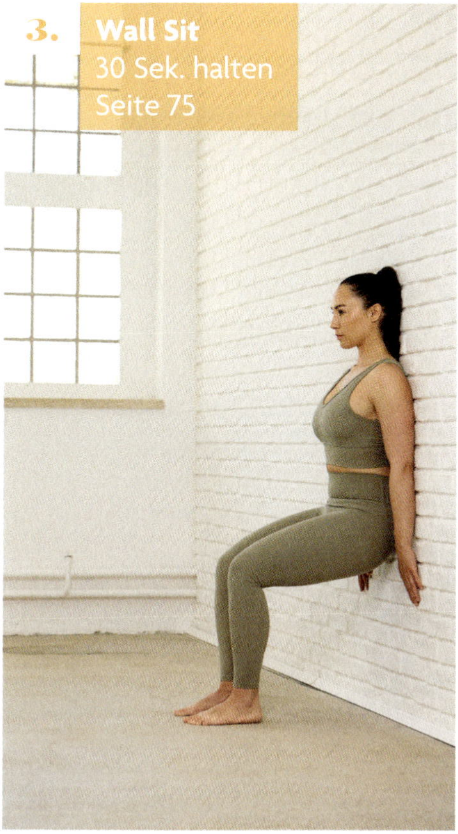

4.

Seitstütz und Bein seitlich anheben
8 Wdh. je Seite
Seite 42

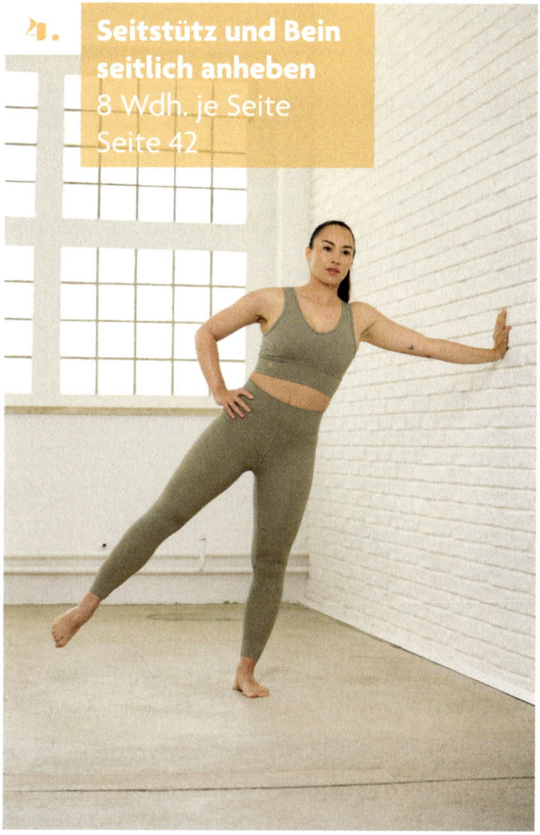

5.

Bridge
12 Wdh.
Seite 83

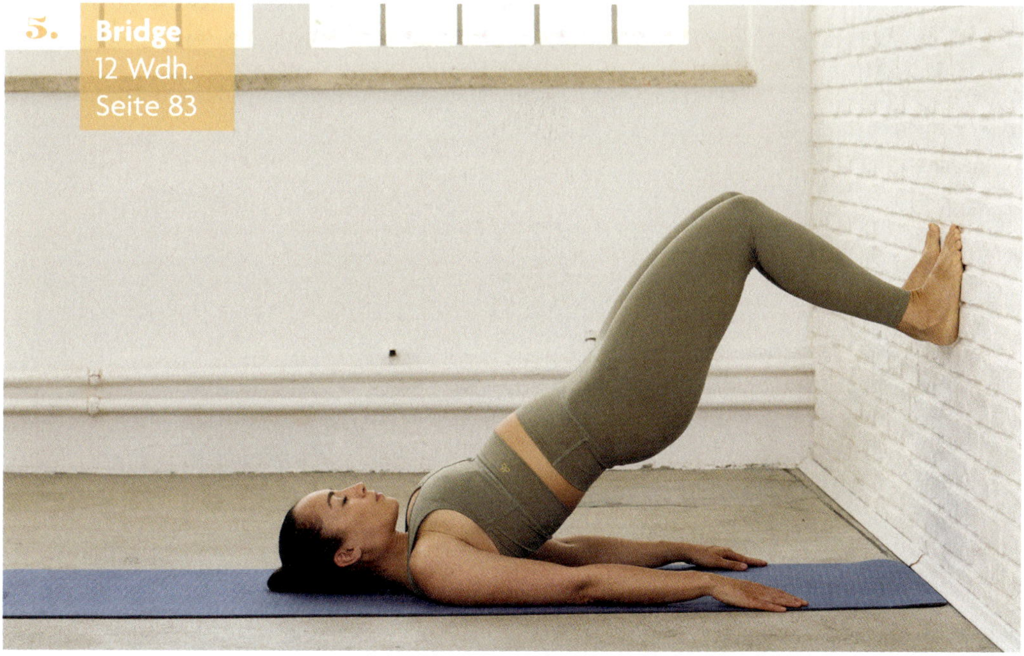

Tag 5

Ganzkörper mit Fokus Arme und Oberkörper

Affirmation des Tages

Mit jedem Workout werde ich stärker!

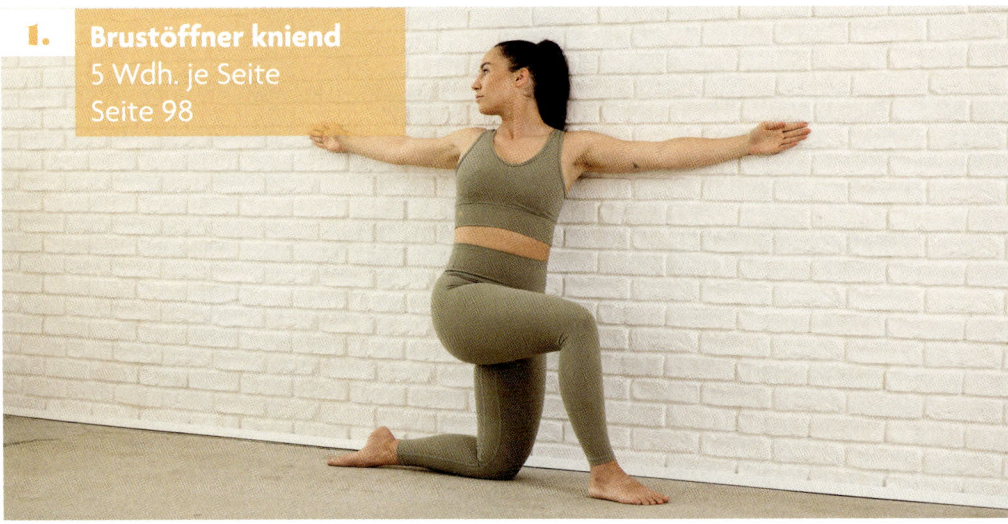

1. Brustöffner kniend
5 Wdh. je Seite
Seite 98

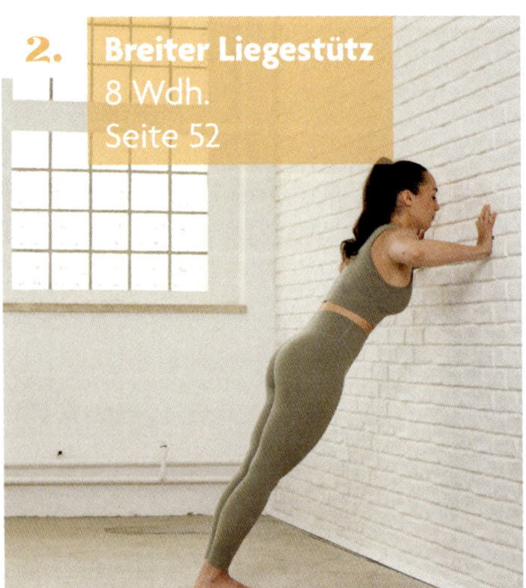

2. Breiter Liegestütz
8 Wdh.
Seite 52

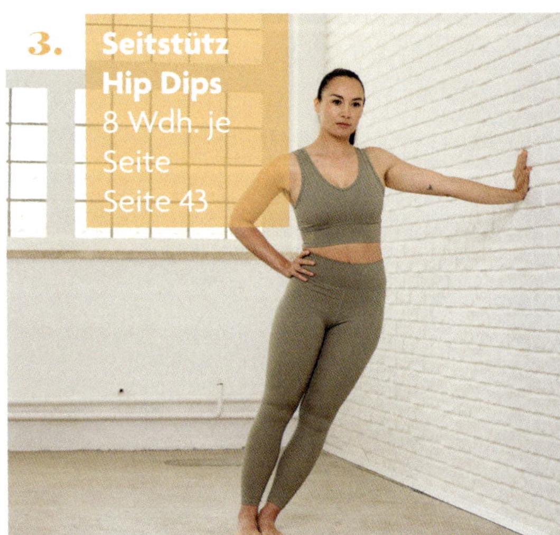

3. Seitstütz Hip Dips
8 Wdh. je Seite
Seite 43

4. **Kommandos abwechselnd**
10 Wdh.
Seite 62

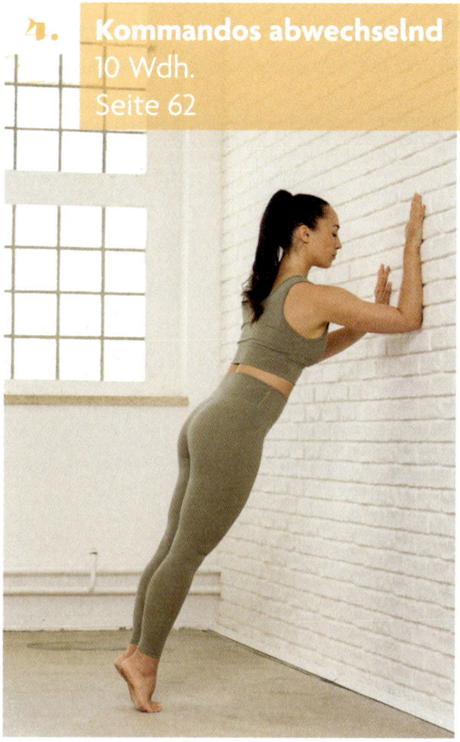

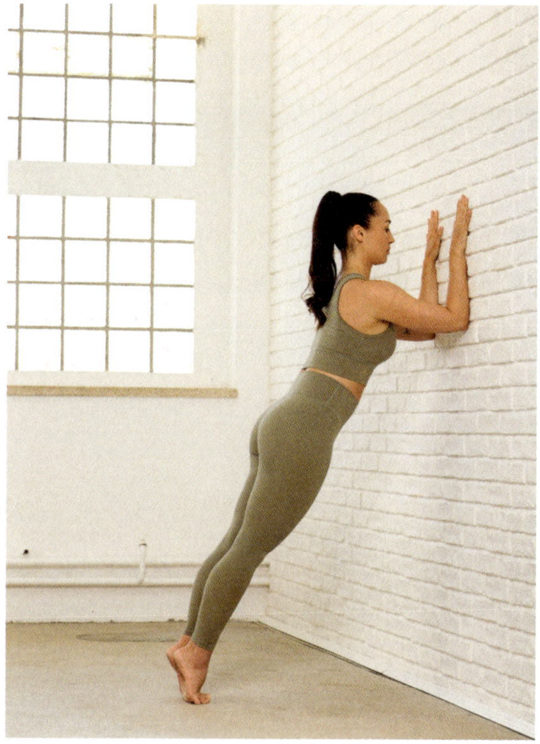

5. **Rudern**
10 Wdh.
Seite 49

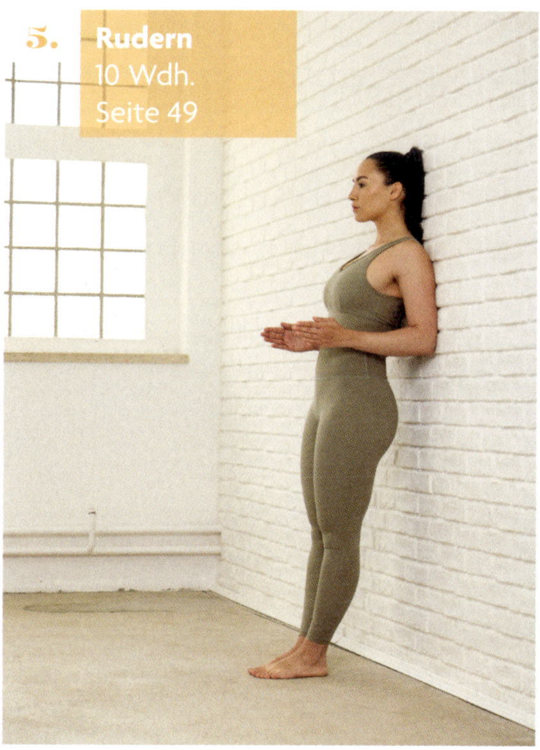

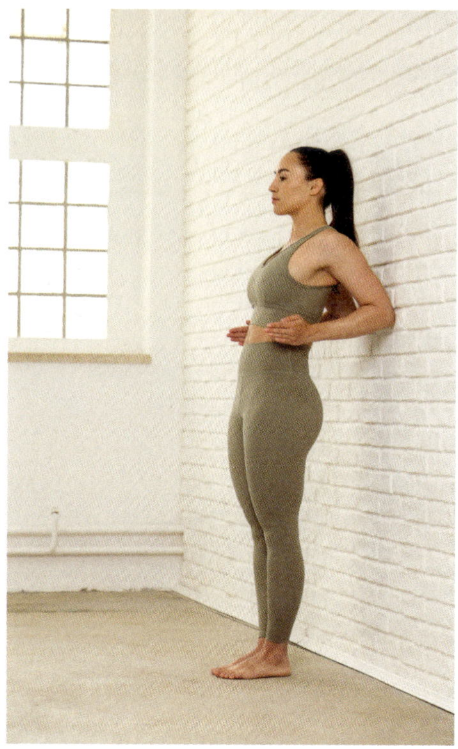

Tag 6

Pause

Die Pausentage sind sehr wichtig, damit dein Körper sich regenerieren kann und die Muskeln Zeit haben, zu wachsen. Du könntest den Tag nutzen, um dir aufzuschreiben, was dich motiviert hat, mit der Challenge zu starten. Mache dir bewusst, was du von dir und der Challenge erwartest.

Affirmation des Tages

Ich bin gespannt darauf, meinen Körper und Geist zu fordern und die Verwandlung zu sehen!

Du bist zu so viel mehr fähig als du denkst!

Tag 7

Ganzkörper

Affirmation des Tages

Ich bin durch die positiven Veränderungen in meinem Körper und Geist motiviert. Sie erfüllen mich mit Stolz!

1. Seitstütz an der Wand
30 Sek. halten
Seite 41

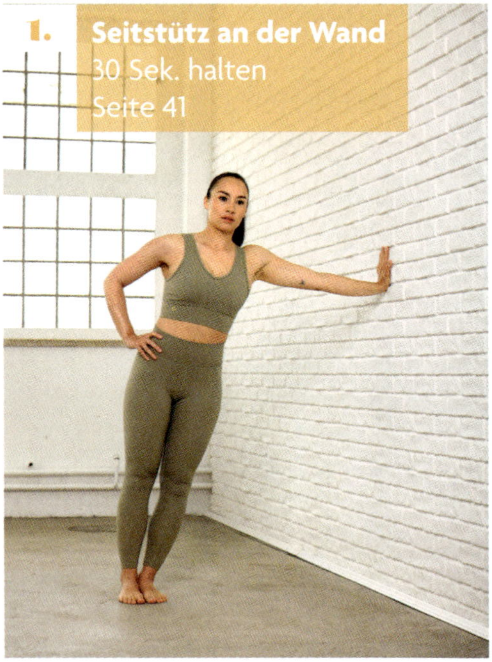

2. Stützposition mit Armheben hinten
16 Wdh.
Seite 58

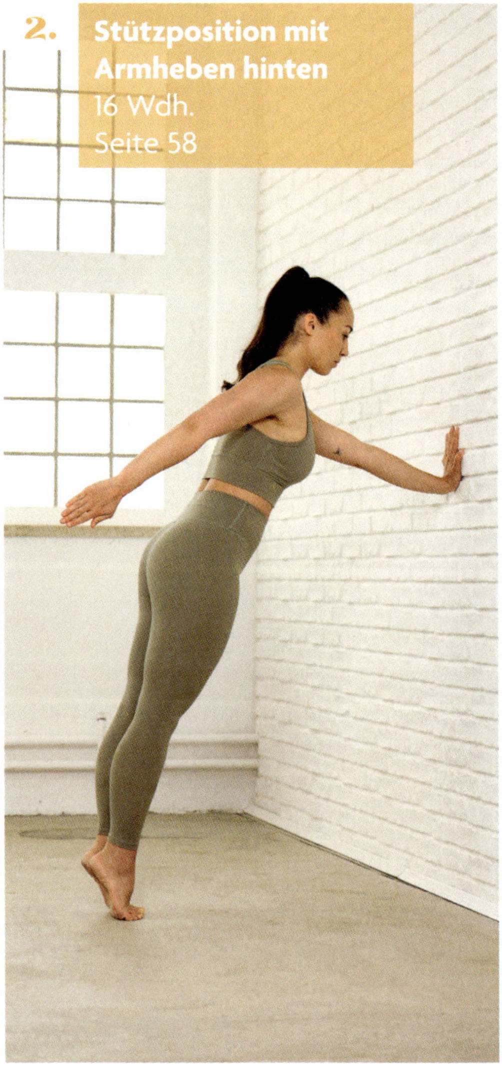

3. Ausfallschritt nach hinten
12 Wdh. je Seite
Seite 37

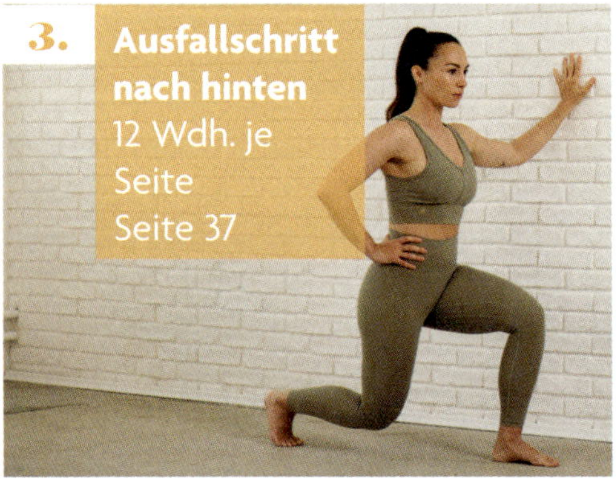

4. Wall Sit und Arme heben
8 Wdh.
Seite 78

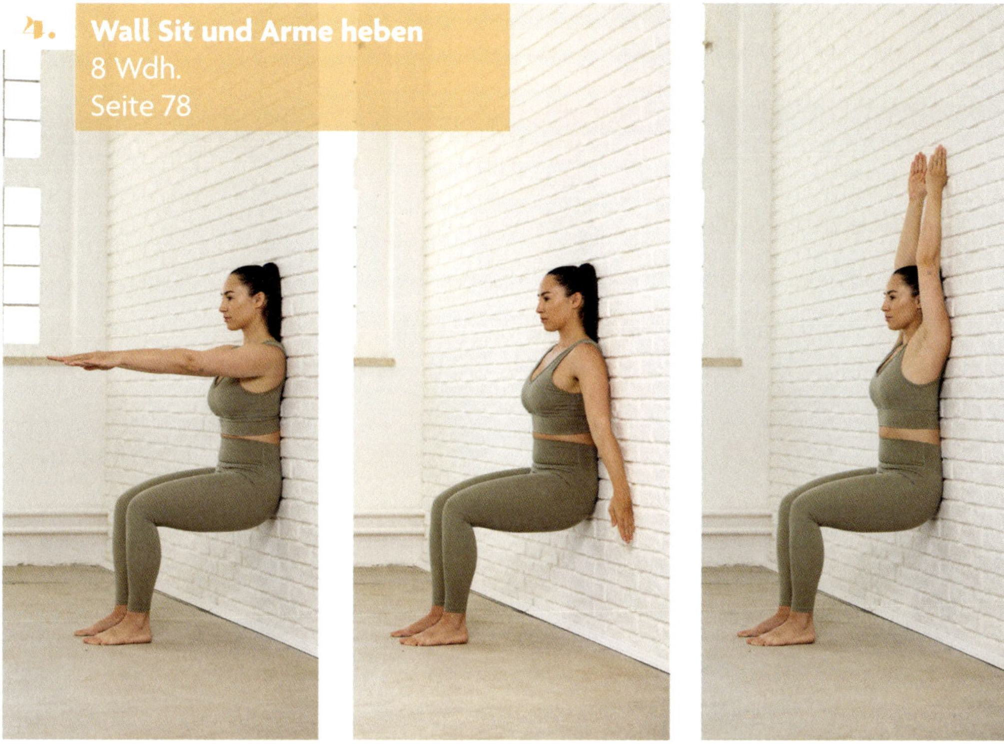

5. Dynamischer Vierfüßlerstand
4 Wdh.
Seite 100

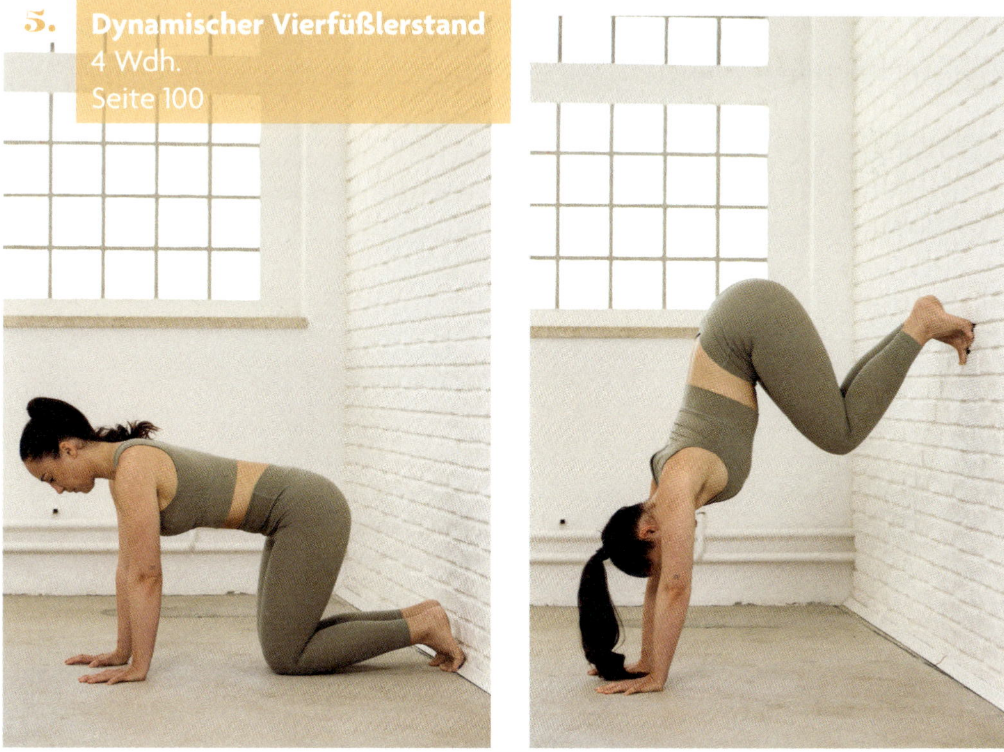

Tag 8

Ganzkörper mit Fokus Bauch und Rücken

Affirmation des Tages

Ich nehme den Schweiß und die Anstrengung als Zeichen meines Fortschrittes an!

1. Katze–Kuh
8 Wdh.
Seite 48

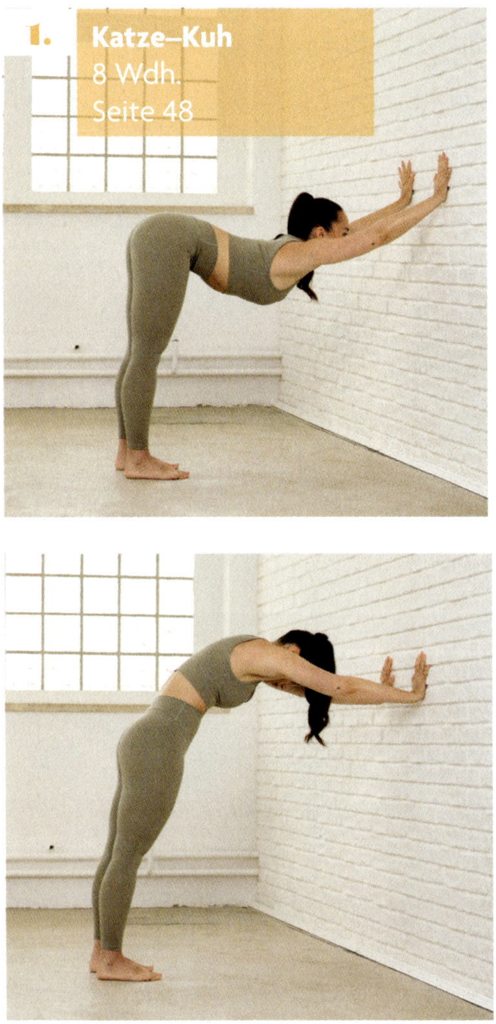

2. Seitstütz Hip Dips
10 Wdh. je Seite
Seite 43

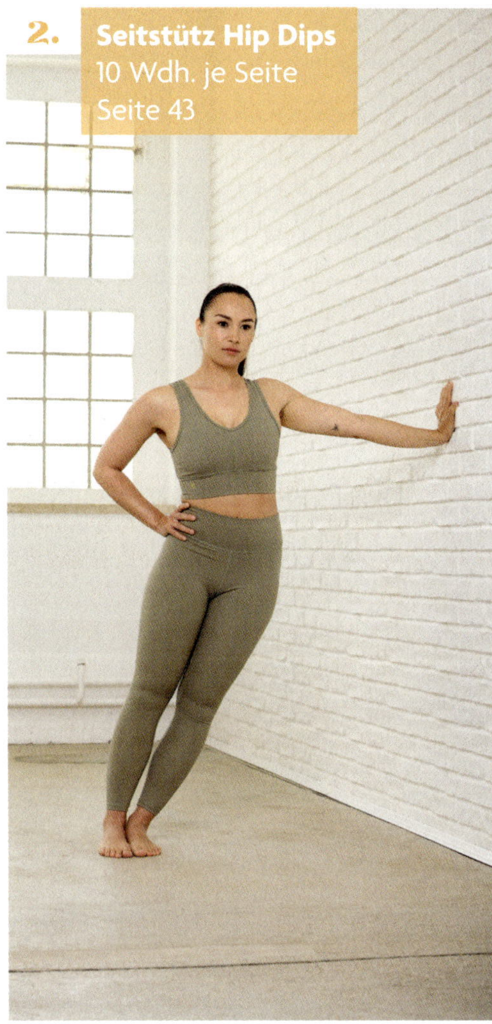

3. Rudern
12 Wdh.
Seite 49

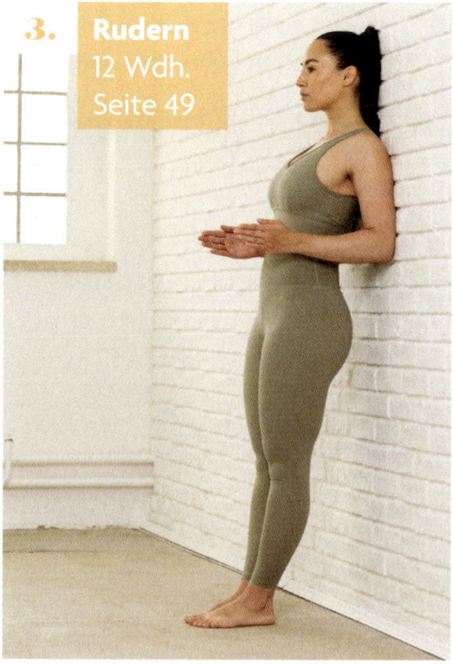

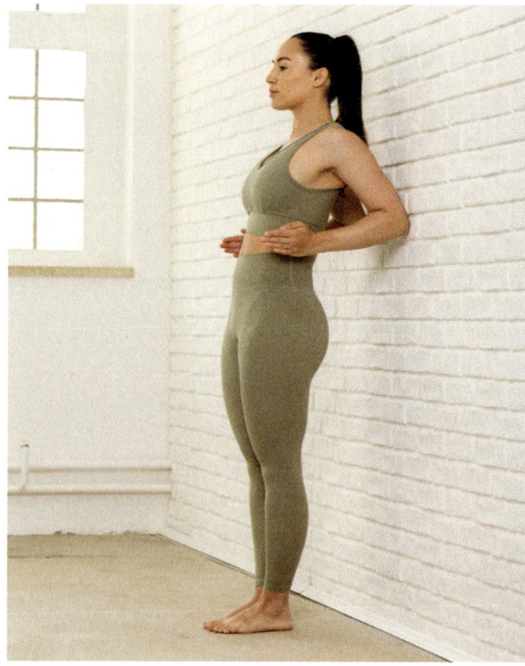

4. Bridge
12 Wdh.
Seite 83

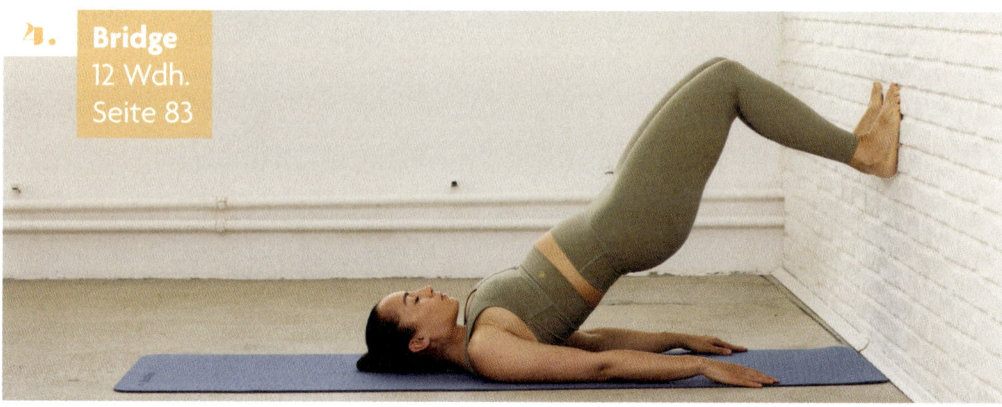

5. Crunches mit Klatschen, abwechselnd
14 Wdh.
Seite 90

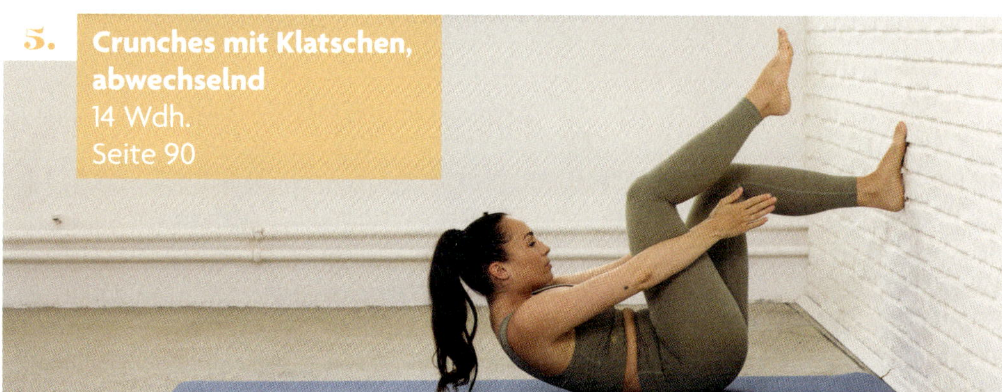

Tag 9

Ganzkörper

Affirmation des Tages

Das großartige Gefühl nach dem Training trägt mich durch den Tag!

1. Breiter Liegestütz
10 Wdh.
Seite 52

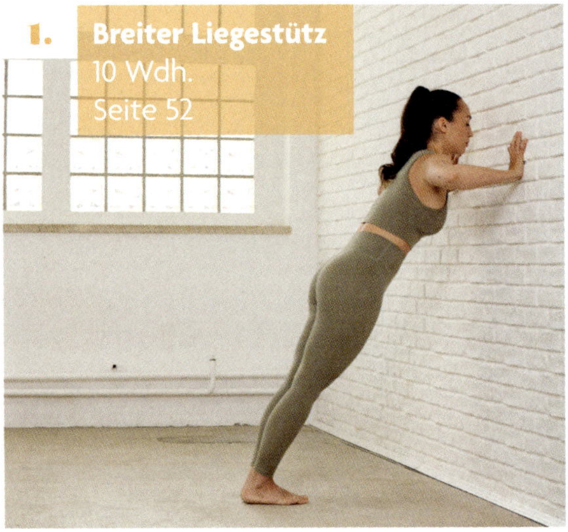

2. Ausfallschritt nach hinten
14 Wdh. je Seite
Seite 37

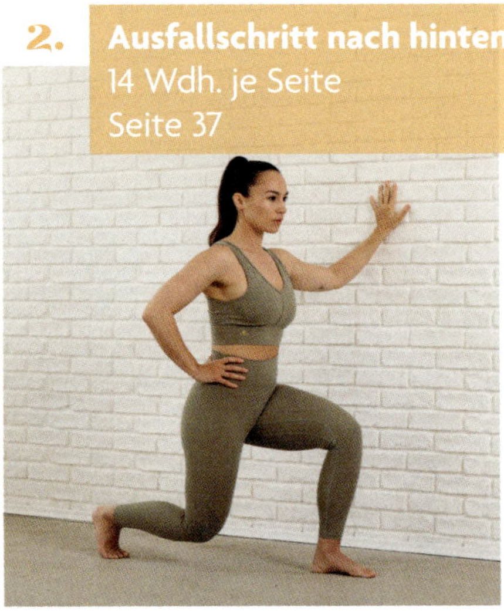

3. Kommandos abwechselnd
12 Wdh.
Seite 62

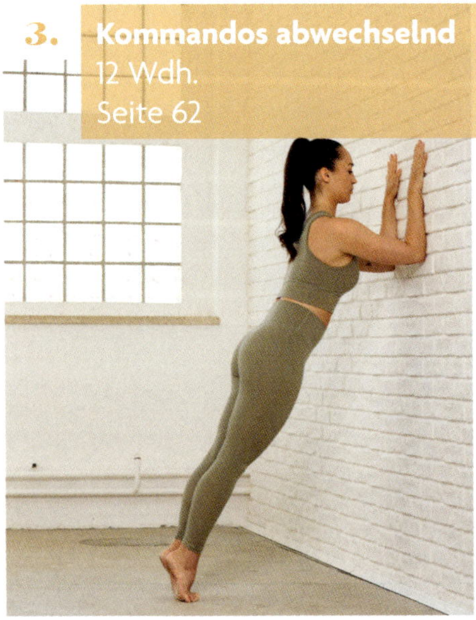

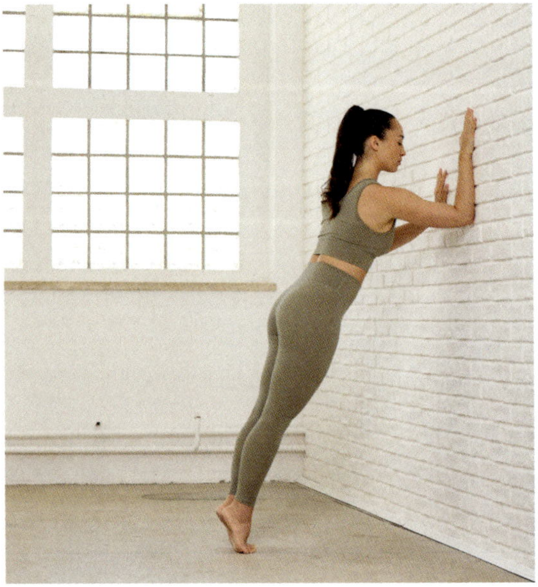

4. Tischposition und Beine abwechselnd anheben
10 Wdh.
Seite 34

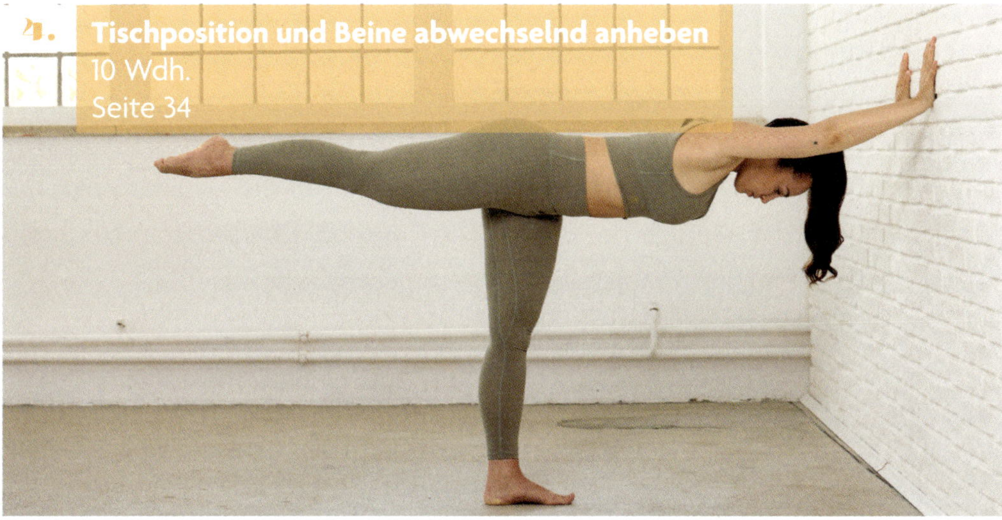

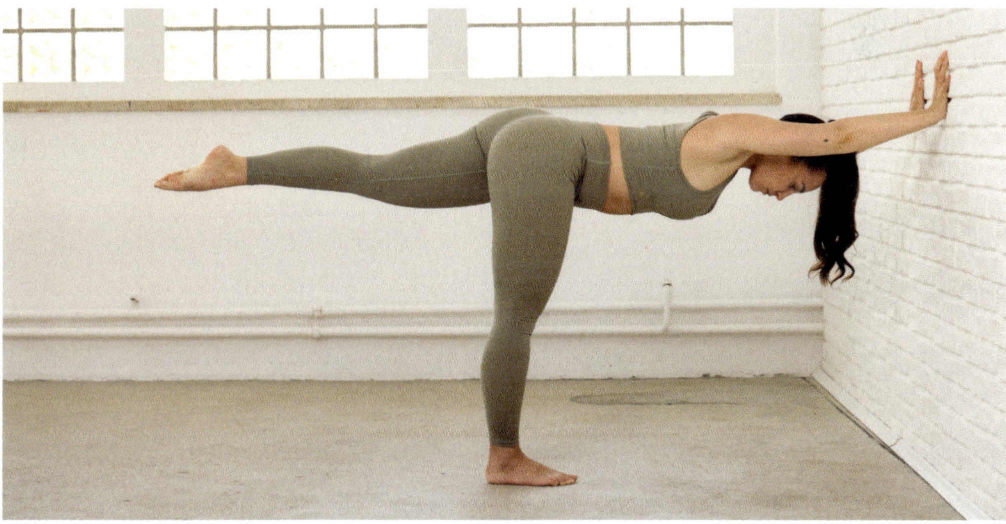

5. Dynamischer Vierfüßlerstand
6 Wdh.
Seite 100

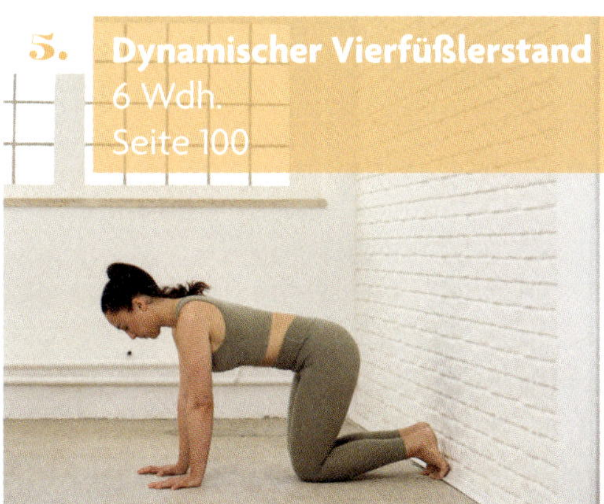

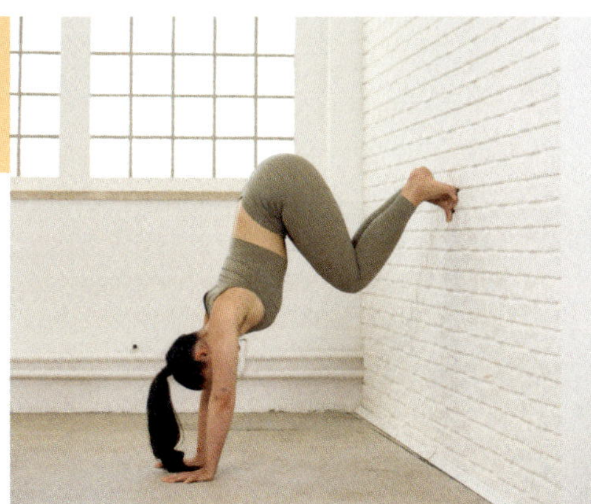

Tag 10

Pause

Nutze den Tag für einen Spaziergang im Wald. Achte auf die kleinen Dinge, die du siehst. Nimm den Geruch der Bäume wahr und höre den Vögeln bei ihrem Gesang zu. So entspannst du dich auf mehreren Ebenen gleichzeitig.

Affirmation des Tages

Ich glaube an die Kraft, mich selber zu verwirklichen!

Phase 2

Führe alle Übungen hintereinander aus. Das ist eine Runde. Absolviere insgesamt drei Runden.

Tag 11

Ganzkörper

Affirmation des Tages

Ich liebe es, wie lebendig ich mich durch die Übungen fühle!

1. Tischposition mit Beinkreisen
2-mal 8 Kreise je Seite
Seite 35

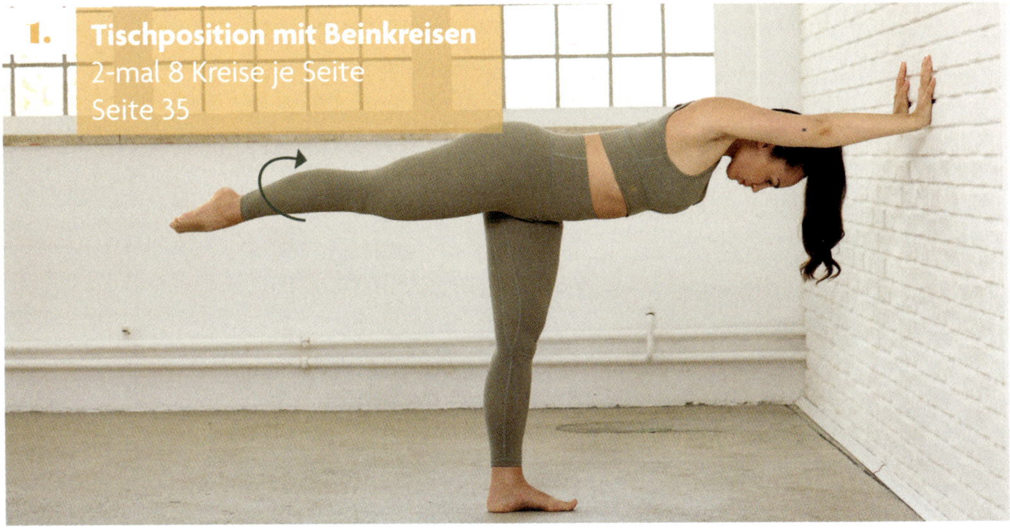

2. Seitstütz und Armkreise
10 Wdh. je Seite
Seite 44

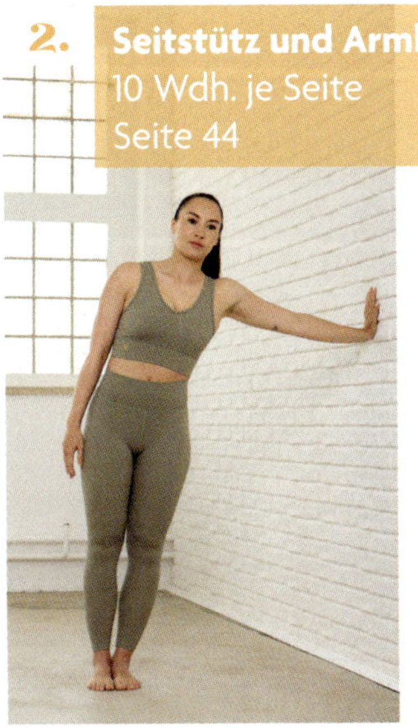

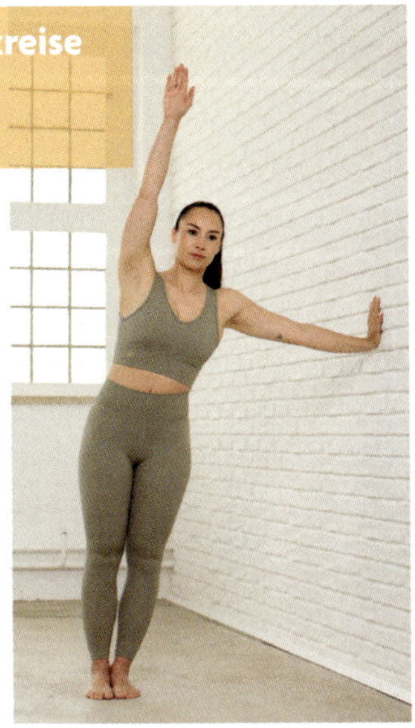

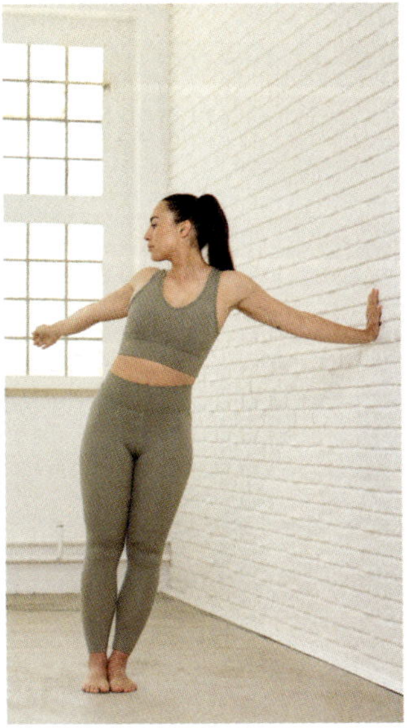

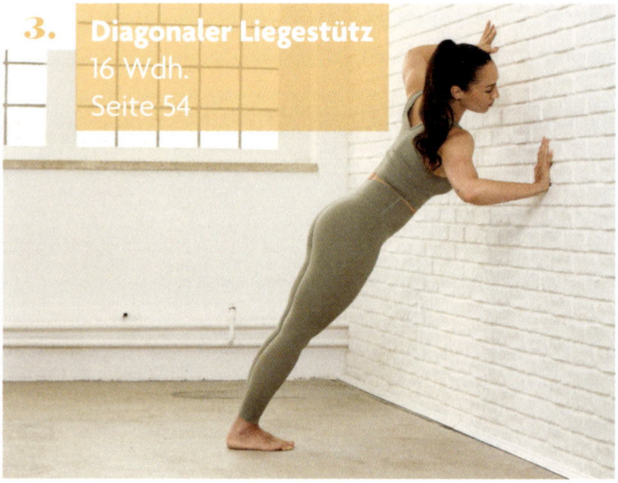

3. **Diagonaler Liegestütz**
16 Wdh.
Seite 54

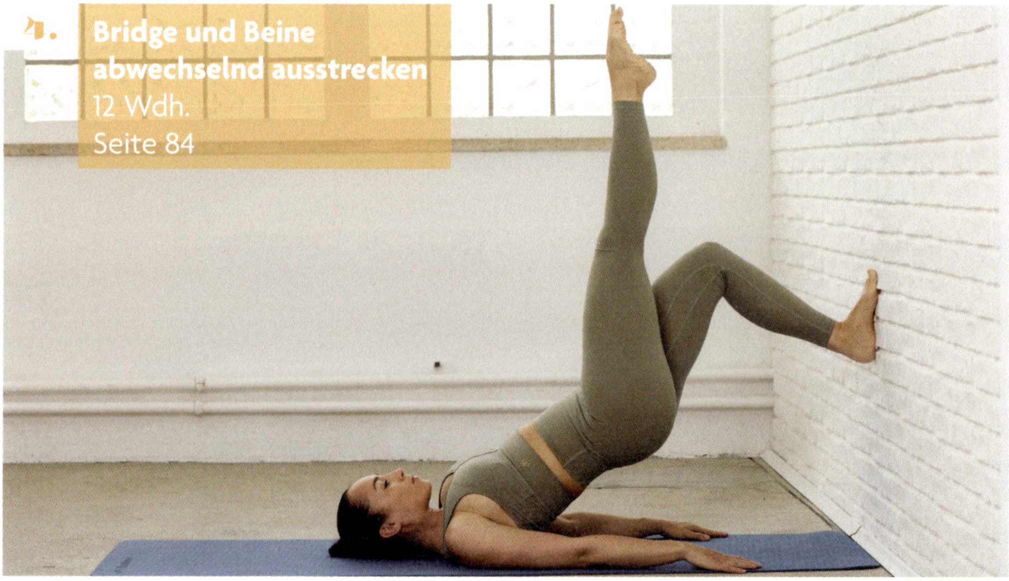

4. **Bridge und Beine abwechselnd ausstrecken**
12 Wdh.
Seite 84

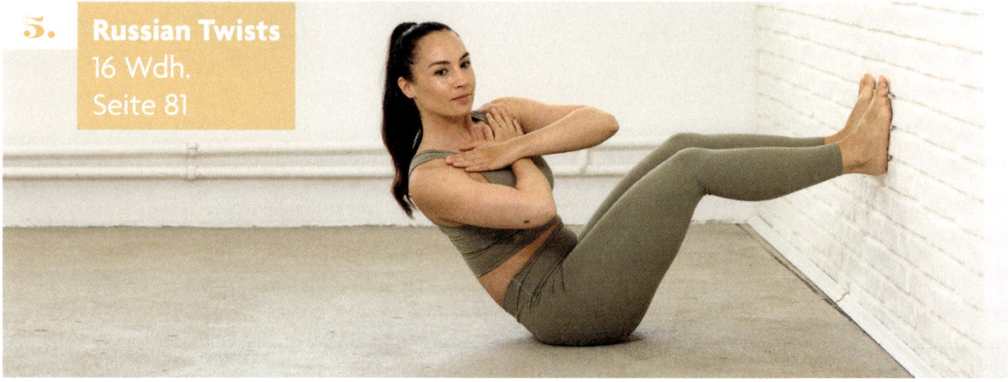

5. **Russian Twists**
16 Wdh.
Seite 81

Tag 12

Ganzkörper

Affirmation des Tages

Ich fülle mein Workout mit Enthusiasmus und Freude!

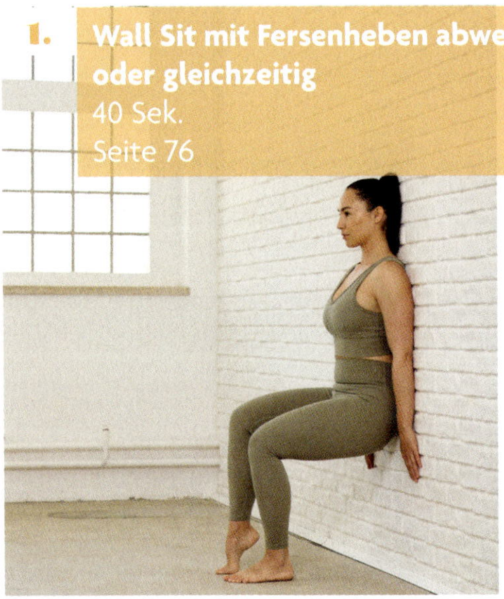

1. **Wall Sit mit Fersenheben abwechselnd oder gleichzeitig**
40 Sek.
Seite 76

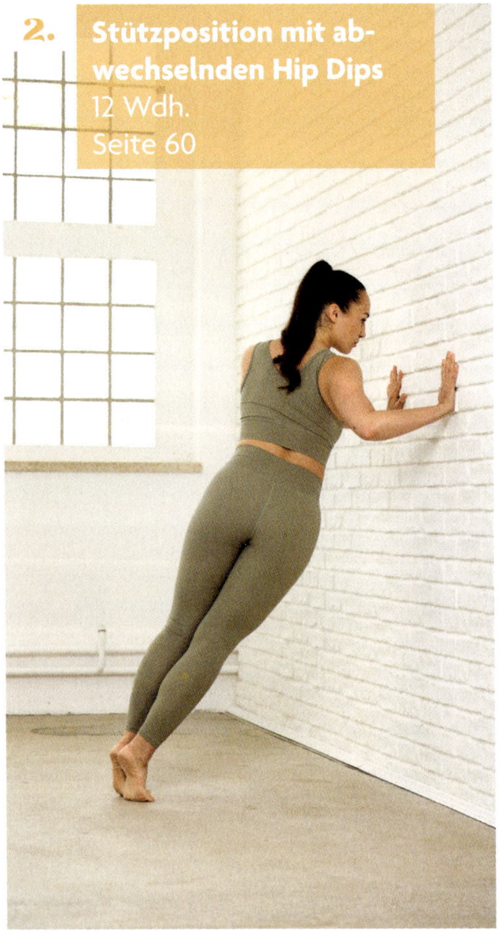

2. **Stützposition mit abwechselnden Hip Dips**
12 Wdh.
Seite 60

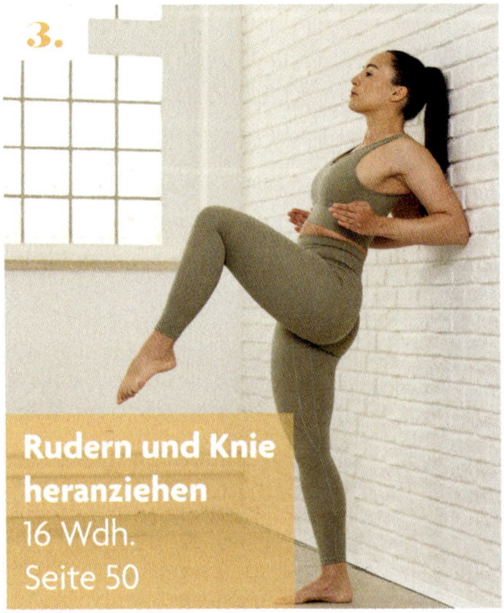

3. **Rudern und Knie heranziehen**
16 Wdh.
Seite 50

4. Seitlicher Crunch kniend
10 Wdh. je Seite
Seite 97

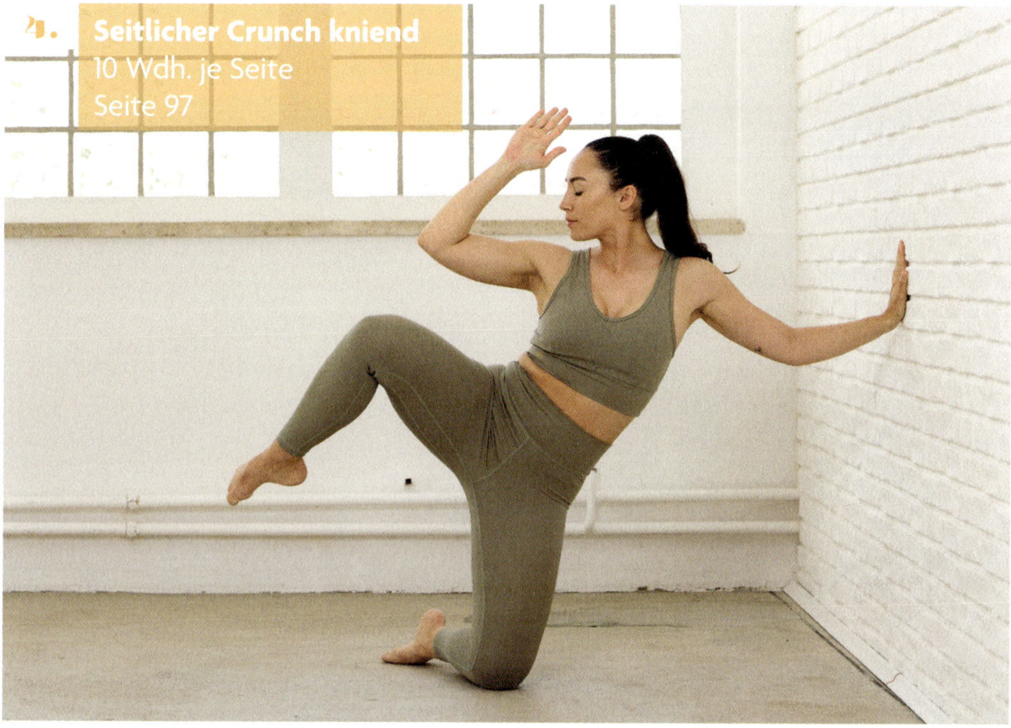

5. Herabschauender Hund mit Beine beugen und strecken
4 Wdh.
Seite 102

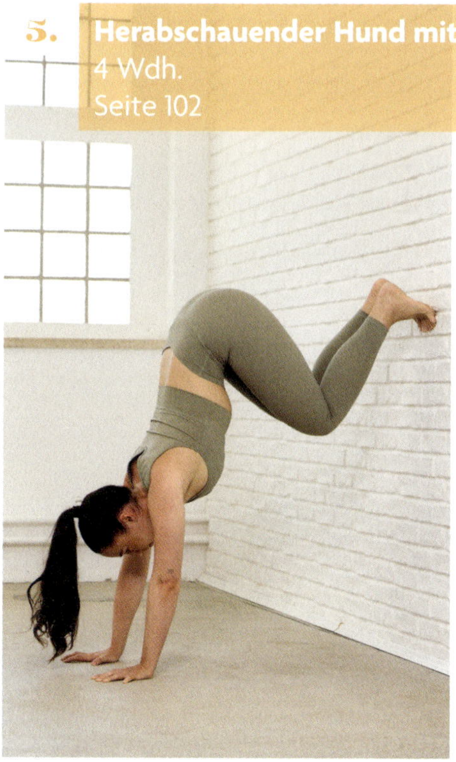

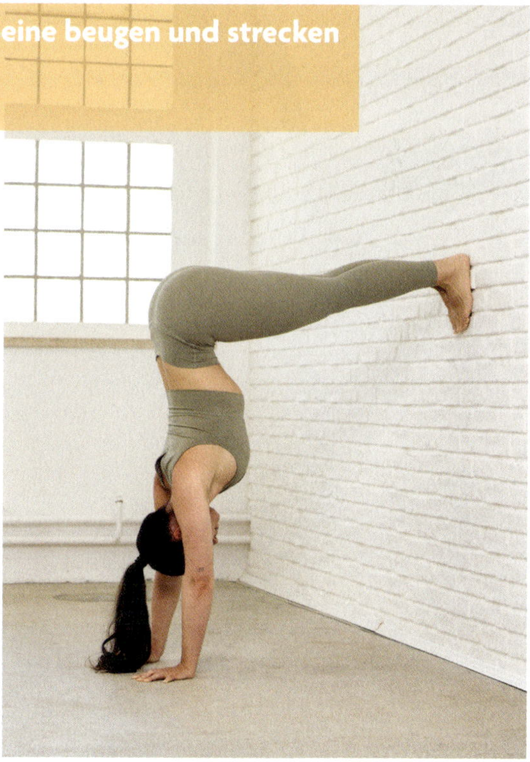

Tag 13

Ganzkörper mit Fokus Bauch

Affirmation des Tages

Ich habe mich entschieden, meine Gesundheit und meine Fitness an die erste Stelle zu setzen!

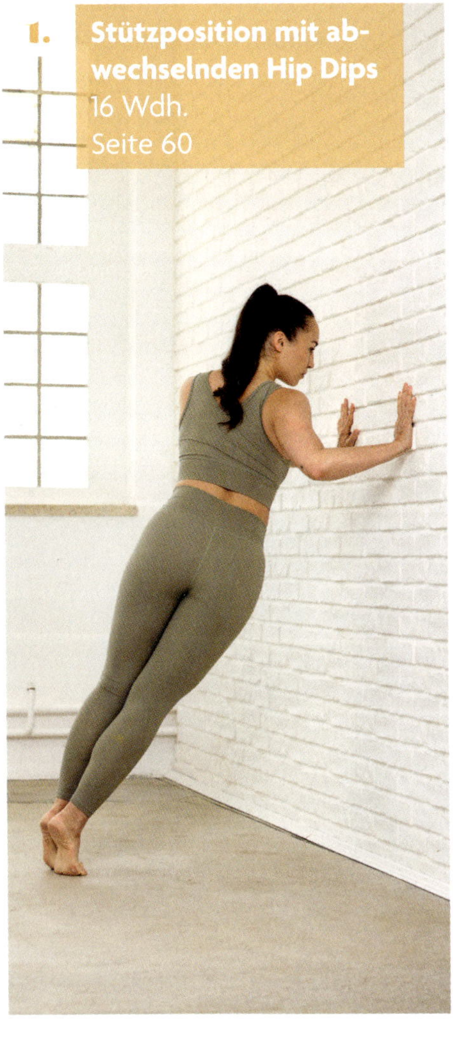
1.
Stützposition mit abwechselnden Hip Dips
16 Wdh.
Seite 60

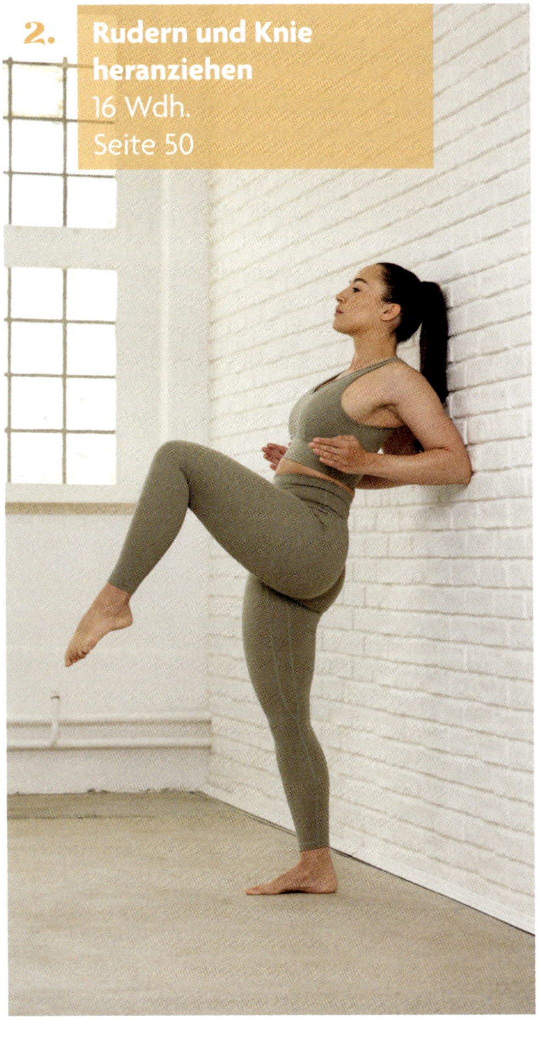
2.
Rudern und Knie heranziehen
16 Wdh.
Seite 50

3. Russian Twists
16 Wdh.
Seite 81

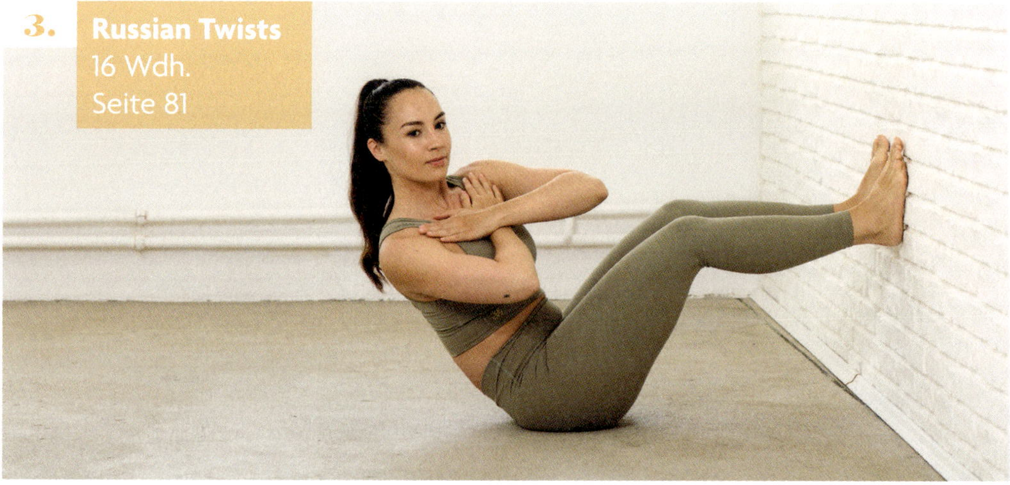

4. Crunches mit Klatschen, abwechselnd
16 Wdh.
Seite 90

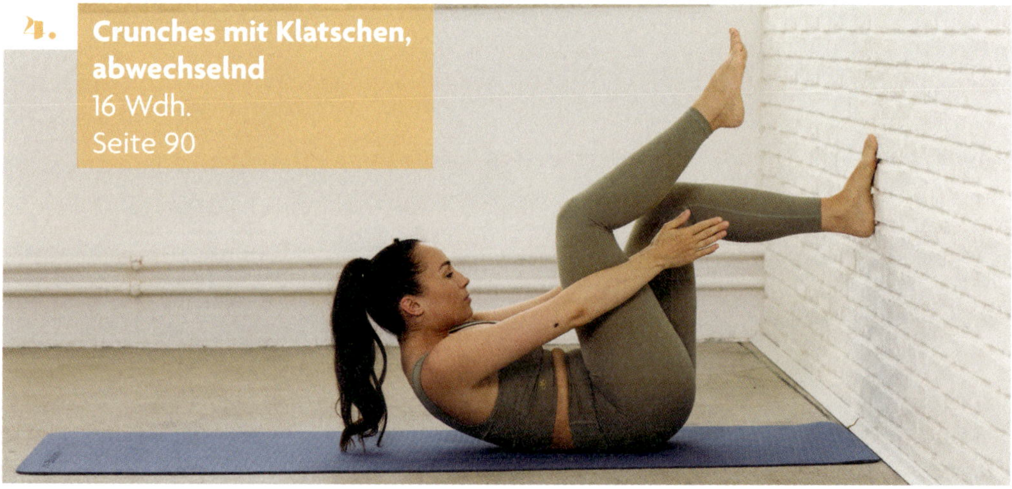

5. Seitlicher Crunch kniend
10 Wdh. je Seite
Seite 97

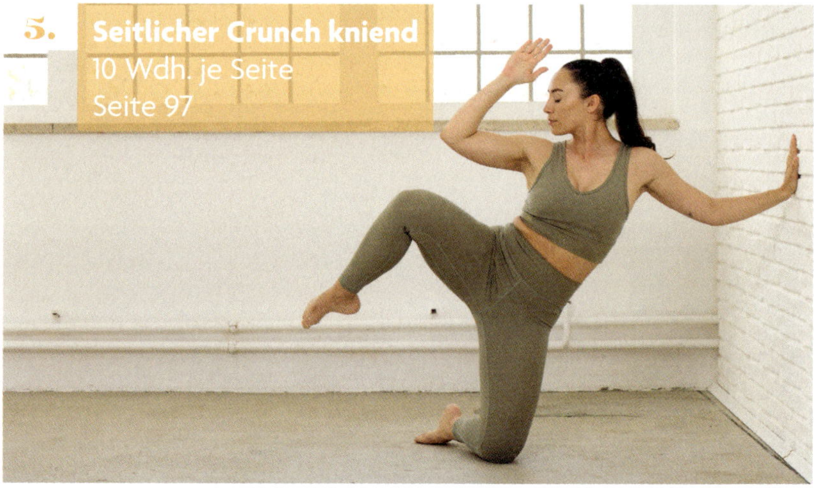

Tag 14

Ganzkörper mit Fokus Beine

Affirmation des Tages

Ich möchte herausfinden, was ich alles erreichen kann!

1. **Ausfallschritt mit 2-mal Federn**
10 Wdh. je Seite
Seite 38

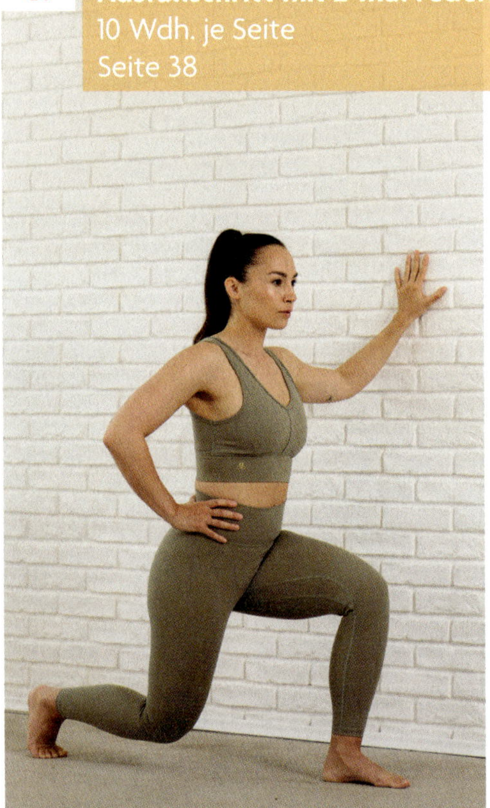

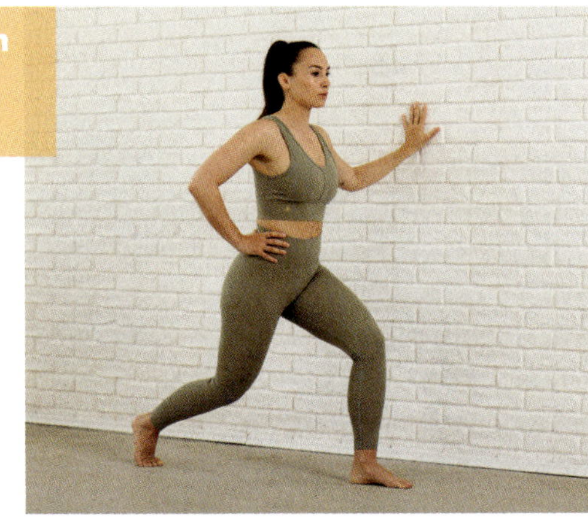

2. **Wall Sit mit Fersenheben abwechselnd oder gleichzeitig**
40 Sek.
Seite 76

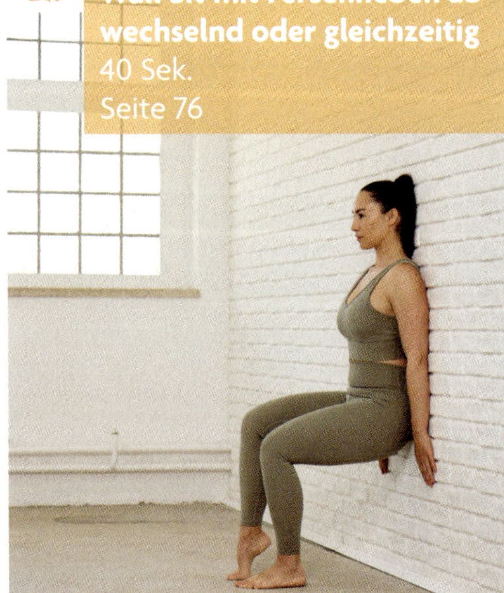

3.

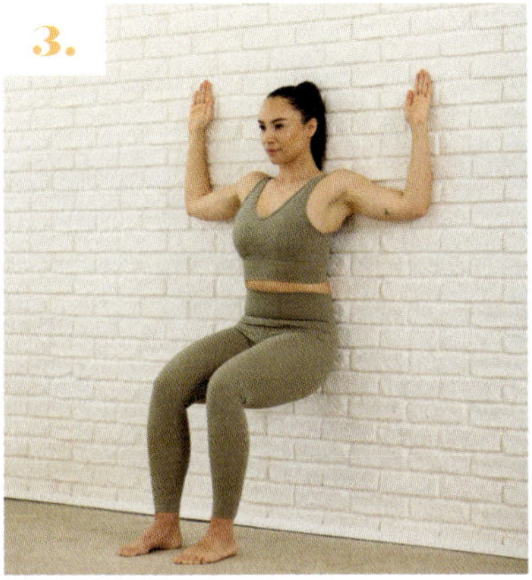

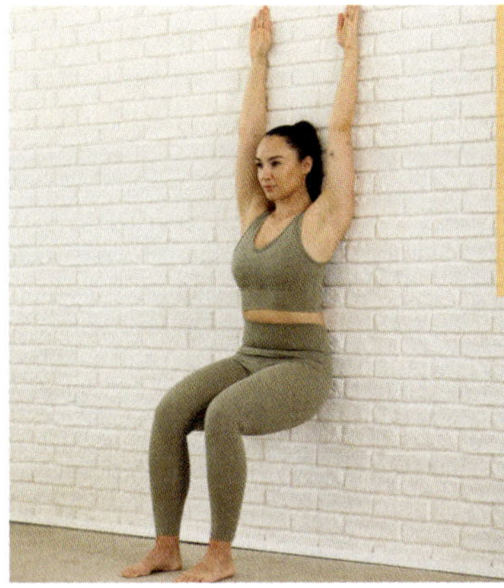

Wall Sit und Arme an Wand hochführen
12 Wdh.
Seite 80

4. **Bridge und Beine abwechselnd ausstrecken**
12 Wdh.
Seite 84

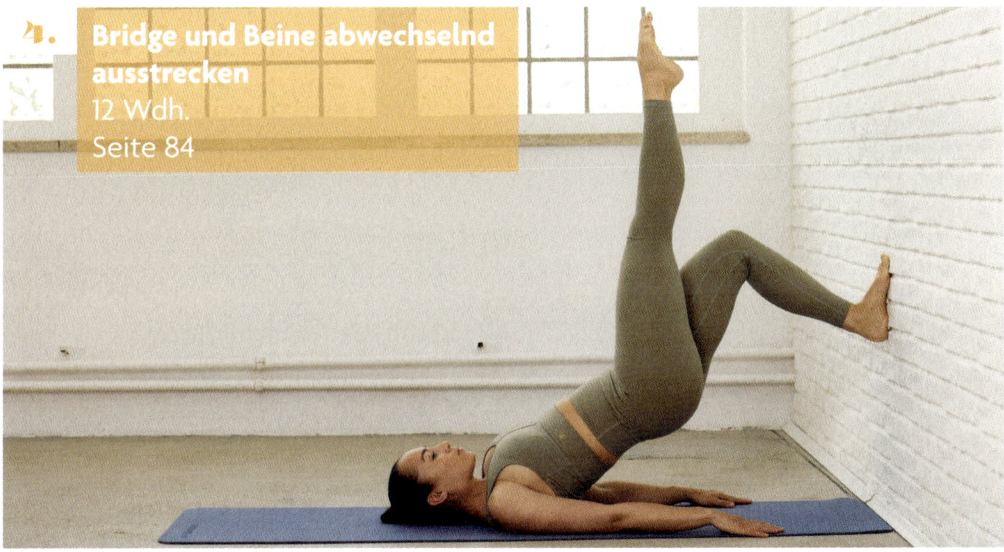

5. **Beine öffnen und schließen**
12 Wdh.
Seite 88

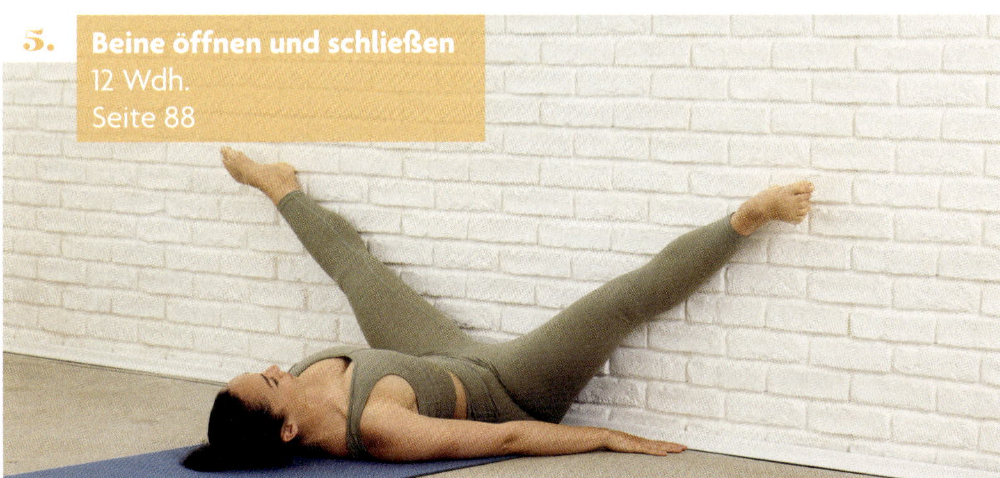

Tag 15

Pause

Die Hälfte der Challenge ist geschafft. Jetzt wäre eine gute Zeit, in deine Notizen zu schauen. Hat sich bis jetzt erfüllt, was du dir zu Anfang vorgestellt hast? Kannst du Veränderungen an dir wahrnehmen? Möchtest du noch etwas ändern, oder haben sich deine Ziele geändert?

Affirmation des Tages

Ich bleibe auf meine Ziele fokussiert, auch wenn es Rückschläge gibt!

Halbzeit!
Super – die Hälfte hast du schon geschafft. Behalte dein Ziel immer im Blick.

Ganzkörper mit Fokus Arme und Oberkörper

Affirmation des Tages

Ich nehme die Herausforderungen an, denn sie machen mich stärker!

1.

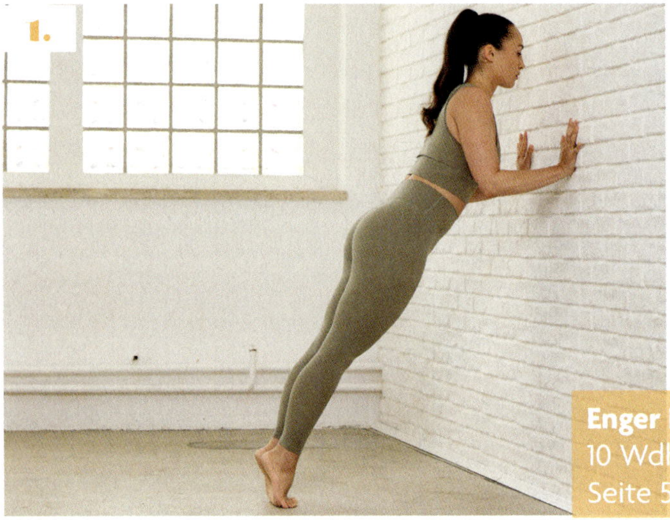

Enger Liegestütz
10 Wdh.
Seite 53

2.

Seitstütz und Armkreise
10 Wdh. je Seite
Seite 44

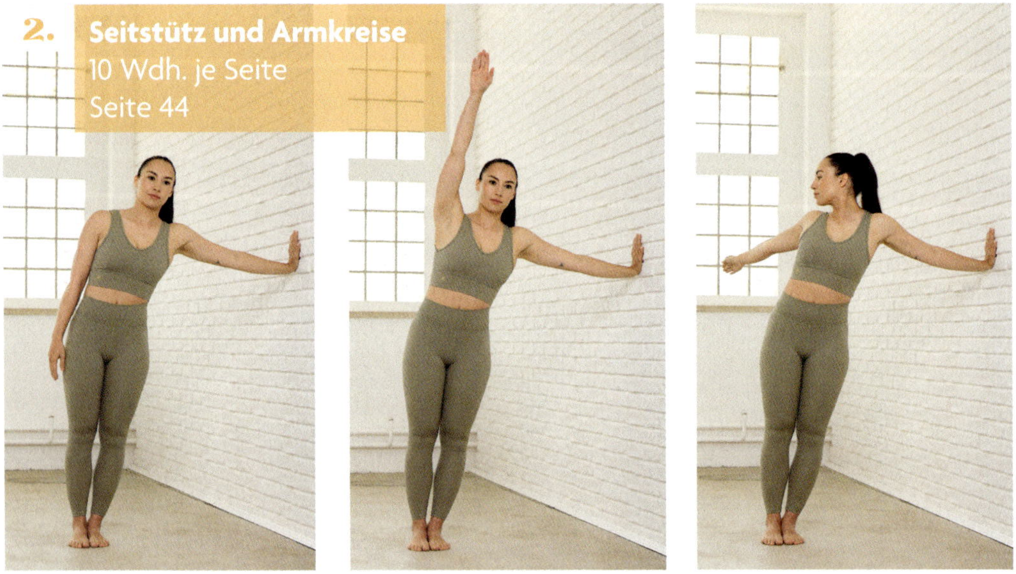

3. Diagonaler Liegestütz
20 Wdh.
Seite 54

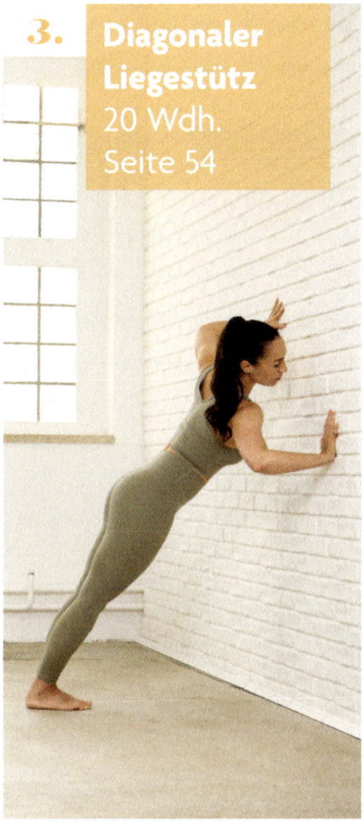

4. Unterarmstütz hochdrücken
12 Wdh.
Seite 61

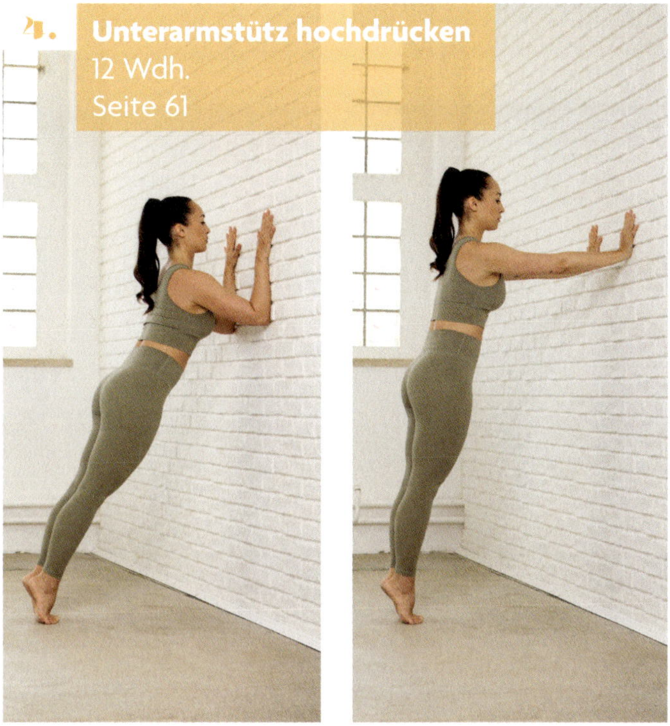

5. Herabschauender Hund mit Beine beugen und strecken
5 Wdh.
Seite 102

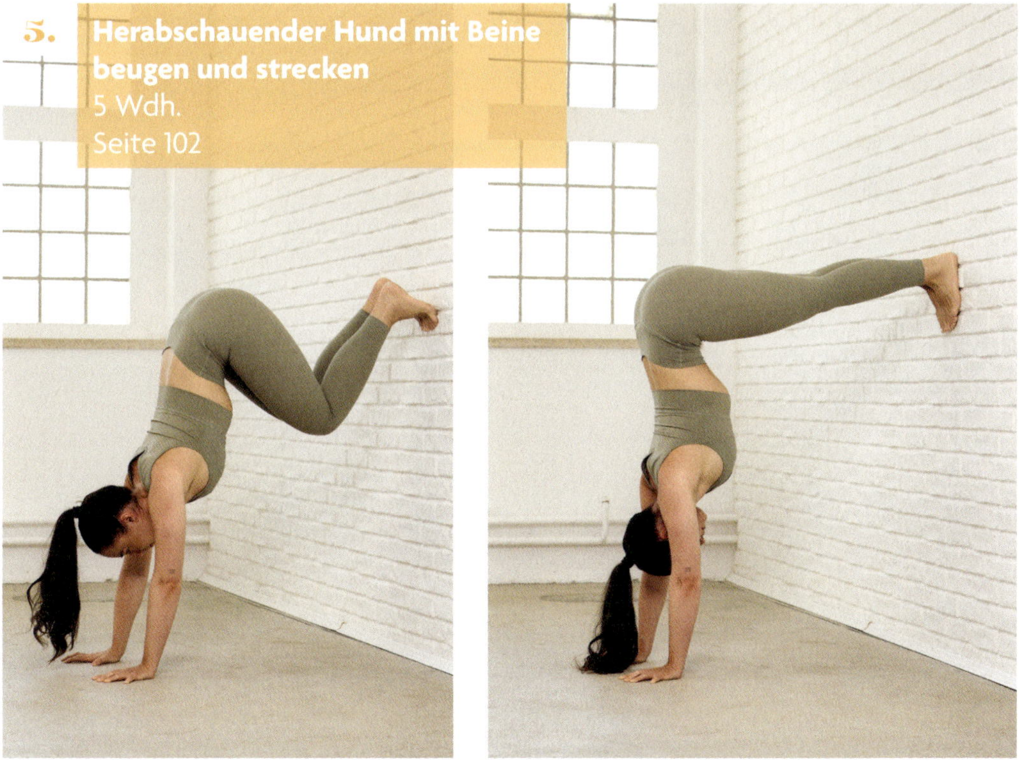

Tag 17

Ganzkörper

Affirmation des Tages

Jeder Fortschritt motiviert mich, egal wie groß oder klein er ist!

1. Tischposition mit Beinkreisen
2-mal 10 Kreise je Seite
Seite 35

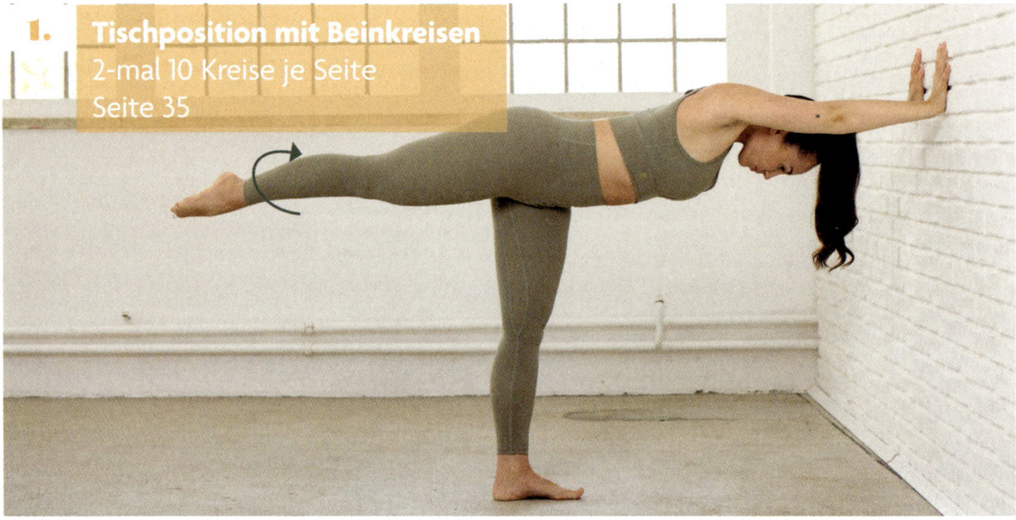

2. Stützposition mit abwechselnden Hip Dips
16 Wdh.
Seite 60

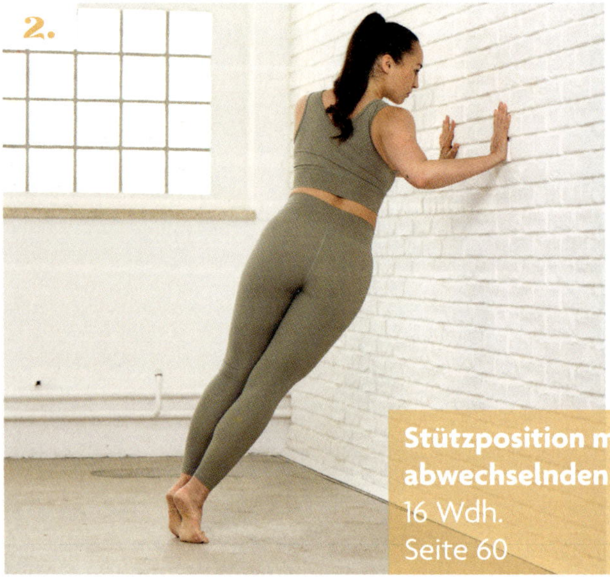

3. **Beine öffnen und schließen**
14 Wdh.
Seite 88

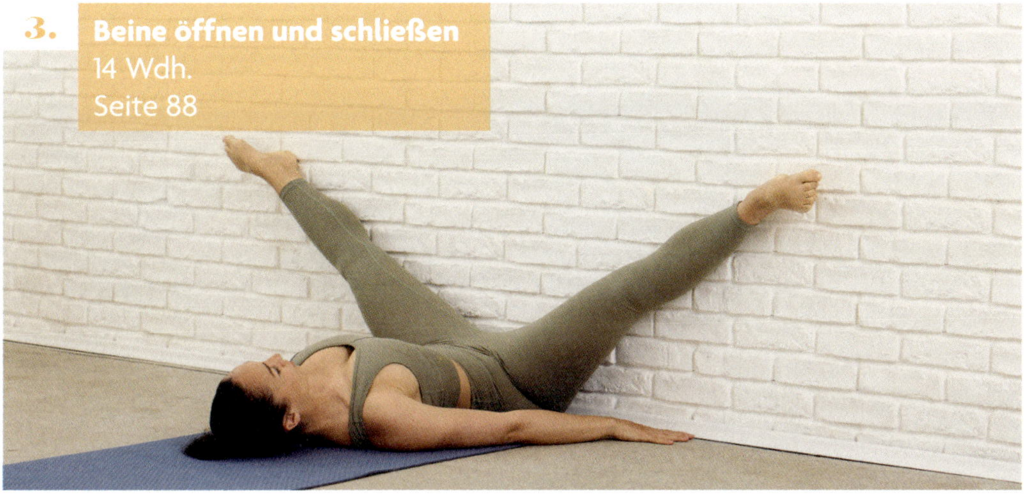

4. **Crunches mit Klatschen, abwechselnd**
20 Wdh.
Seite 90

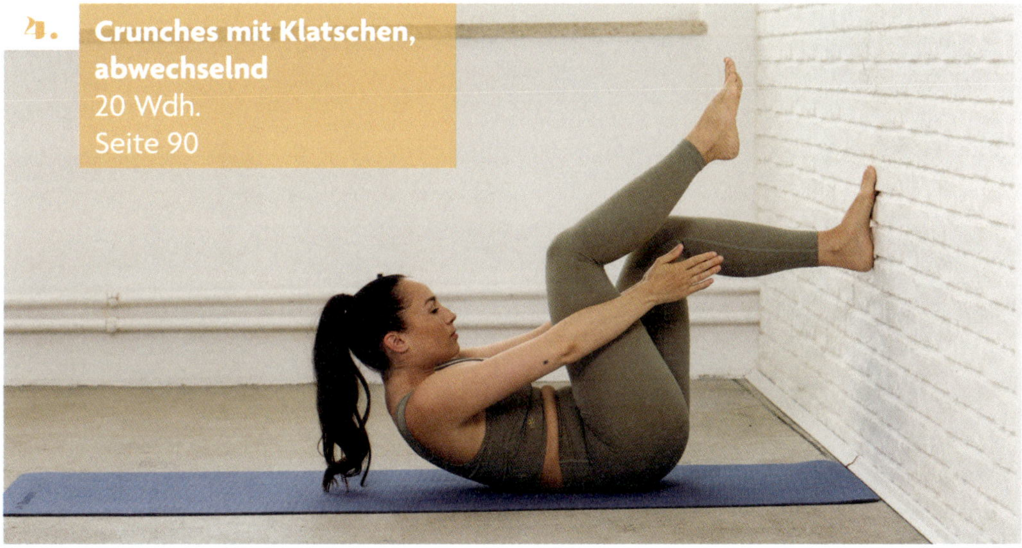

5.

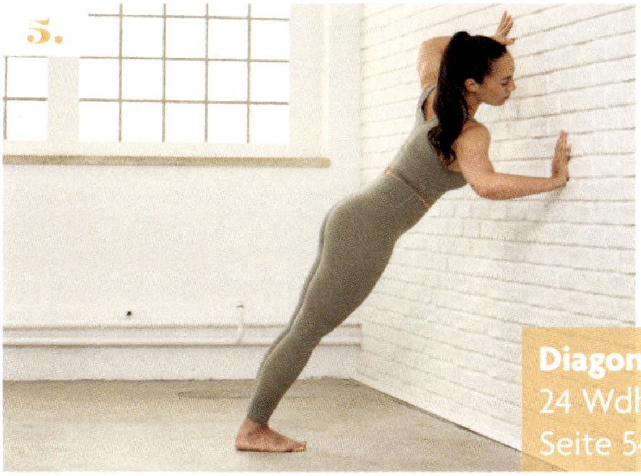

Diagonaler Liegestütz
24 Wdh.
Seite 54

Tag 18

Oberkörper

Affirmation des Tages

Ich bin motiviert, Entscheidungen für meine Gesundheit zu treffen!

1. **Enger Liegestütz**
14 Wdh.
Seite 53

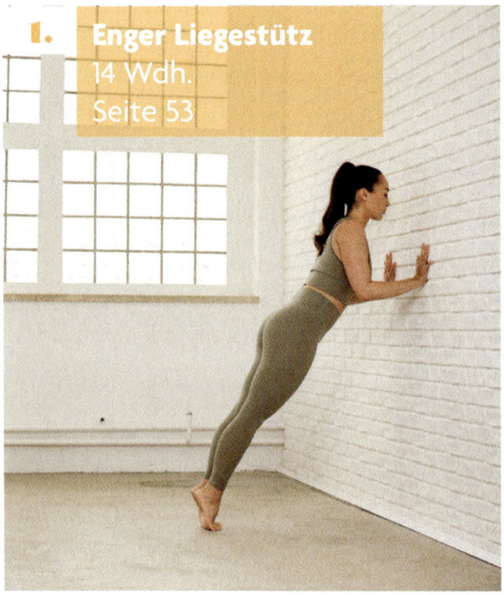

2. **Rudern und Knie heranziehen**
16 Wdh.
Seite 50

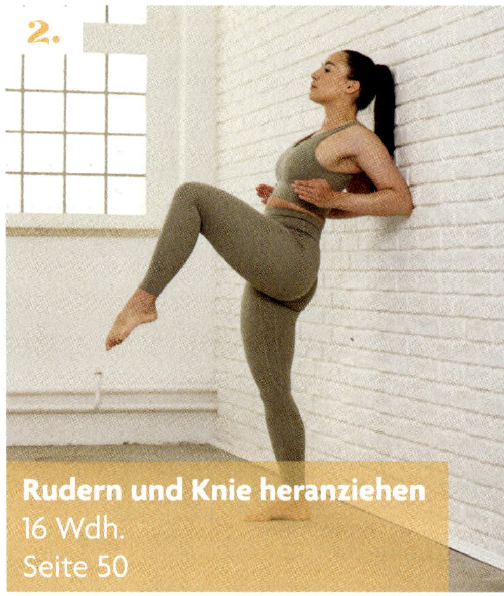

3. **Wall Sit und Arme an Wand hochführen**
14 Wdh.
Seite 80

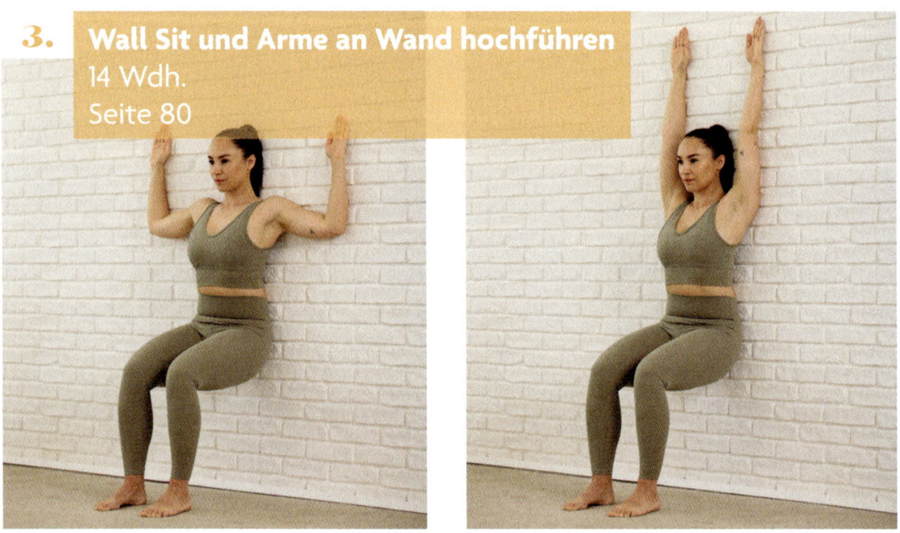

4. Russian Twists
20 Wdh.
Seite 81

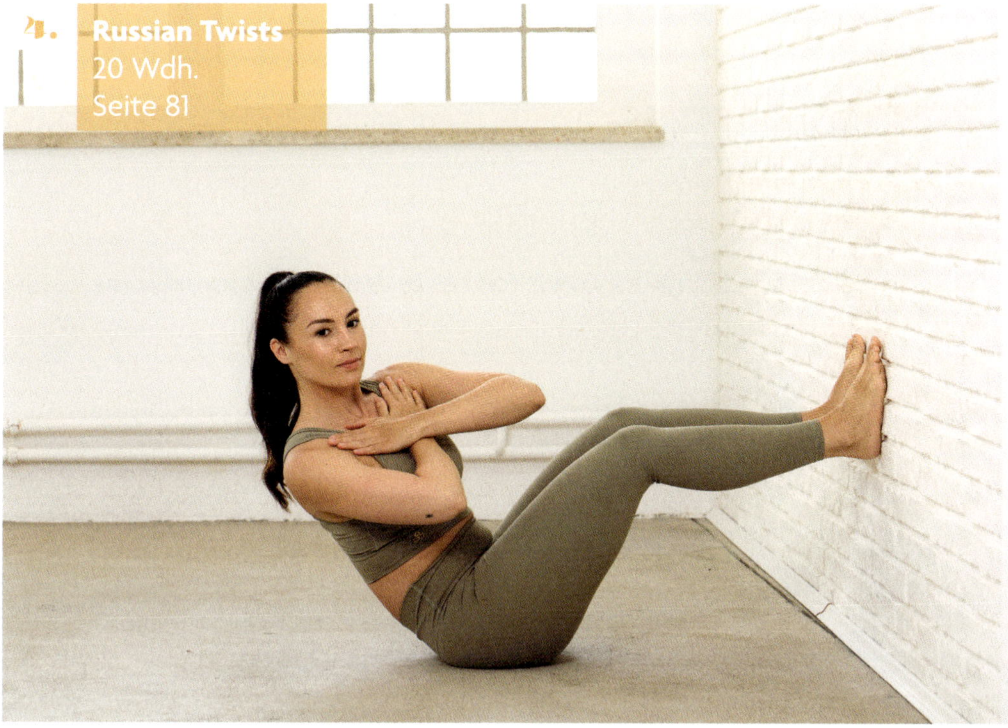

5. Herabschauender Hund mit Beine beugen und strecken
6 Wdh.
Seite 102

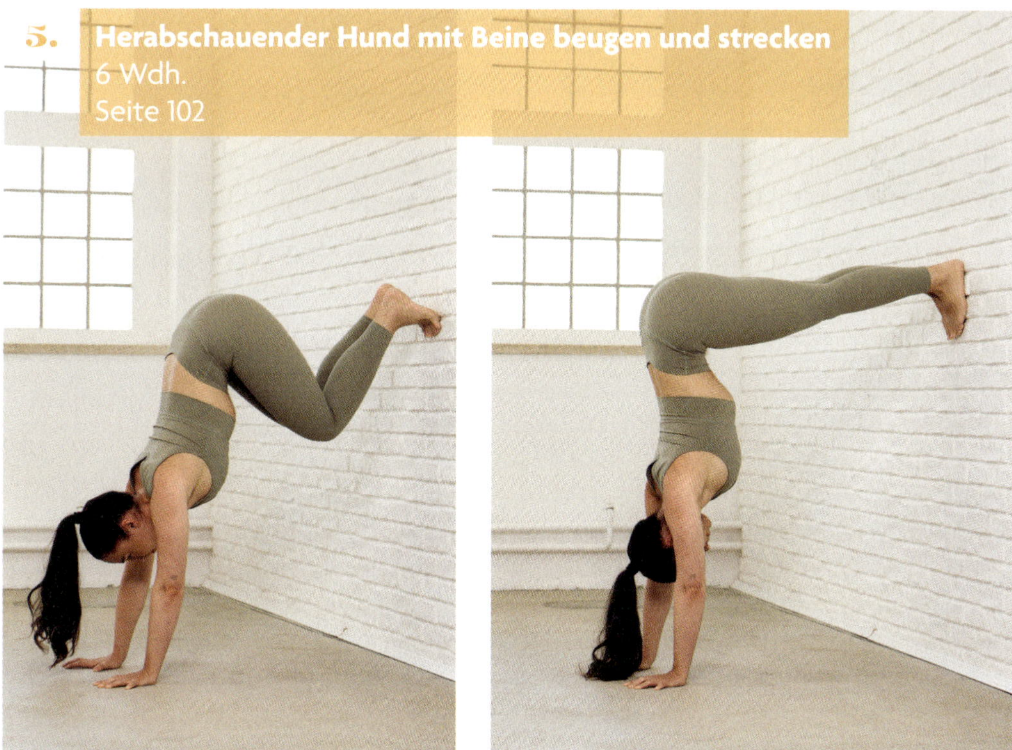

Ganzkörper

Affirmation des Tages

Ich bin stolz auf das, was ich bis jetzt erreicht habe!

1. Ausfallschritt mit 2-mal Federn
12 Wdh. je Seite
Seite 38

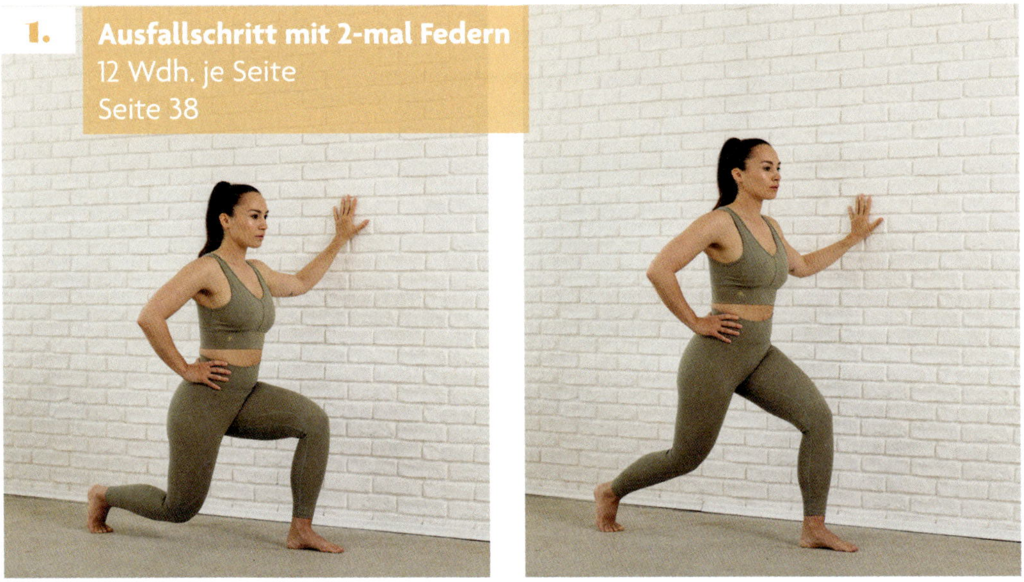

2. Tischposition mit Beinkreisen
2-mal 10 Kreise je Seite
Seite 35

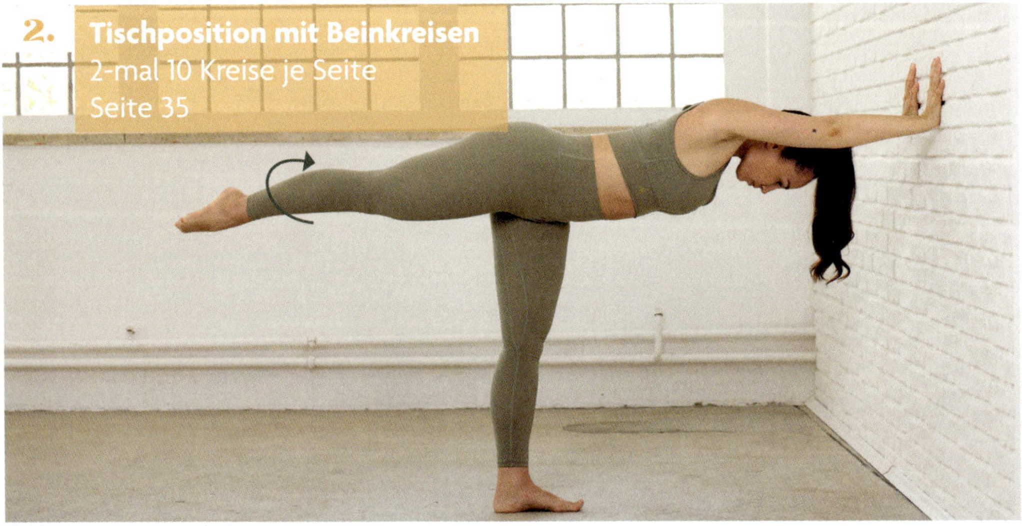

3.

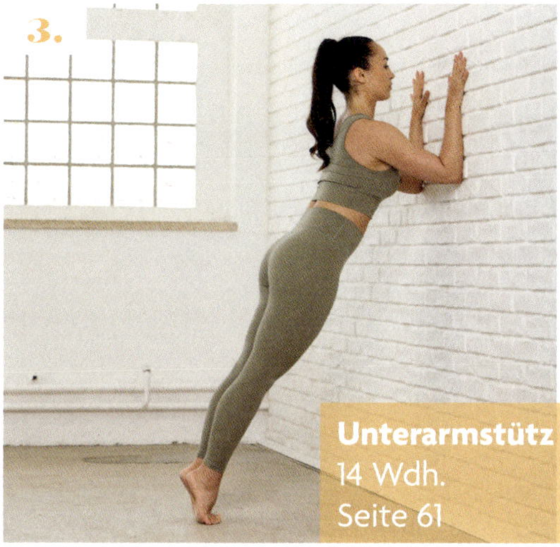

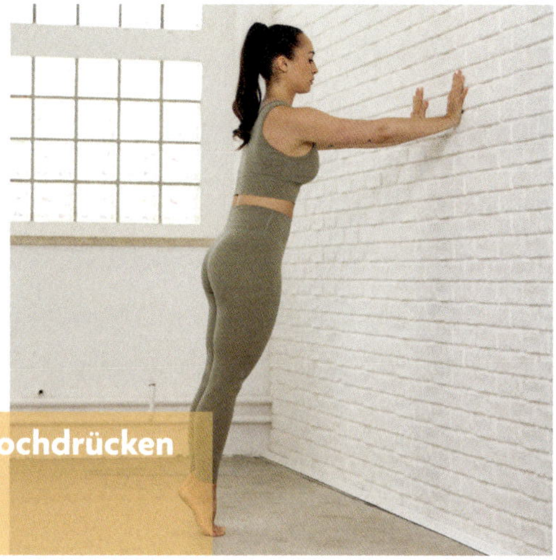

Unterarmstütz hochdrücken
14 Wdh.
Seite 61

4.

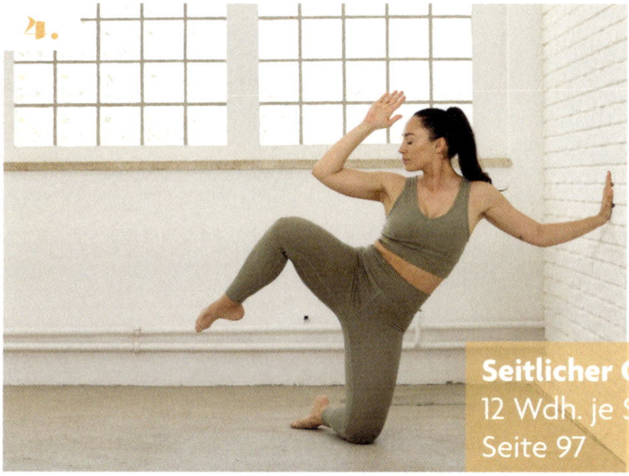

Seitlicher Crunch kniend
12 Wdh. je Seite
Seite 97

5.

Herabschauender Hund mit Beine beugen und strecken
7 Wdh.
Seite 102

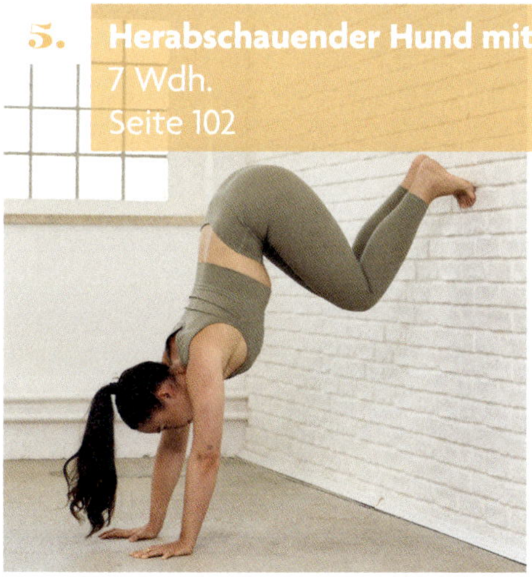

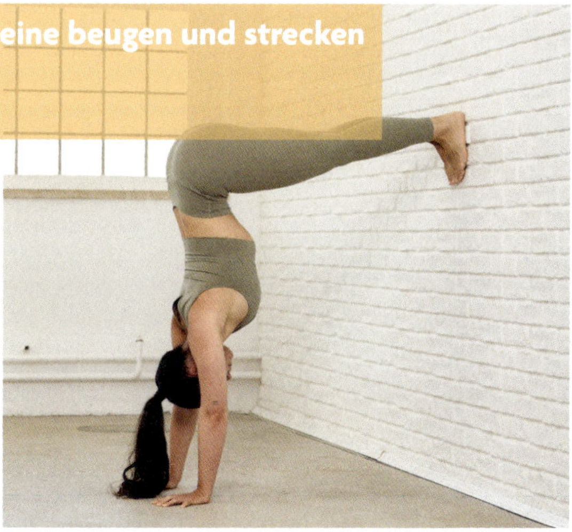

Tag 20

Pause

Gehst du gerne in die Sauna? Dann eignet sich der freie Tag perfekt dafür. Das Training wird intensiver, was deine Muskeln sicher gespürt haben. Die Wärme tut ihnen gut, und so bist du morgen wieder fit, mit neuer Energie in die dritte und letzte Phase der Challenge zu starten.

Affirmation des Tages

Ich glaube daran, dass ich es schaffen kann!

Phase 3

Führe alle Übungen hintereinander aus. Das ist eine Runde. Absolviere insgesamt drei Runden.

Tag 21

Ganzkörper

Affirmation des Tages

Ich kann es kaum erwarten, mehr zu erreichen!

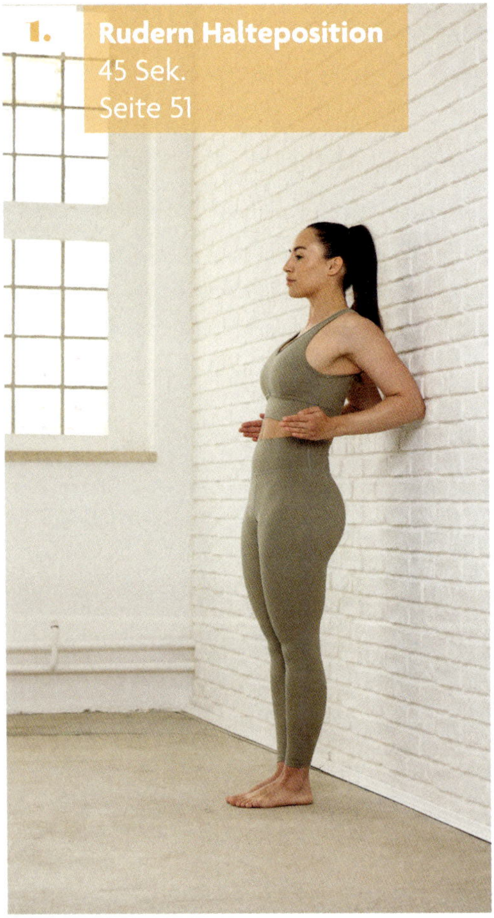

1. Rudern Halteposition
45 Sek.
Seite 51

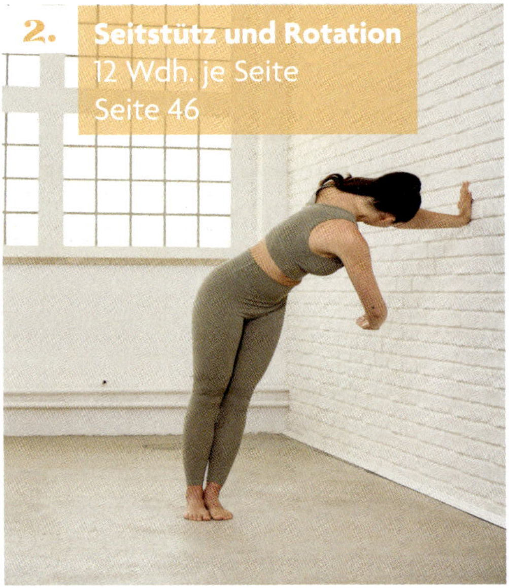

2. Seitstütz und Rotation
12 Wdh. je Seite
Seite 46

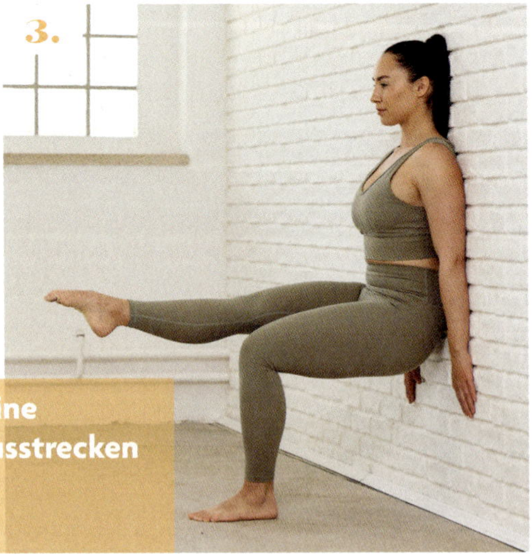

3. Wall Sit und Beine abwechselnd ausstrecken
12 Wdh.
Seite 77

4. Ausfallschritt vor und zurück
10 Wdh.
Seite 40

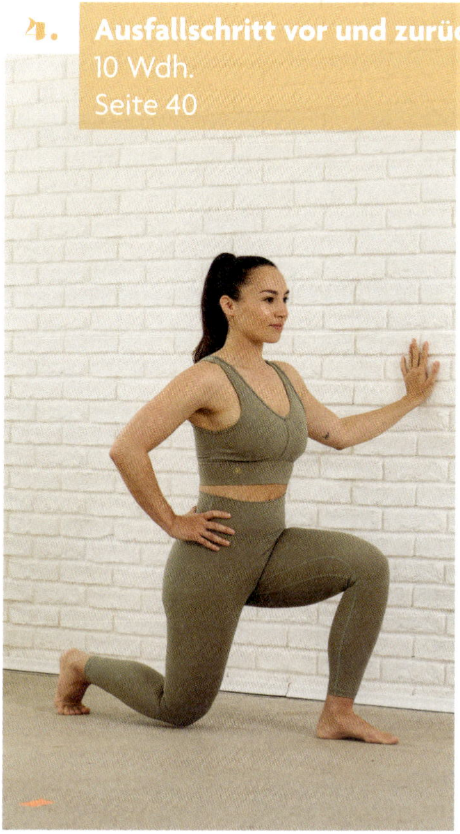

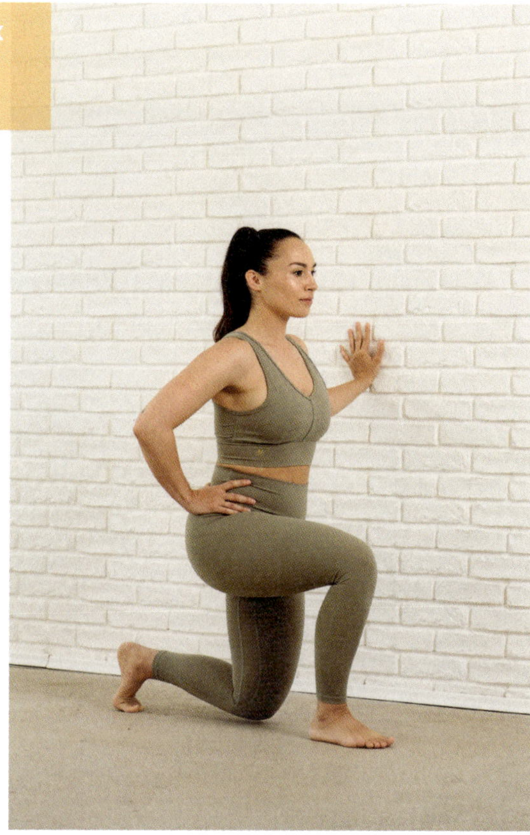

5. Leg Raises
8 Wdh.
Seite 92

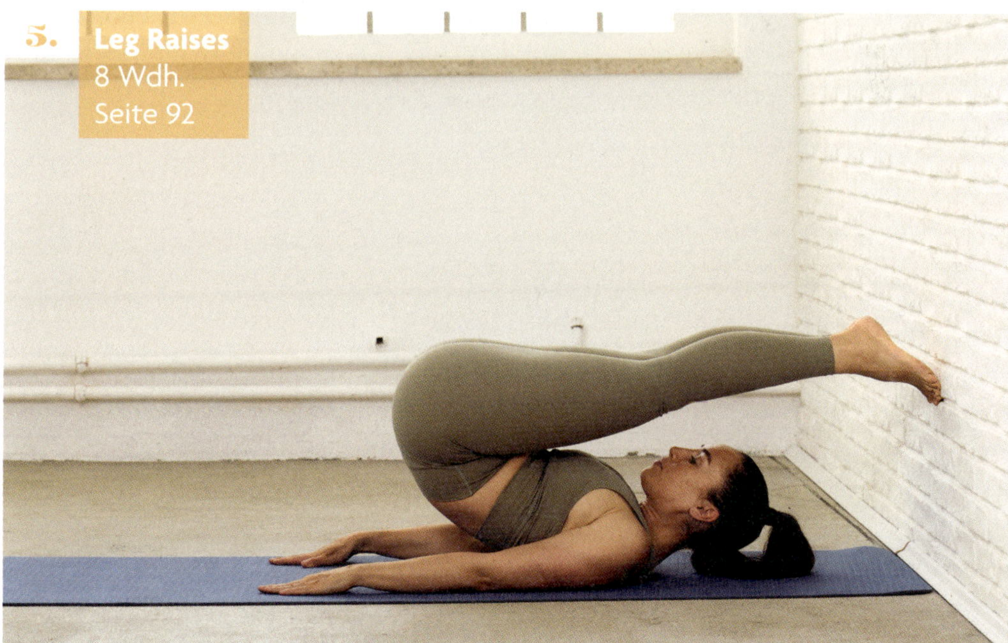

Tag 22

Ganzkörper

Affirmation des Tages

Ich bin auf der Reise zu einem gesünderen,
leichteren und glücklicheren Ich!

1. **Katze–Kuh**
8 Wdh.
Seite 48

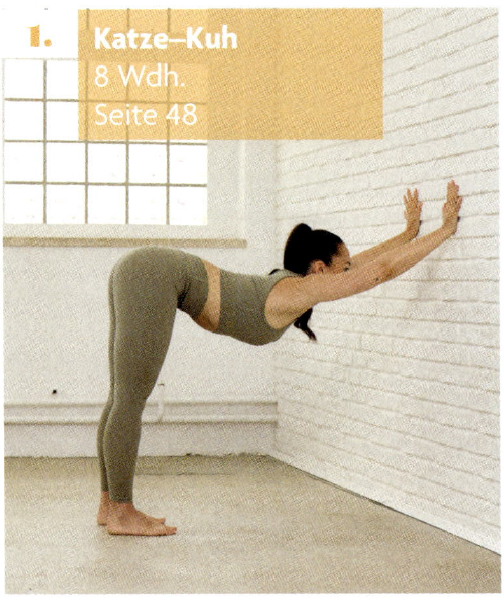

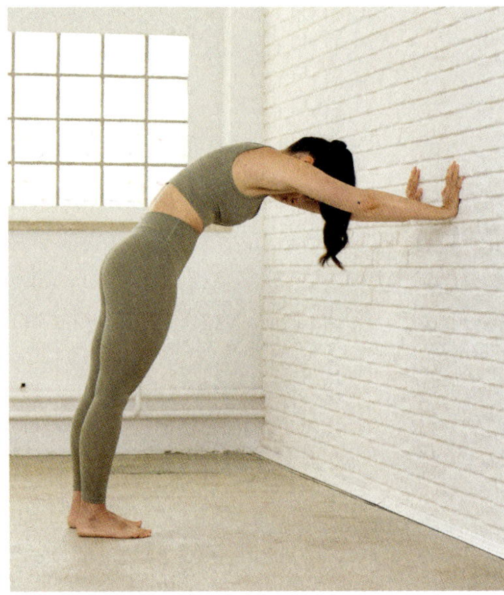

2. **Im Stütz mit den Händen laufen**
5 Wdh.
Seite 64

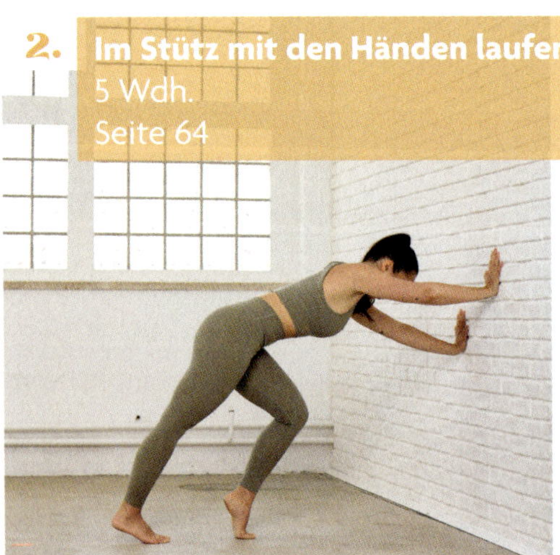

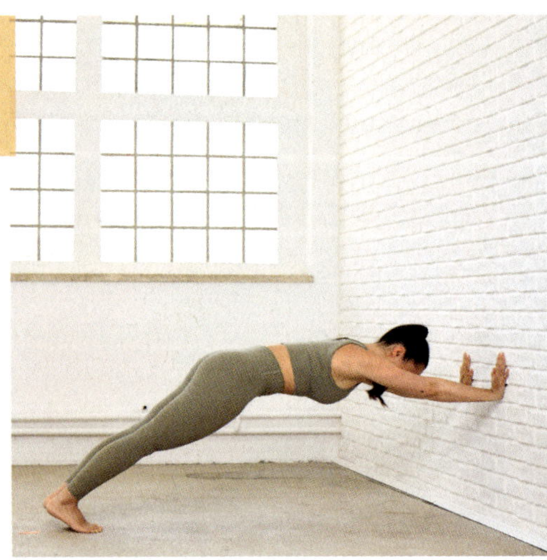

3. Tischposition mit Ausfallschritt
10 Wdh. je Seite
Seite 36

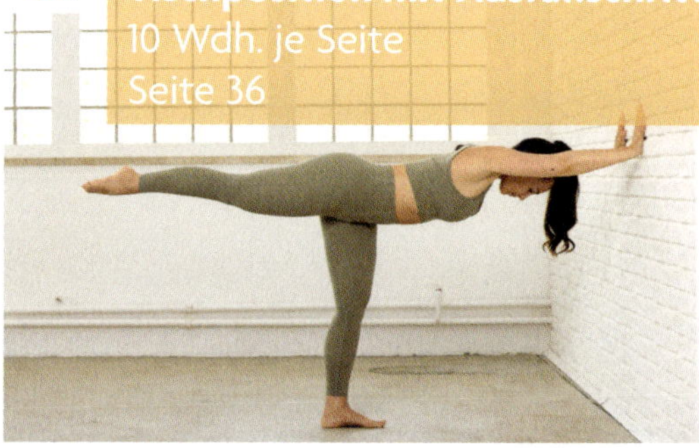
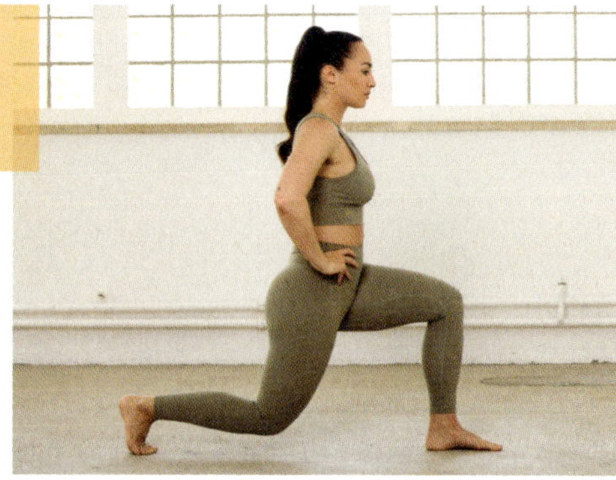

4. Beine öffnen mit Federn
12 Wdh.
Seite 89

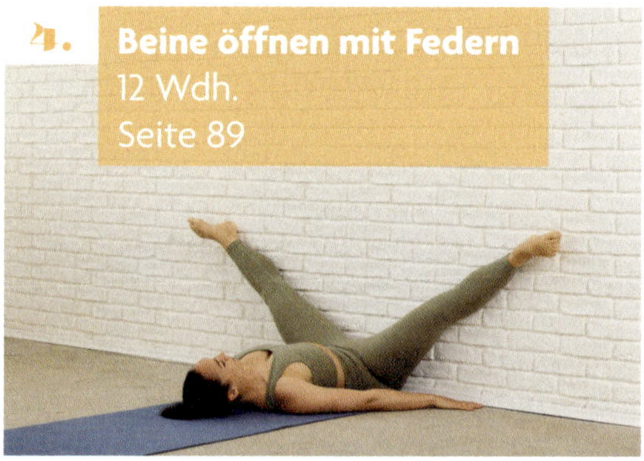
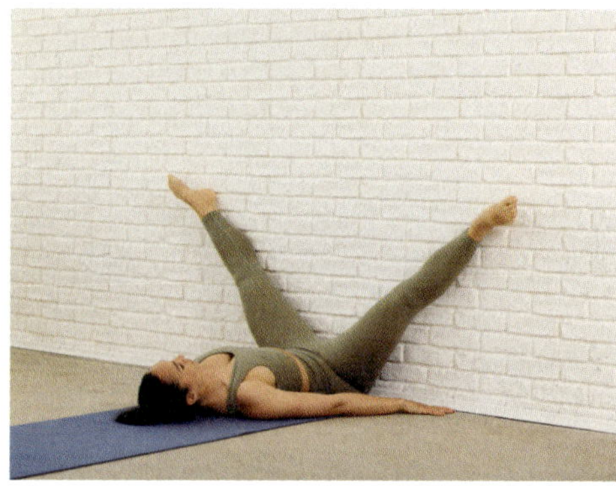

5. Hundreds
5 Wdh.
Seite 91

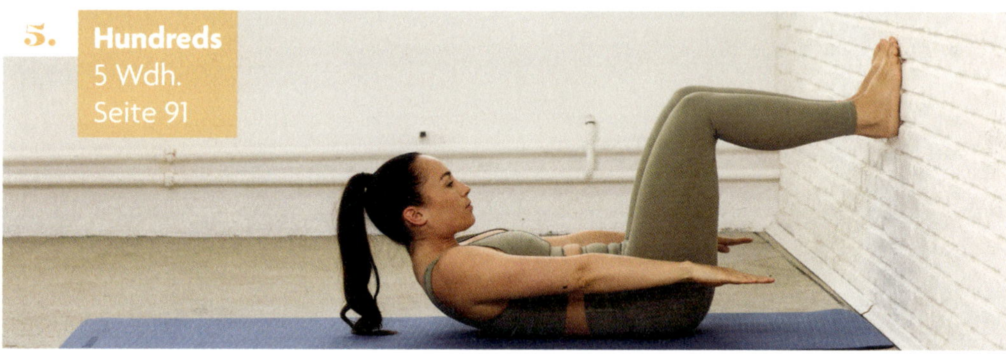
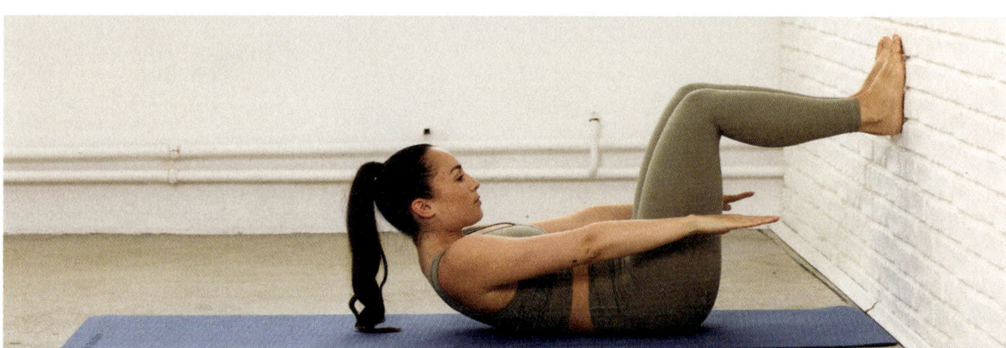

Tag 23

Ganzkörper mit Fokus Bauch und Rücken

Affirmation des Tages

Ich liebe es, wie die Energie mich während der Übungen durchströmt.

1. **Hundreds**
5 Wdh.
Seite 91

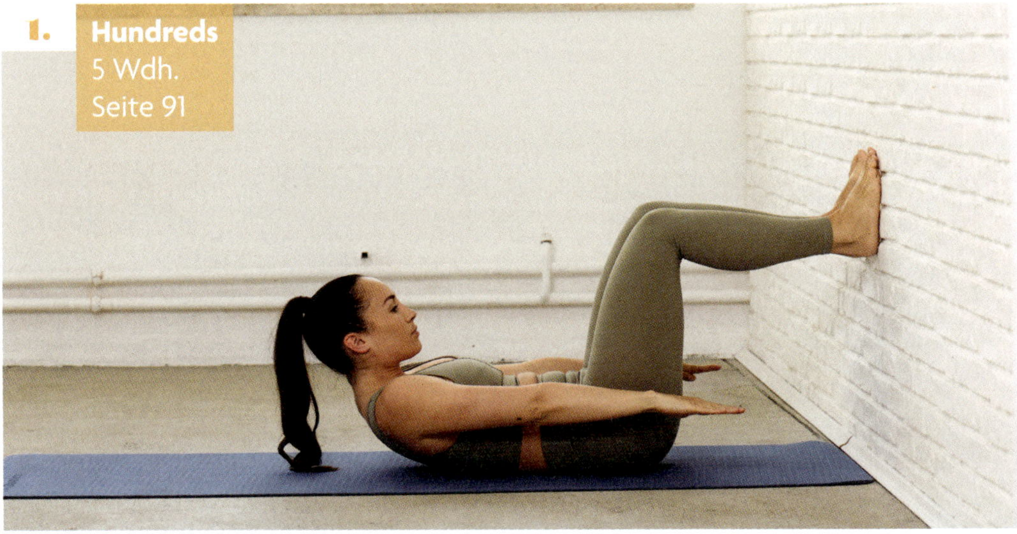

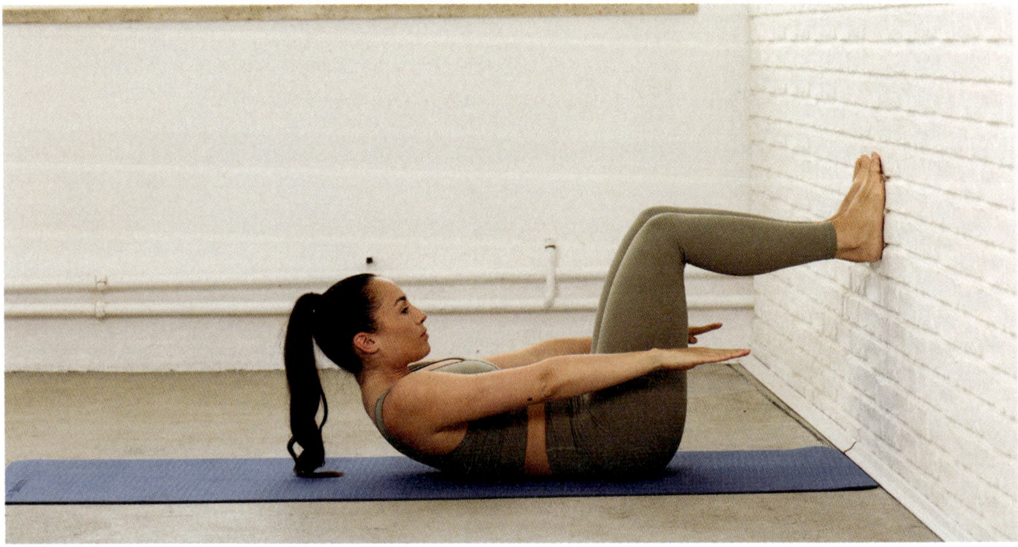

2. **Rudern Halteposition**
50 Sek.
Seite 51

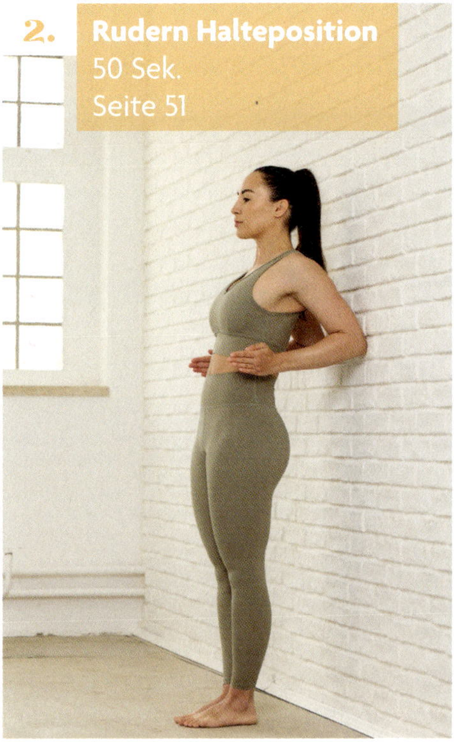

3. **Bridge mit abwechselndem Schulterheben**
12 Wdh.
Seite 86

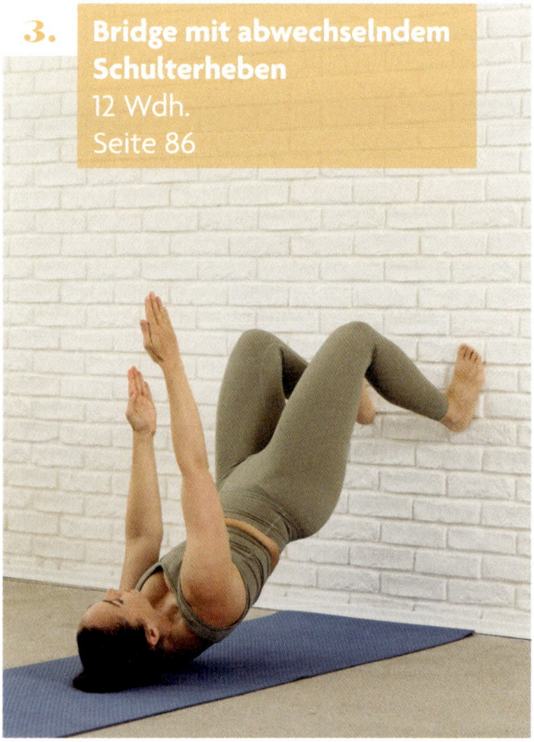

4. **Leg Raises**
10 Wdh.
Seite 92

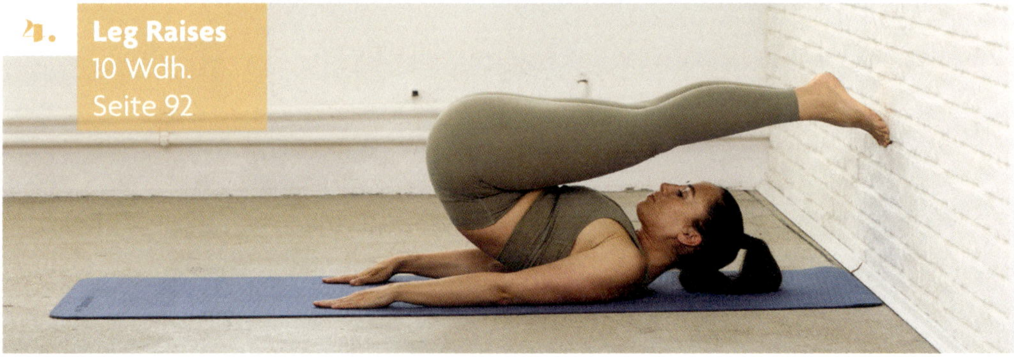

5. **Herabschauender Hund mit Knie zur Hand**
3 Wdh.
Seite 104

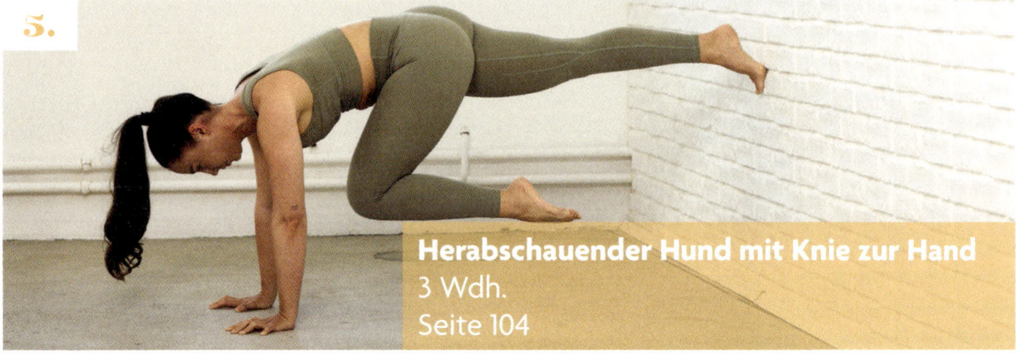

Tag 24

Ganzkörper mit Fokus Beine

Affirmation des Tages

Mit jedem Training merke ich, wie ich stärker und robuster werde!

1. Tischposition mit Ausfallschritt
15 Wdh. je Seite
Seite 36

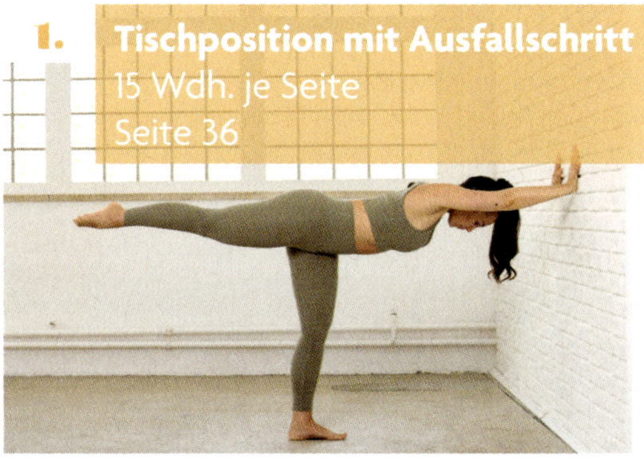

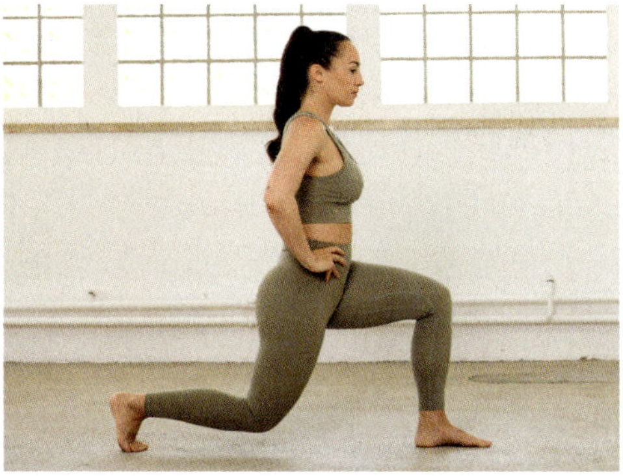

2. Wall Sit und Beine abwechselnd ausstrecken
14 Wdh.
Seite 77

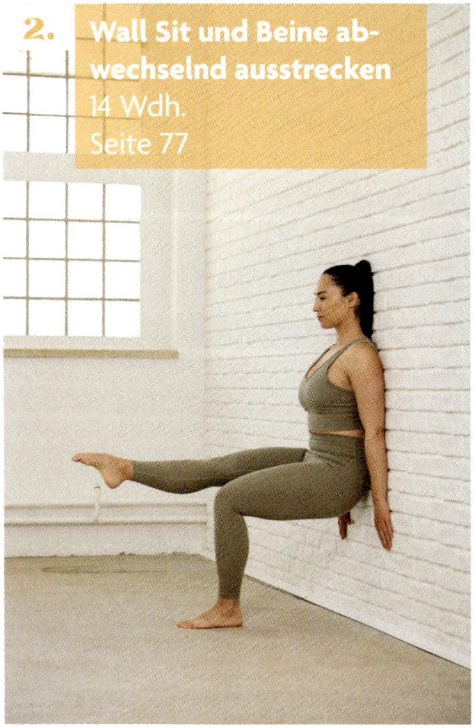

3.

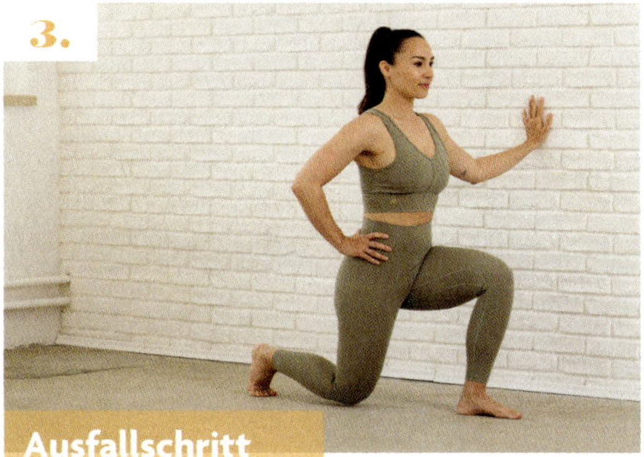

Ausfallschritt vor und zurück
15 Wdh. je Seite
Seite 40

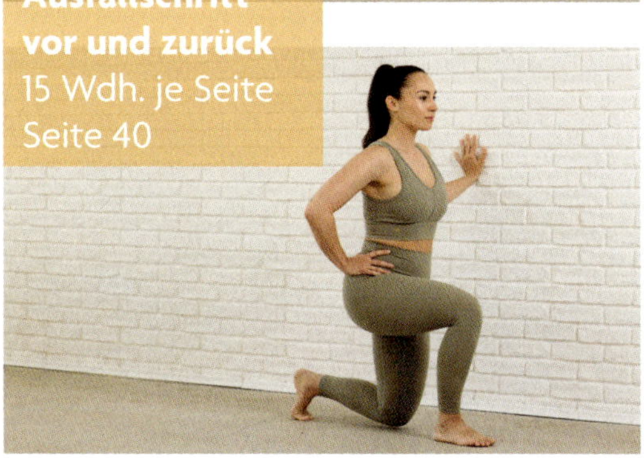

4. Bridge einbeinig
10 Wdh. je Seite
Seite 85

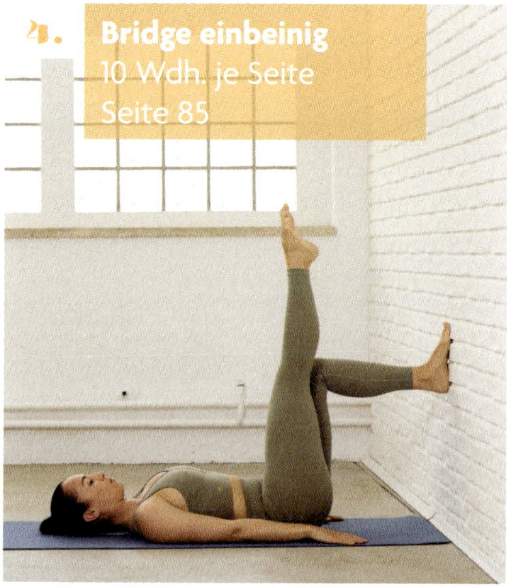

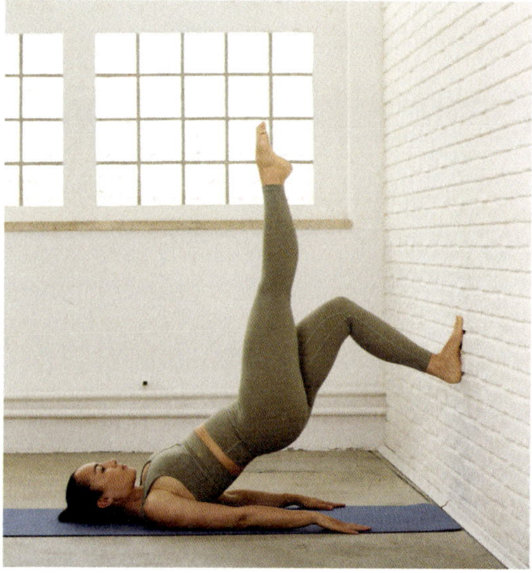

5. Beine öffnen mit Federn
14 Wdh.
Seite 89

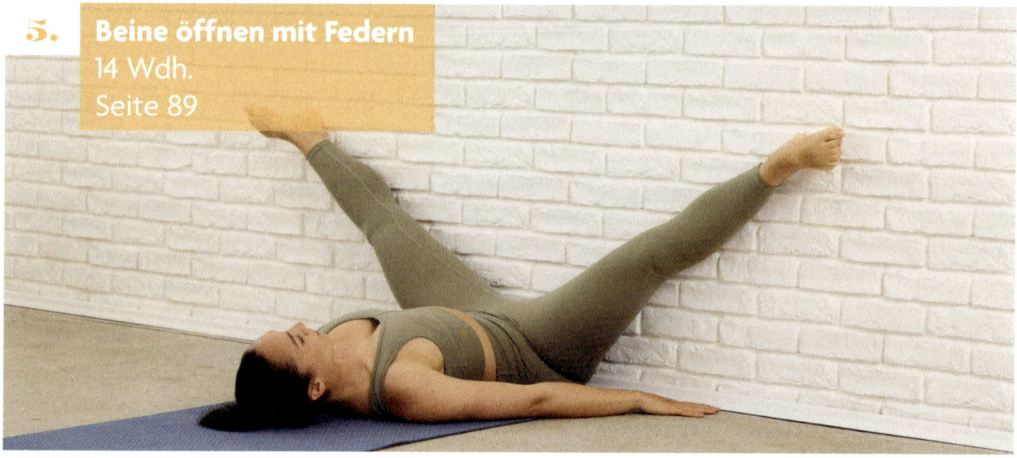

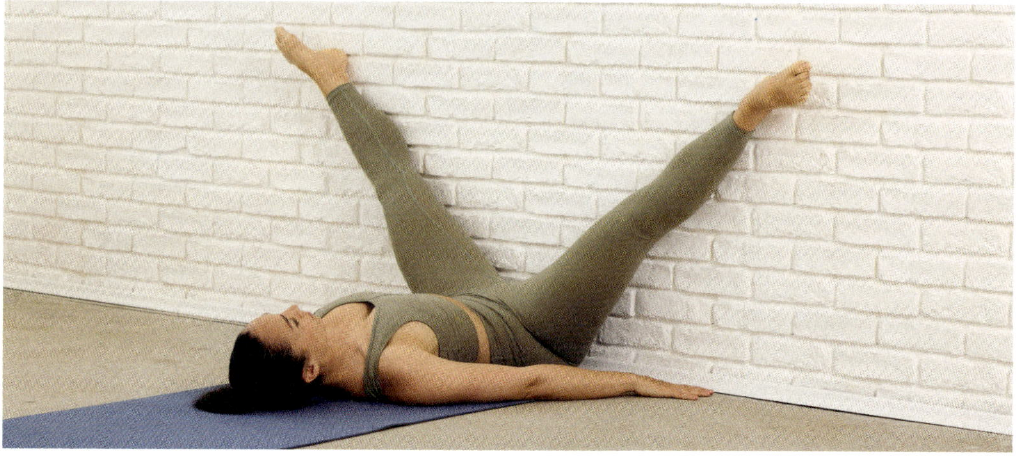

Tag 25

Pause

Du stehst kurz davor, die Challenge zu vollenden. Gönne dir heute eine Auszeit und entspanne dich mit einem guten Buch und einer Tasse Tee oder Kaffee. Gib deinem Körper Zeit, Kraft für die letzten fünf Tage zu sammeln.

Affirmation des Tages

Ich bin dankbar für die Reise zu mir, die ich vor 25 Tagen begonnen habe!

Der Countdown läuft – bleib dran, du hast es schon so weit geschafft und bist über dich hinausgewachsen.

Tag 26

Ganzkörper mit Fokus Arme und Oberkörper

Affirmation des Tages

Der positive Einfluss, den das Training auf meinen Körper und Geist hat, motiviert mich, weiterzumachen!

1.

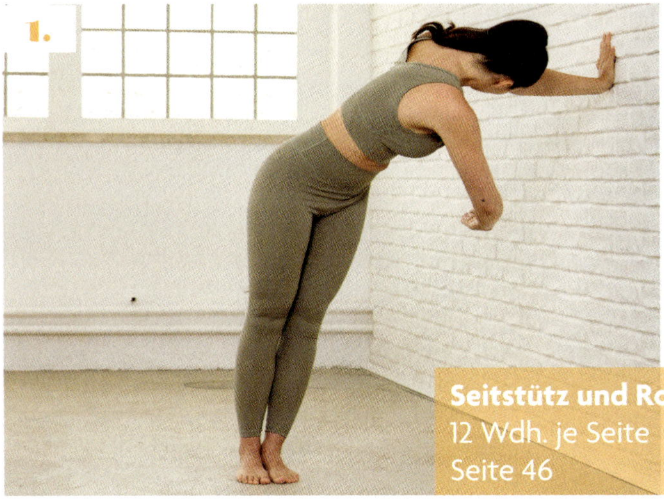

Seitstütz und Rotation
12 Wdh. je Seite
Seite 46

2.

Diagonaler Liegestütz mit Abstoßen
12 Wdh.
Seite 56

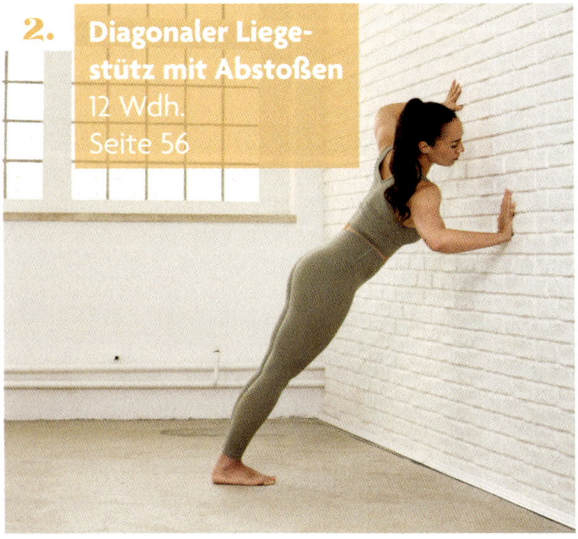

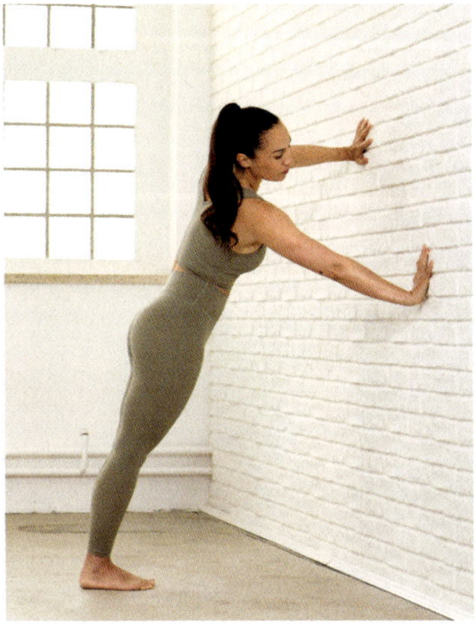

3.

Rudern Halteposition
45 Sek.
Seite 51

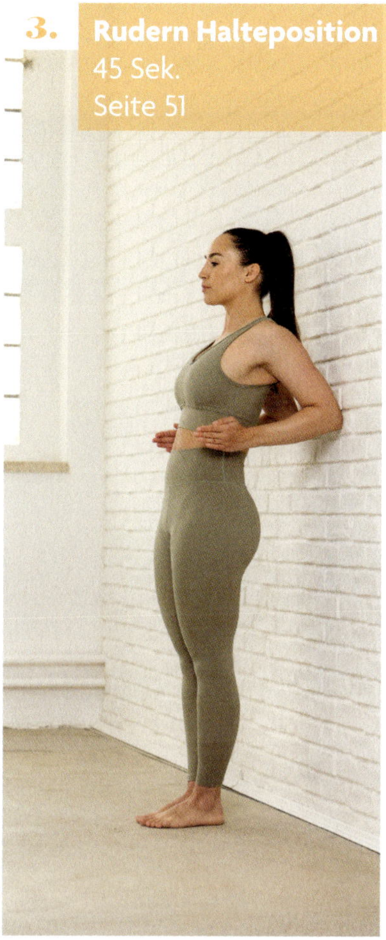

4.

Leg Raises
12 Wdh.
Seite 92

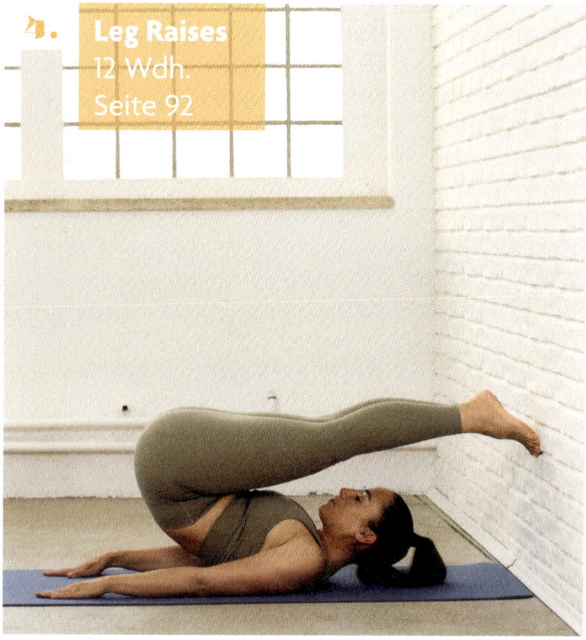

5.

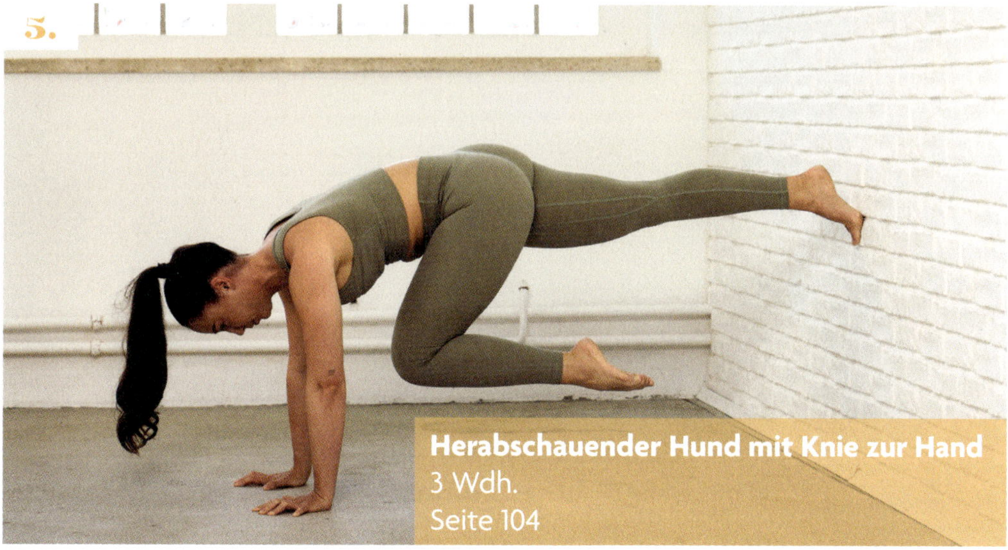

Herabschauender Hund mit Knie zur Hand
3 Wdh.
Seite 104

Training für Bauch und Beine

Affirmation des Tages

Das Bedürfnis nach einem erfüllten und aktiven Lebensstil lässt mich mehr erreichen, als ich je gedacht hätte!

1.

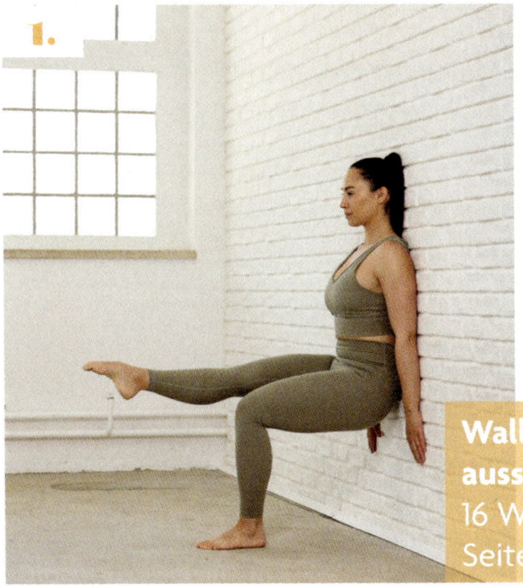

Wall Sit und Beine abwechselnd ausstrecken
16 Wdh.
Seite 77

2. **Bridge einbeinig**
10 Wdh. je Seite
Seite 85

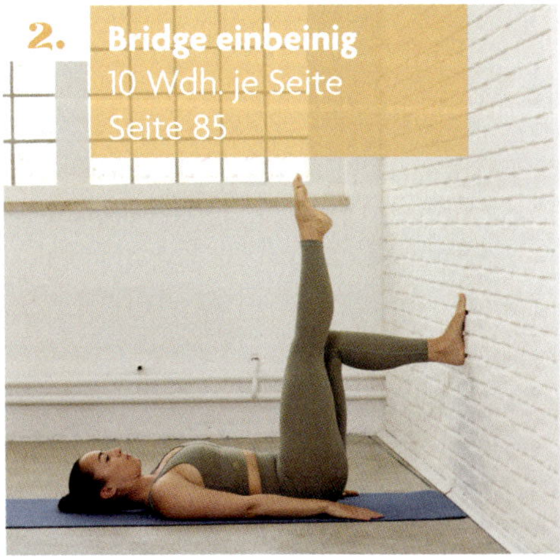

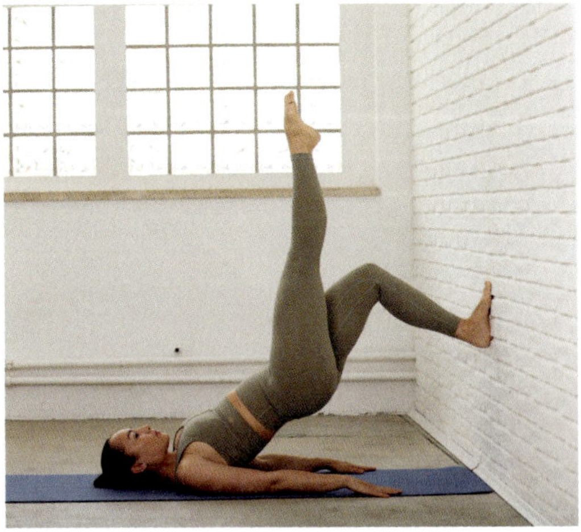

3. Hundreds
6 Wdh.
Seite 91

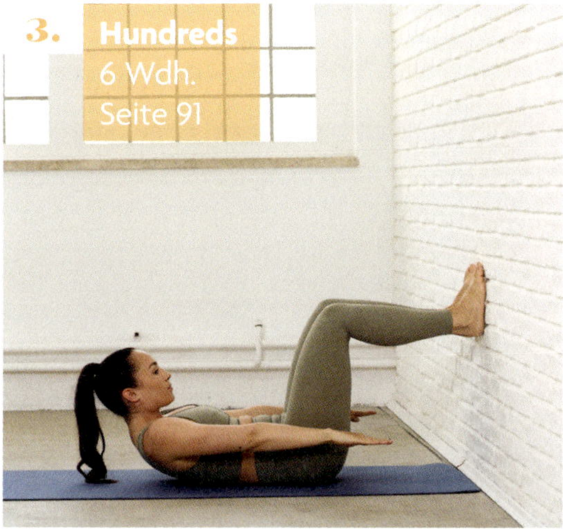
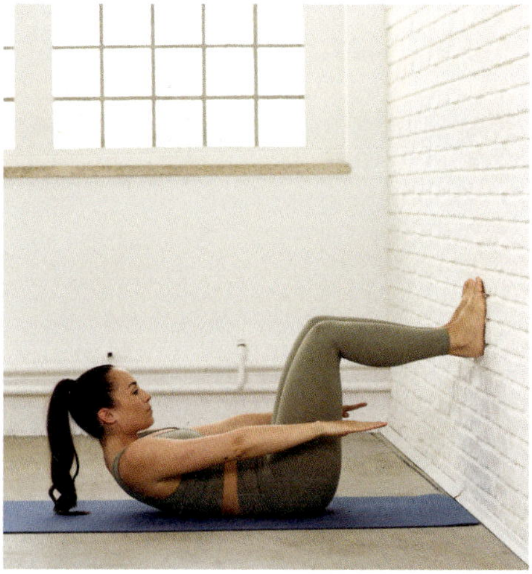

4. Leg Raises
14 Wdh.
Seite 92

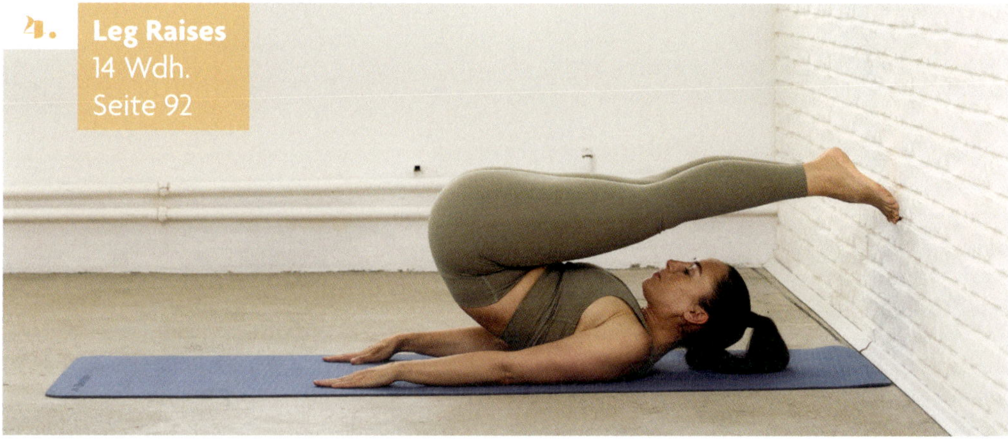

5. Im Stütz mit den Händen laufen
6 Wdh.
Seite 64

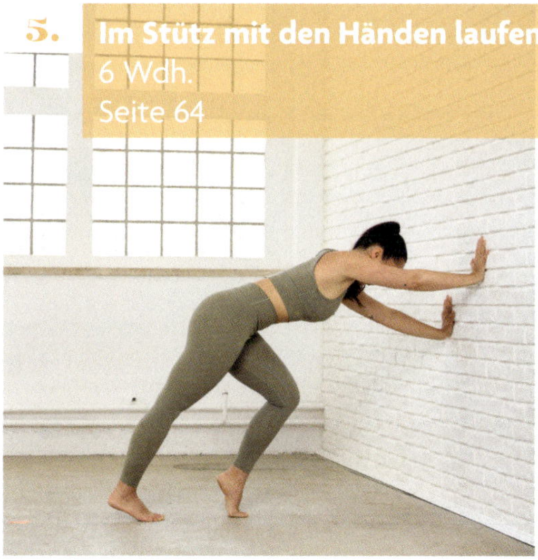
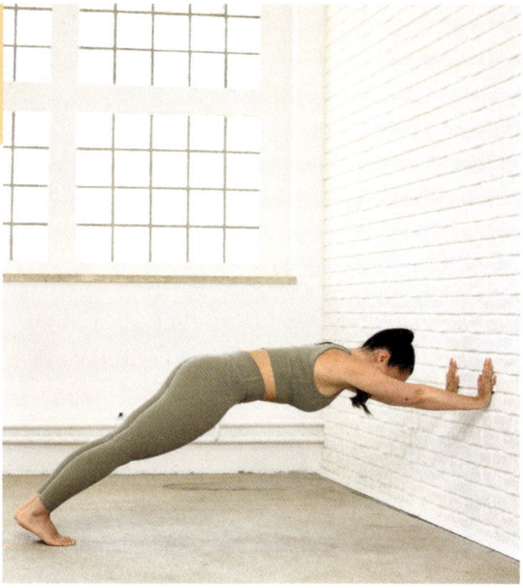

Tag 28

Ganzkörper mit Fokus Rücken

Affirmation des Tages

Ich spüre, wie mich neue Vitalität durchströmt!

1. Bridge mit abwechselndem Schulterheben
14 Wdh.
Seite 86

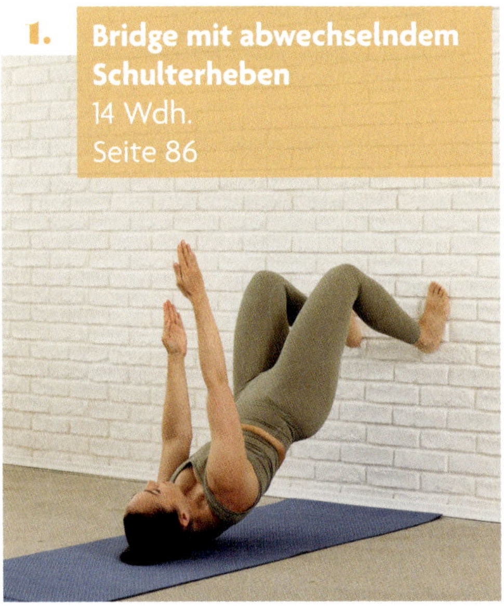

2. Leg Raises
16 Wdh.
Seite 92

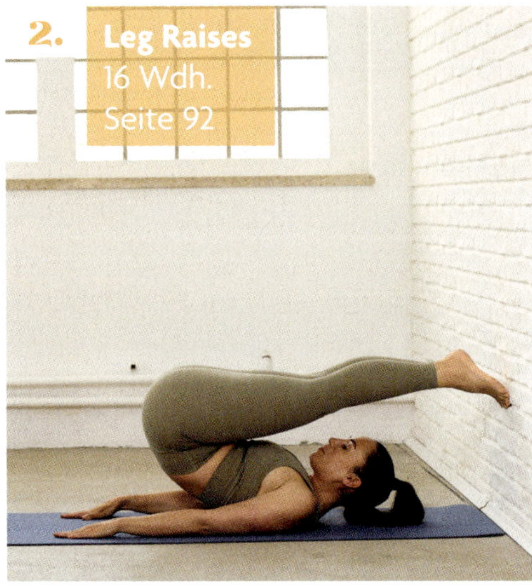

3. Tischposition mit Ausfallschritt
15 Wdh. je Seite
Seite 36

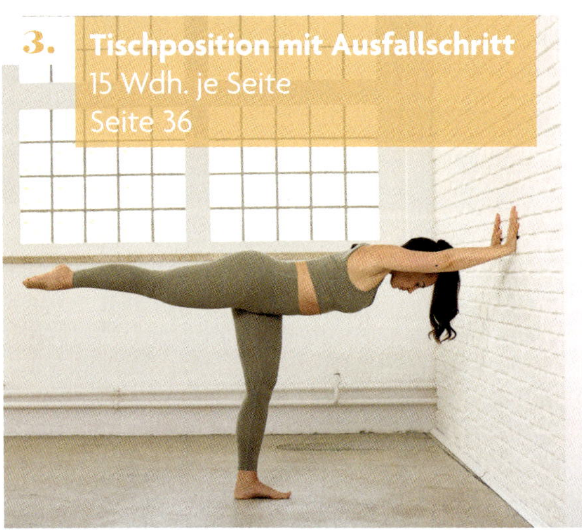

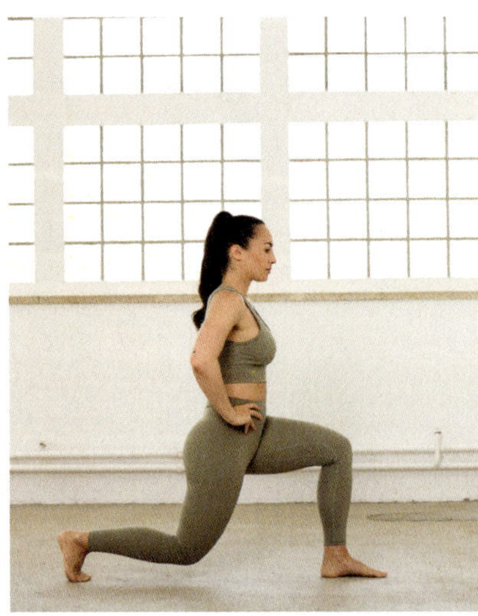

4. Seitstütz und Rotation
12 Wdh. je Seite
Seite 46

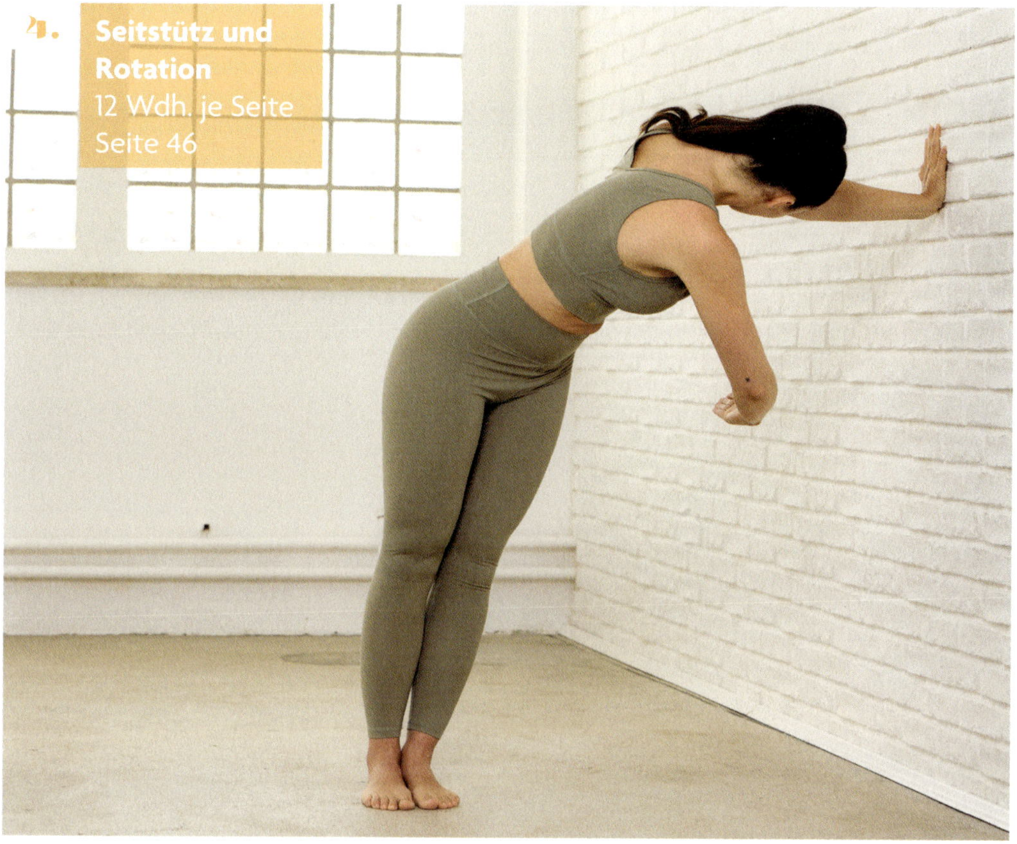

5. Rudern Halteposition
1 Min.
Seite 51

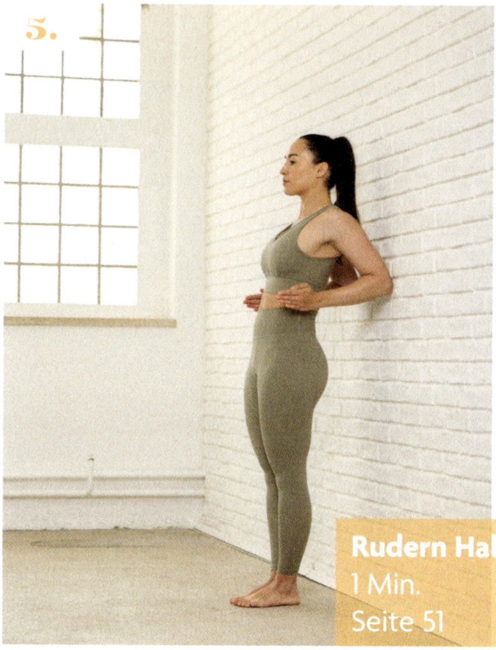

Tag 29

Pause

Die letzte Pause vor dem Ende der Challenge ist die perfekte Gelegenheit, in deine Aufzeichnungen zu schauen. Hast du dein Ziel erreicht, welches du dir am Anfang aufgeschrieben hast? Was konntest du während dieser herausfordernden Tage an dir und deinem Umfeld beobachten? Vielleicht haben sich unerwartet Dinge verändert.

Affirmation des Tages

Ich bin meinem Körper dankbar,
dass er mich durch die Workouts getragen hat!

Tanke noch einmal Kraft, um die Challenge mit Power zu beenden!

Tag 30

Ganzkörper

Affirmation des Tages

Stolz blicke ich auf die letzten Tage zurück und fühle,
wie mich neue Lebensenergie erfüllt!

1. **Diagonaler Liegestütz mit Abstoßen**
16 Wdh.
Seite 56

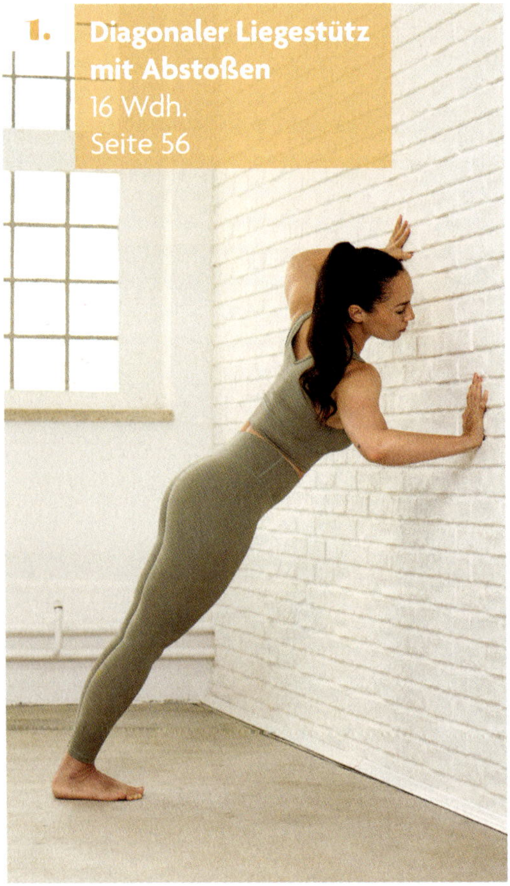

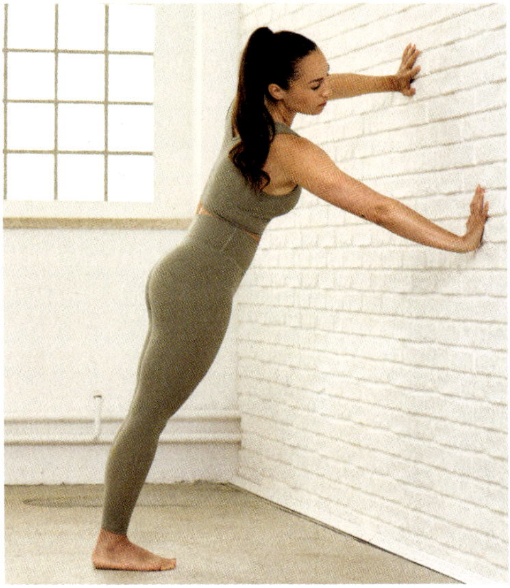

2. **Wall Sit und Beine abwechselnd ausstrecken**
20 Wdh.
Seite 77

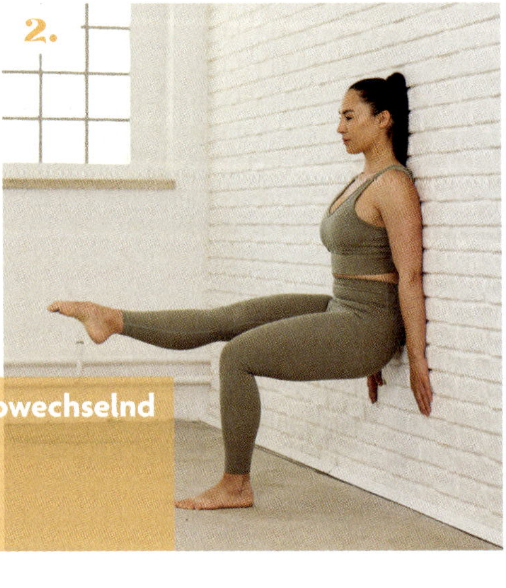

3. Ausfallschritt vor und zurück
15 Wdh. je Seite
Seite 40

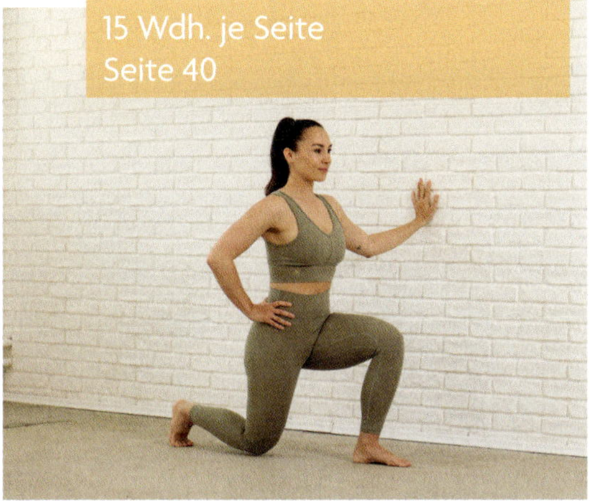

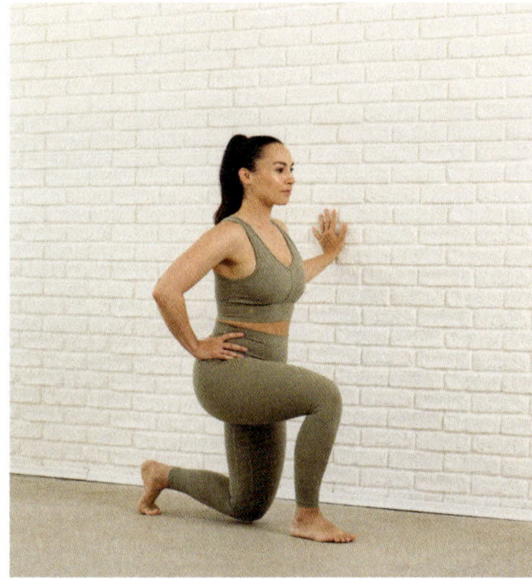

4. Im Stütz mit den Händen laufen
6 Wdh.
Seite 64

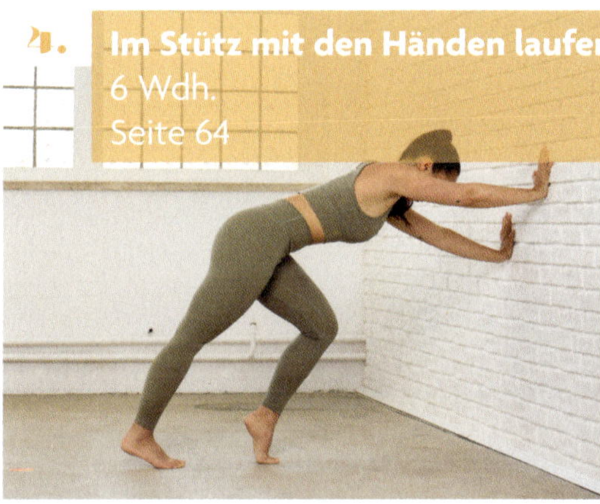

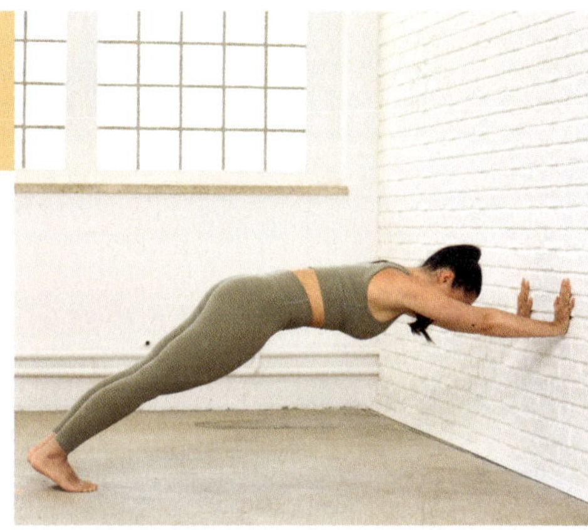

5.

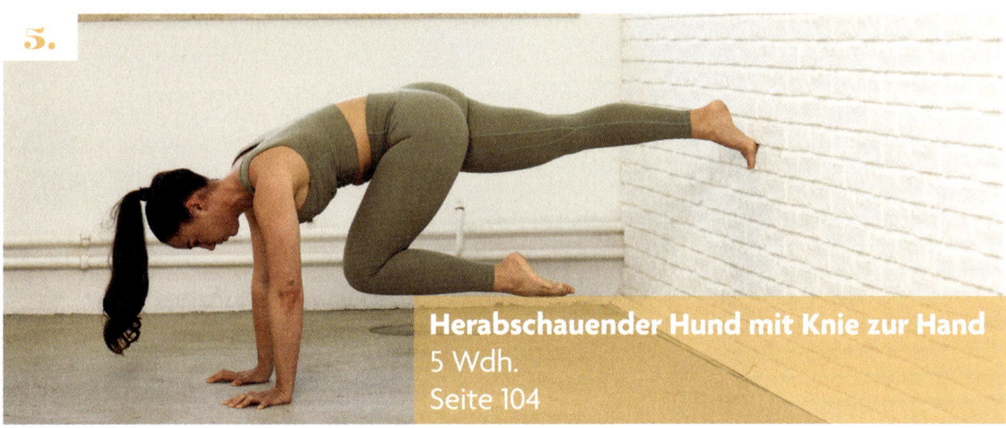

Herabschauender Hund mit Knie zur Hand
5 Wdh.
Seite 104

Gratuliere!
Du hast die Challenge geschafft!

Die Miniserien

Die Miniserien bestehen aus jeweils drei Übungen, die zwei bis drei Runden wiederholt werden. Mehr als fünf Minuten Zeit brauchst du für diese kleinen Workouts nicht. Mache eine der folgenden Miniserien, wenn du nicht viel Zeit hast und einen bestimmten Bereich gezielt ansprechen oder verbessern möchtest. Ob du ein Warm-up und ein Cool-down für diese Serien machst, kannst du hier selbst entscheiden. Bei sanften Serien ist das nicht unbedingt notwendig, aber bei den Serien, die dich mehr herausfordern, empfehle ich dir auf jeden Fall ein Warm-up.

- Für mehr Beweglichkeit
- Gegen Nackenverspannungen
- Für eine aufrechte Haltung
- Für straffe Arme
- Für einen starken Core
- Für Beine und Po
- Für den ganzen Körper
- Gegen Rückenschmerzen
- Gegen Regelschmerzen
- Für einen Energieschub

Für mehr Beweglichkeit

1. **Tischposition**
30-45 Sek.
Seite 33

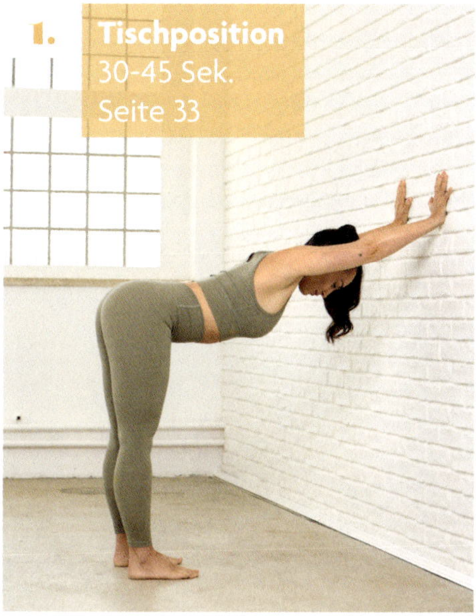

2. **Beine öffnen und schließen**
15 Wdh.
Seite 88

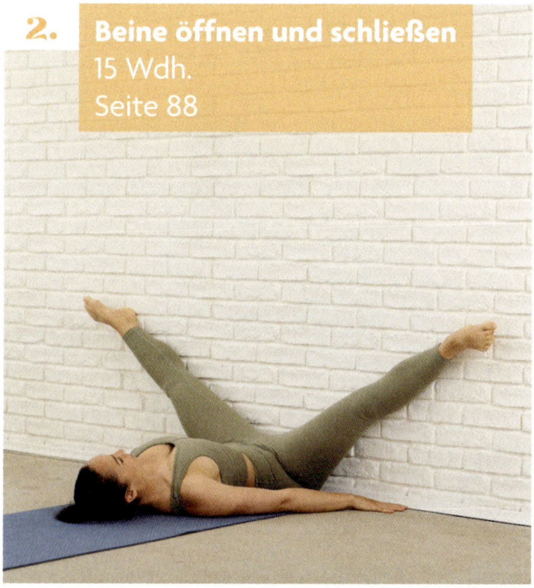

3. **Brustöffner kniend**
15 Wdh. je Seite
Seite 98

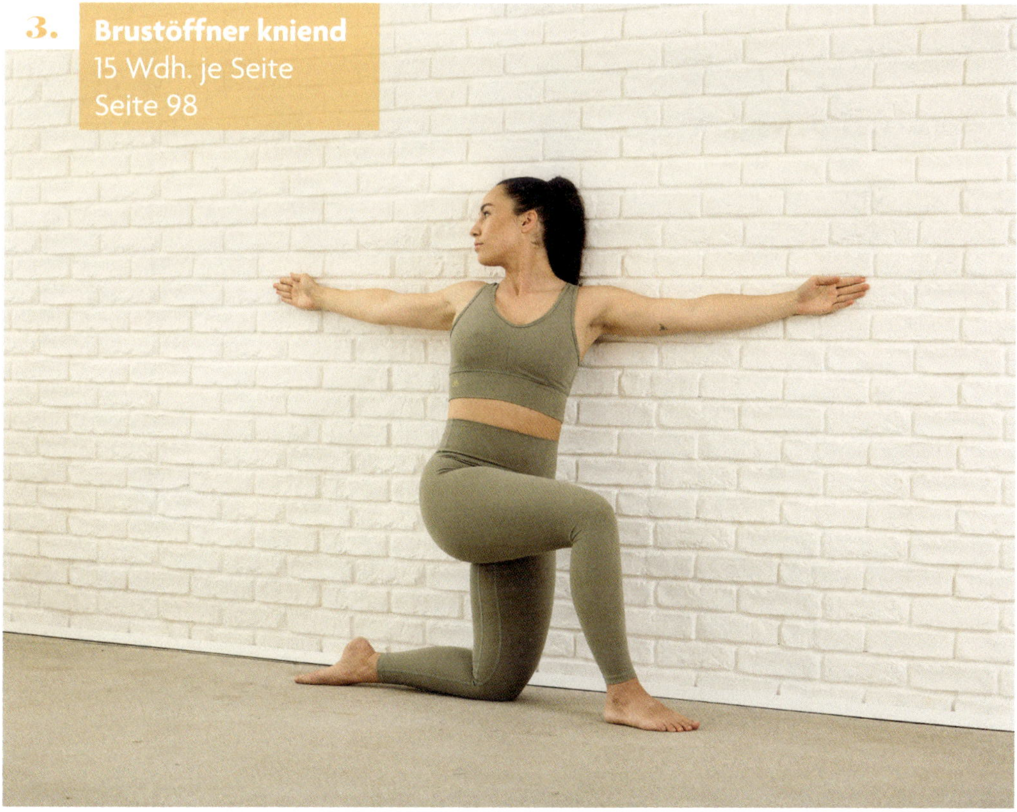

Gegen Nackenverspannung

1. Kopfkreise in der vorderen Hälfte
6 Wdh. in jede Richtung
Seite 65

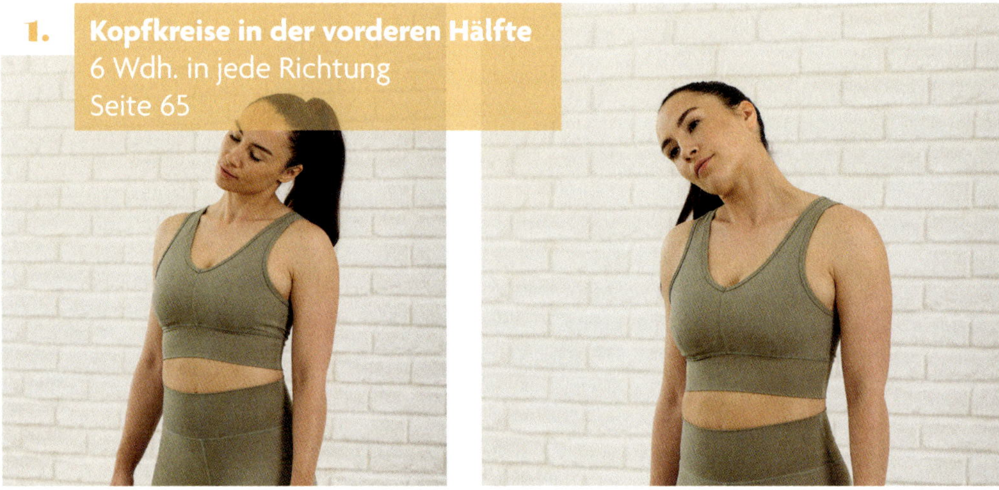

2. Katze-Kuh
15 Wdh.
Seite 48

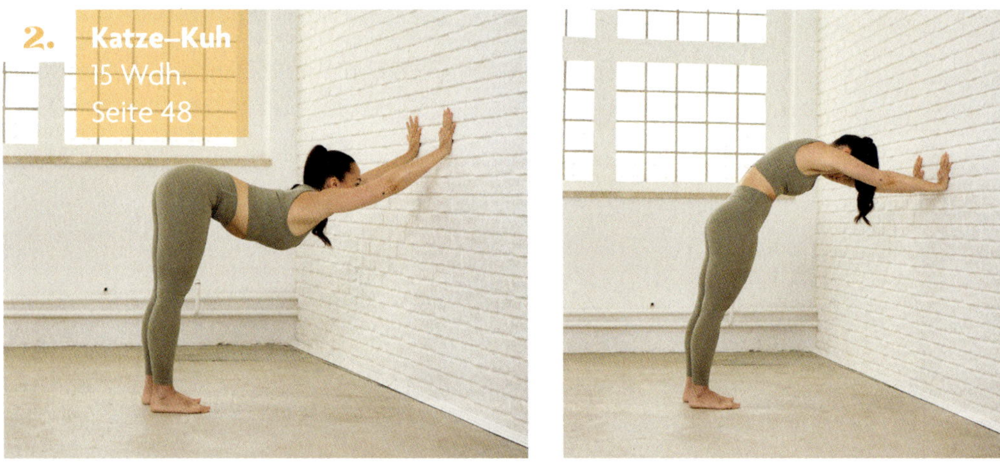

3. Wirbelsäule abrollen und aushängen
30–45 Sek.
Seite 70

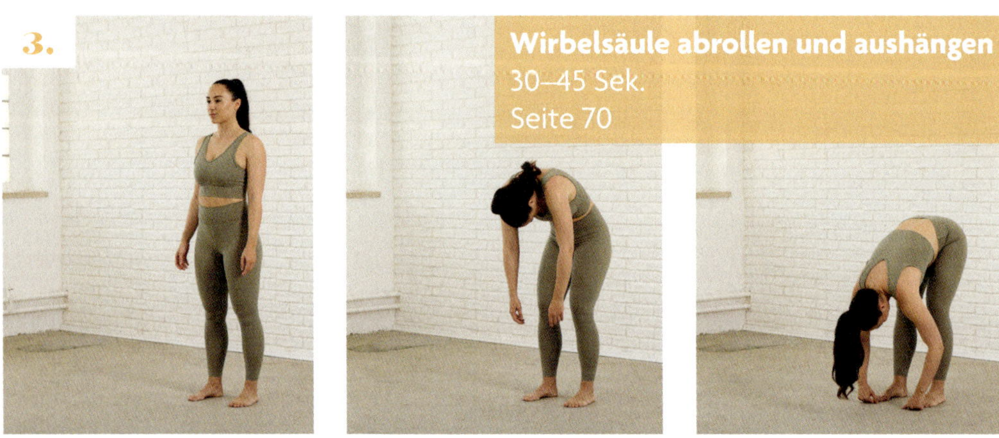

Für eine aufrechte Haltung

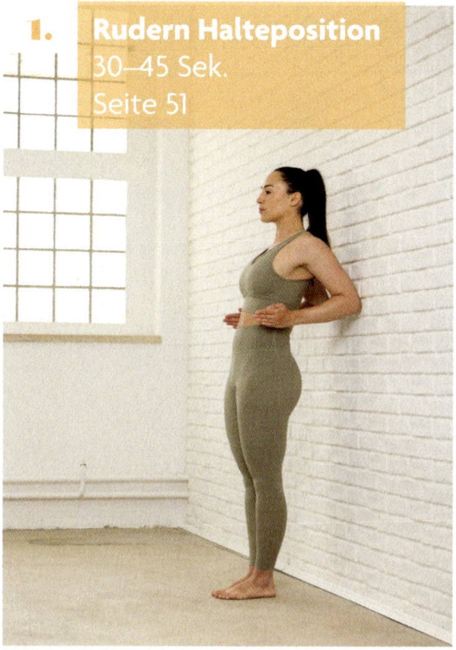

1. Rudern Halteposition
30–45 Sek.
Seite 51

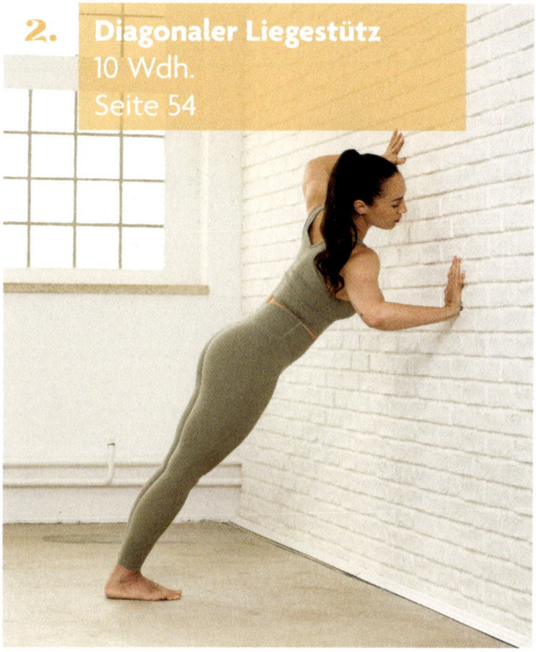

2. Diagonaler Liegestütz
10 Wdh.
Seite 54

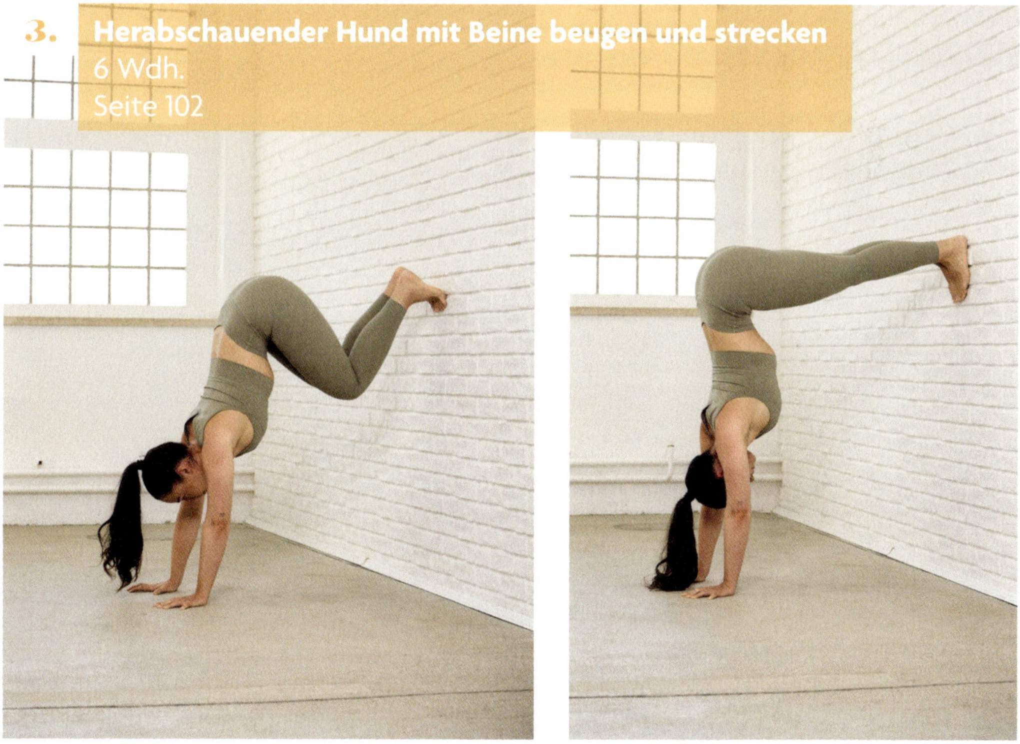

3. Herabschauender Hund mit Beine beugen und strecken
6 Wdh.
Seite 102

Für straffe Arme

1. **Kommandos abwechselnd**
10 Wdh.
Seite 62

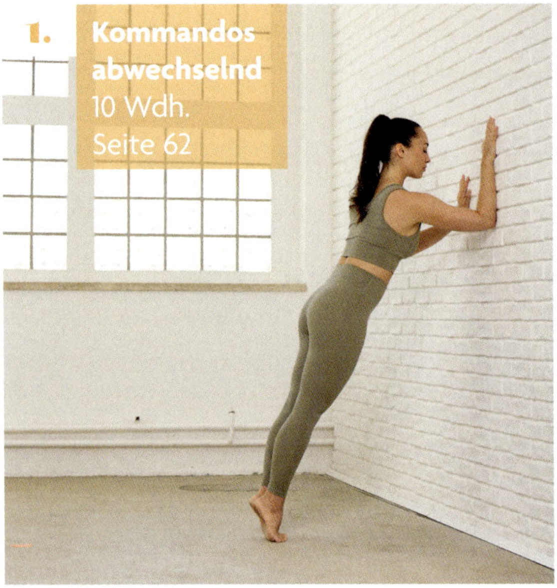

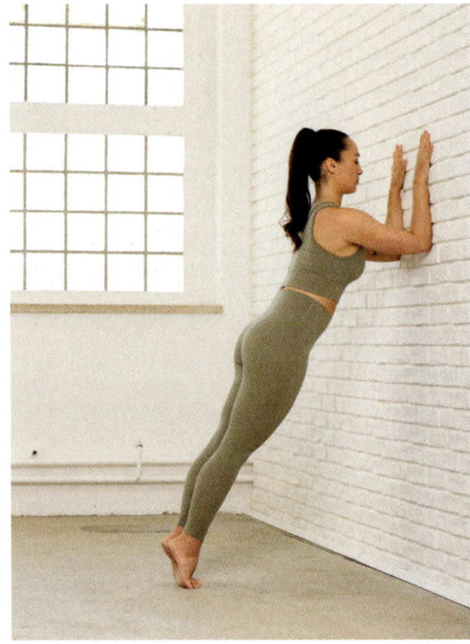

2. **Stützposition mit Armheben hinten**
20 Wdh.
Seite 58

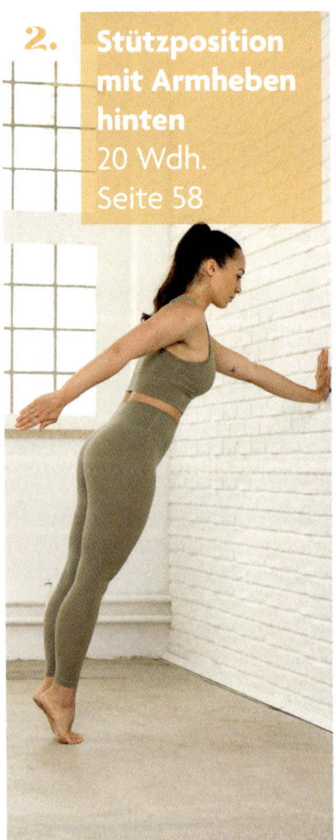

3. **Diagonaler Liegestütz mit Abstoßen**
12 Wdh.
Seite 56

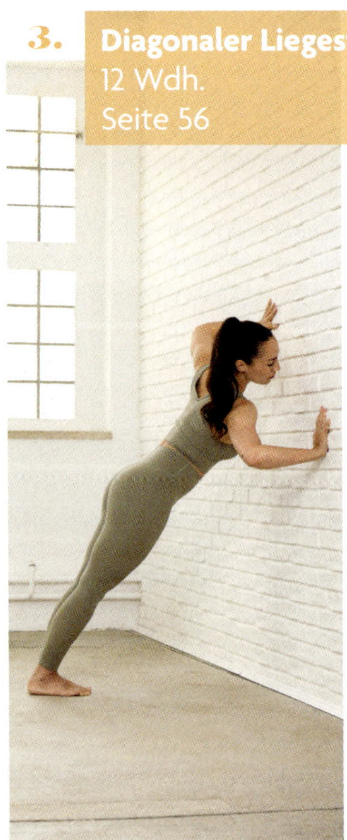

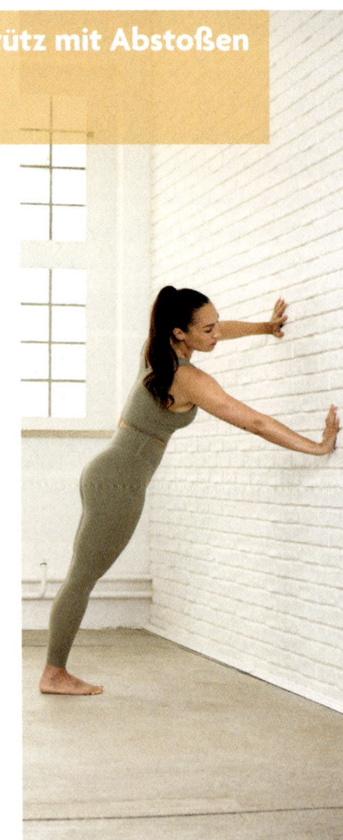

Für einen starken Core

1. **Crunches mit Klatschen, abwechselnd**
16 Wdh.
Seite 90

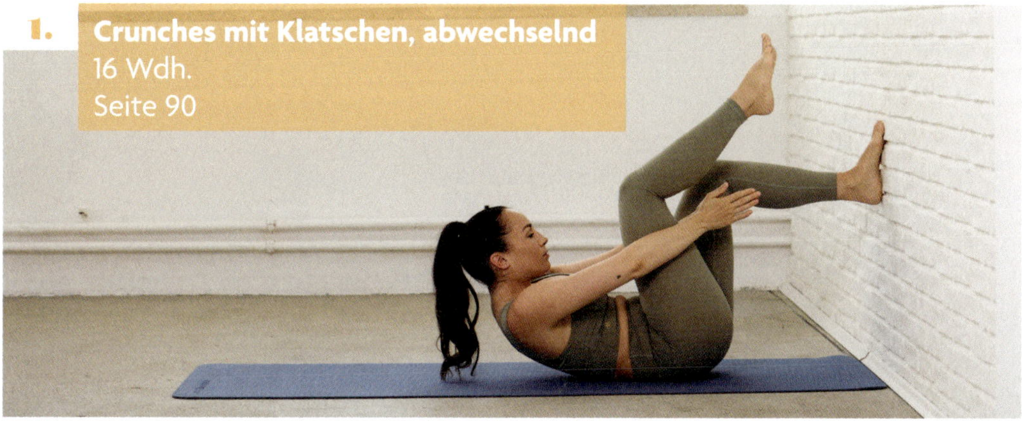

2. **Leg Raises**
12 Wdh.
Seite 92

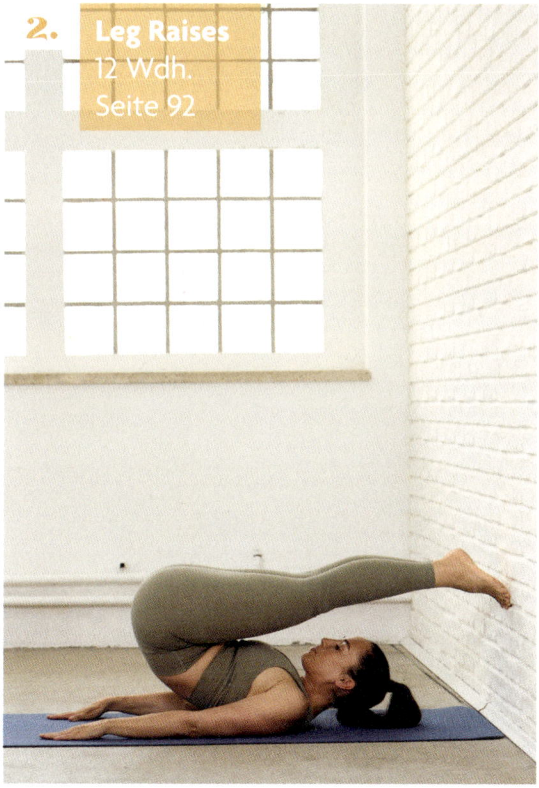

3. **Mountain Climber**
20 Wdh.
Seite 47

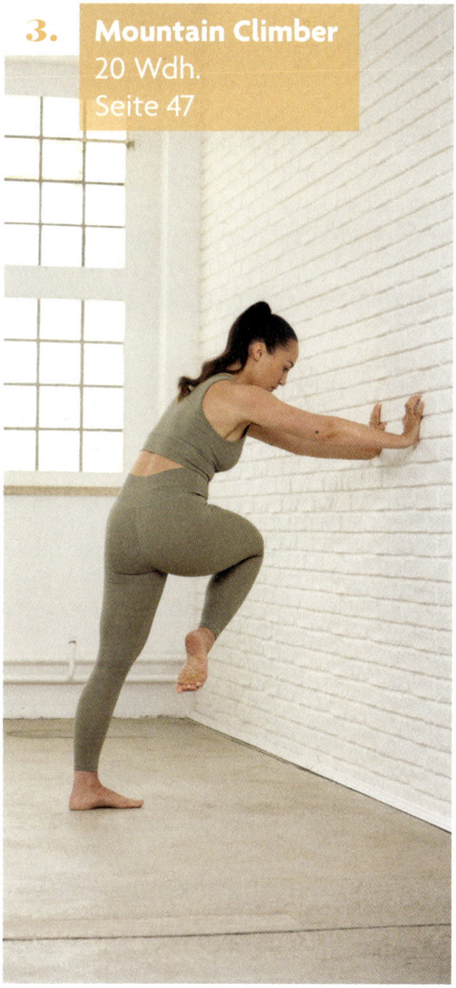

Für Beine und Po

1. **Ausfallschritt vor und zurück**
12 Wdh. je Seite
Seite 40

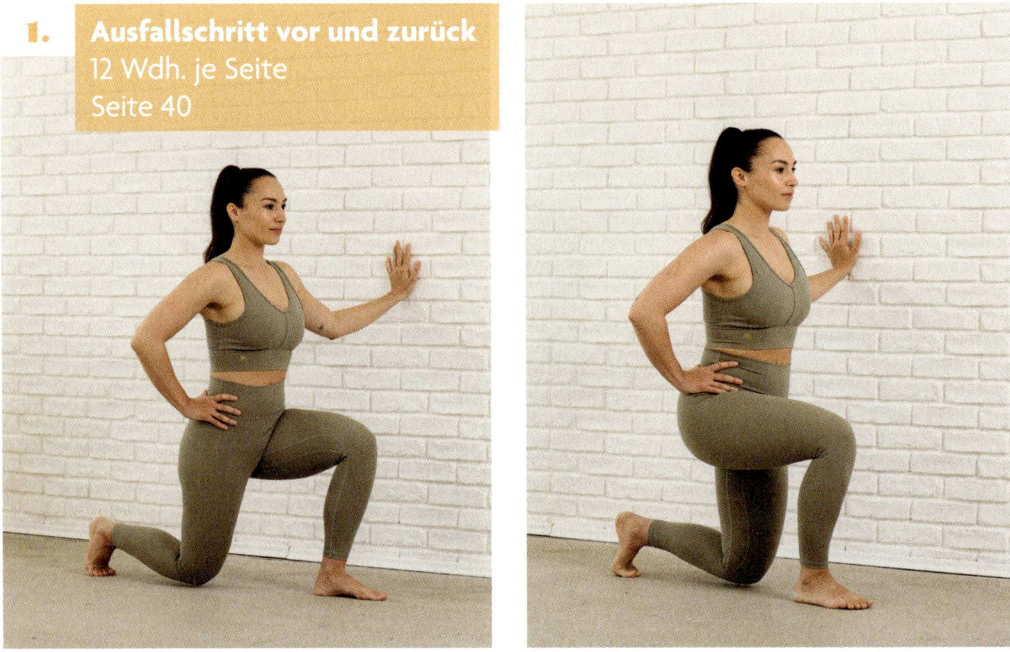

2. 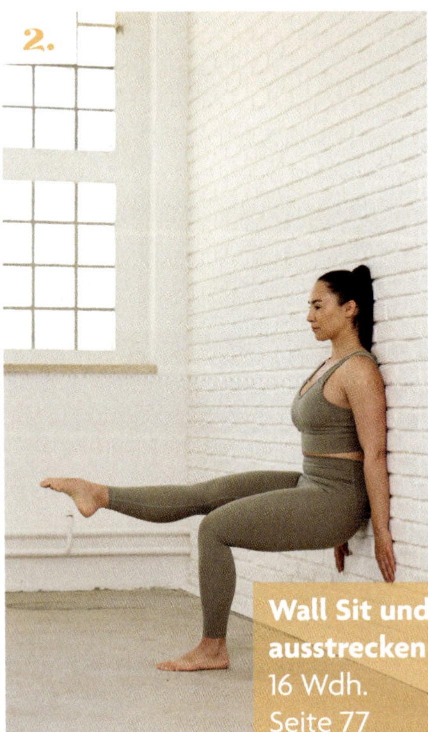

Wall Sit und Beine abwechselnd ausstrecken
16 Wdh.
Seite 77

3. **Tischposition mit Beinkreisen**
8 Kreise je Seite
Seite 35

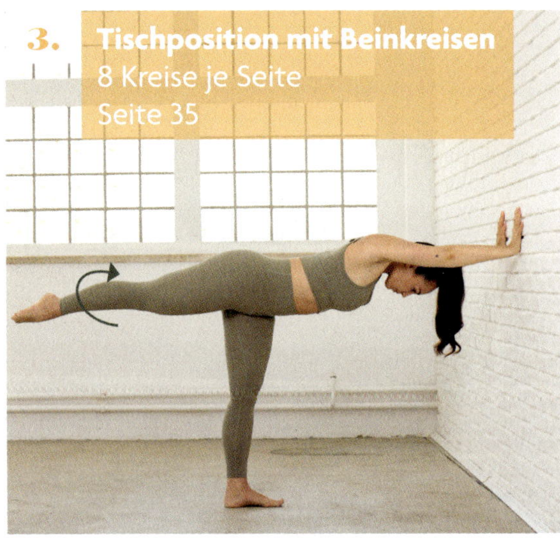

Für den ganzen Körper

1\. **Tischposition mit Ausfallschritt**
12 Wdh.
Seite 36

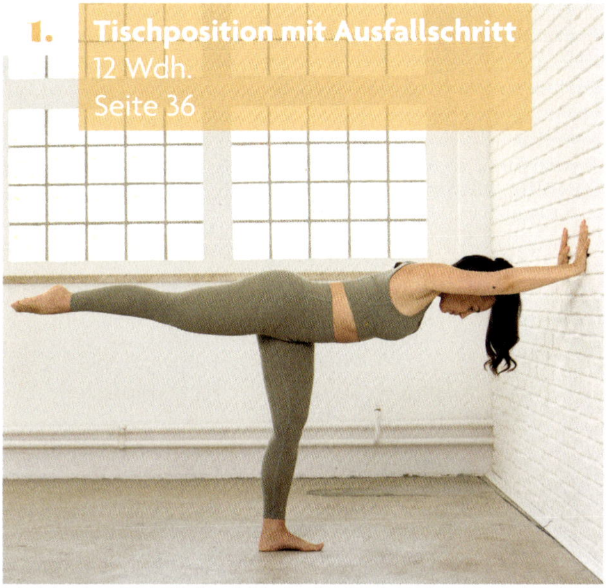

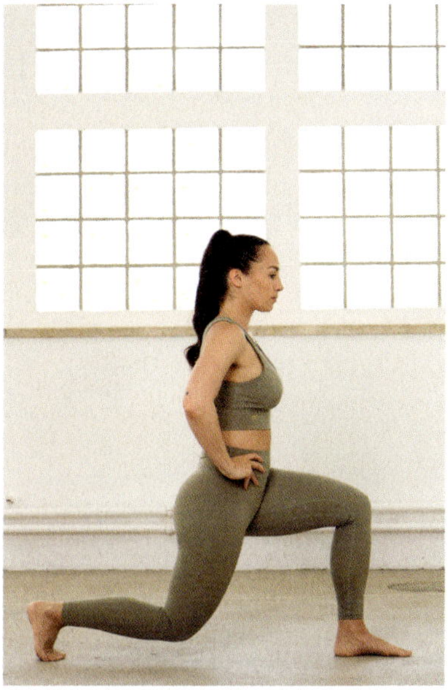

2\. **Stützposition mit abwechselnden Hip Dips**
6 Wdh.
Seite 60

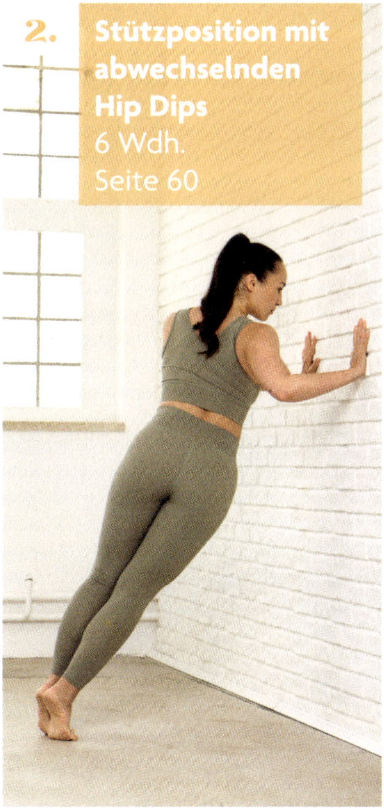

3\. **Herabschauender Hund mit Knie zur Hand**
4 Wdh.
Seite 104

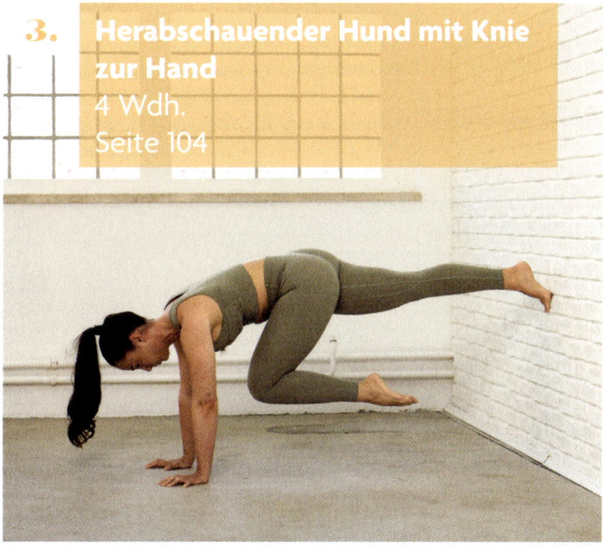

Gegen Rückenschmerzen

1. **Katze–Kuh**
10 Wdh.
Seite 48

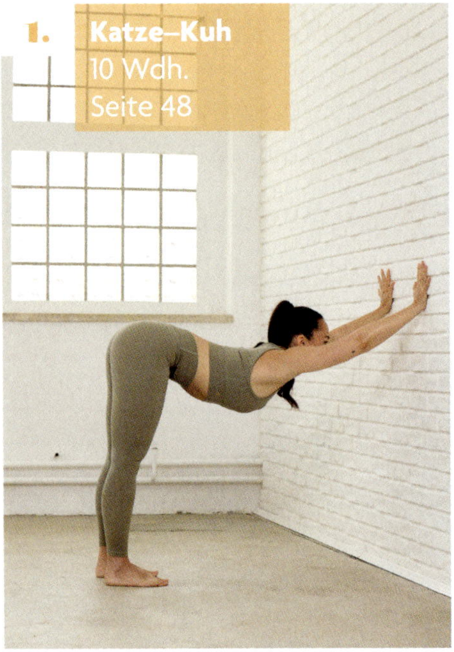

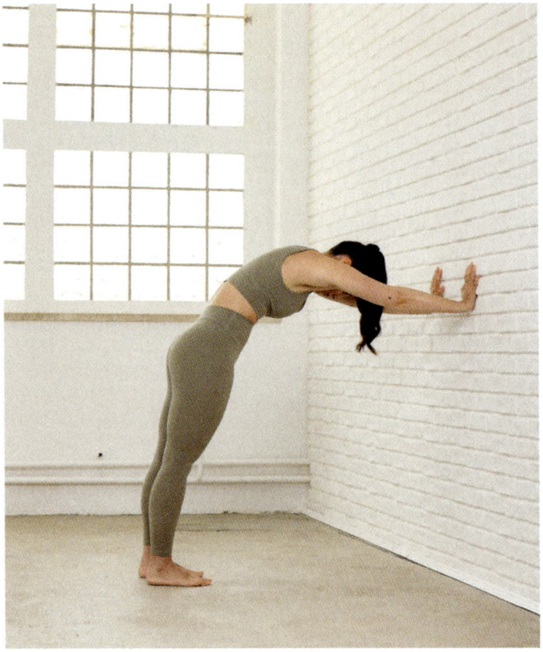

2. **Bridge**
10 Wdh.
Seite 83

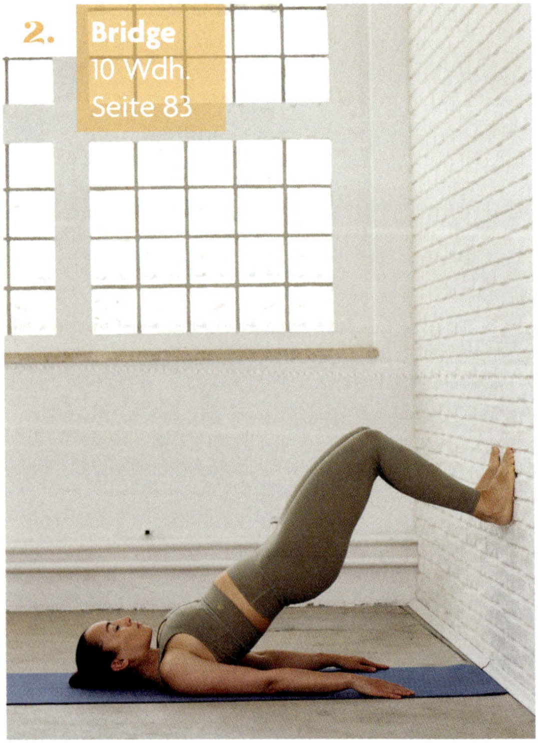

3. **Seitstütz und Rotation**
10 Wdh. je Seite
Seite 46

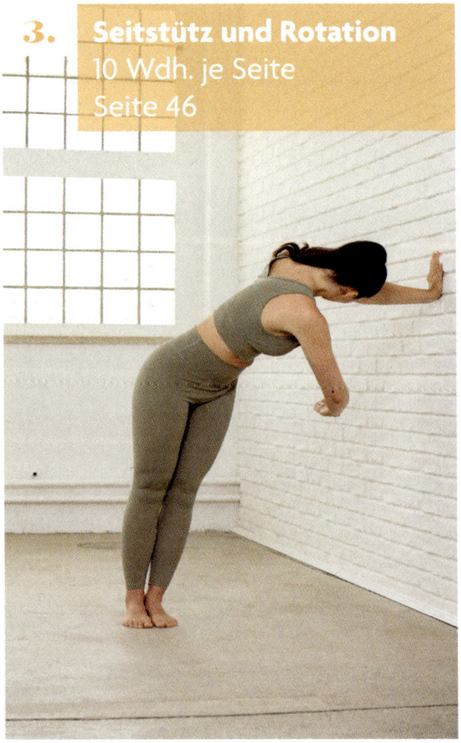

Gegen Regelschmerzen

1. **Katze–Kuh**
10 Wdh.
Seite 48

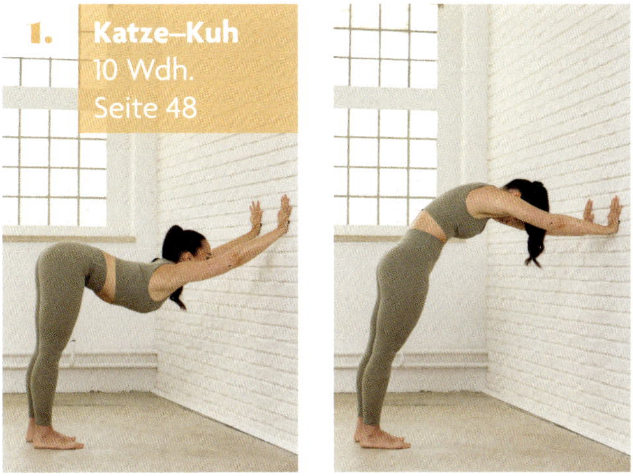

2. **Seitstütz und Beine seitlich anheben**
10 Wdh. je Seite
Seite 42

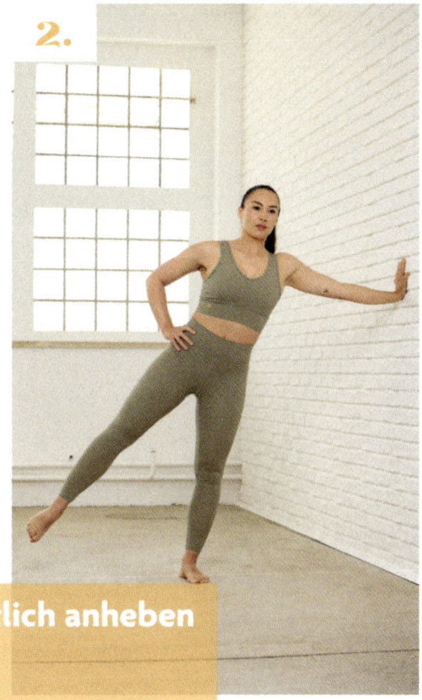

3. **Wall Sit und Arme heben**
10 Wdh.
Seite 78

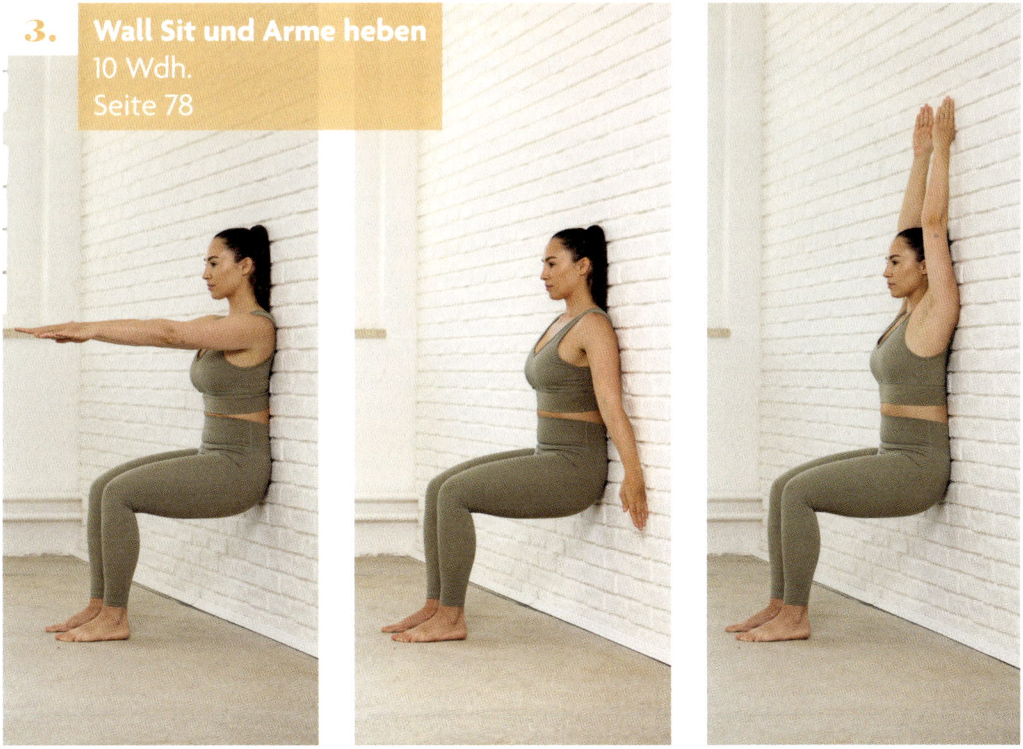

Für einen Energieschub

1. Russian Twists
20 Wdh.
Seite 81

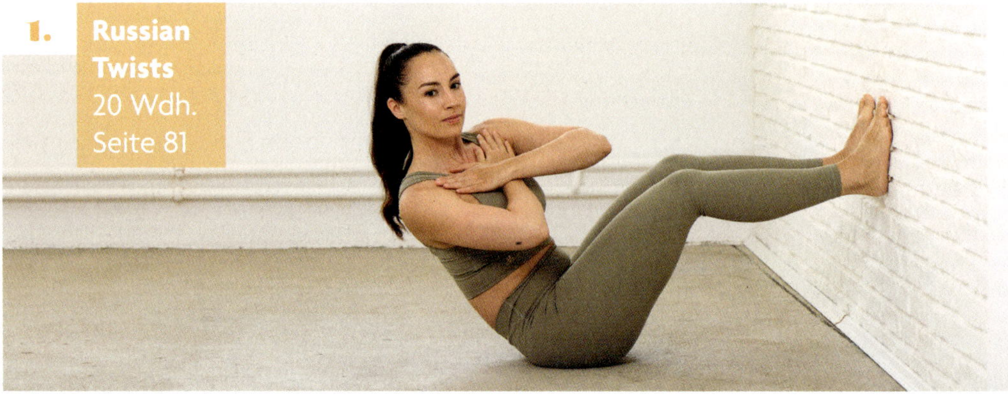

2. Ausfallschritt mit 2-mal Federn
12 Wdh. je Seite
Seite 38

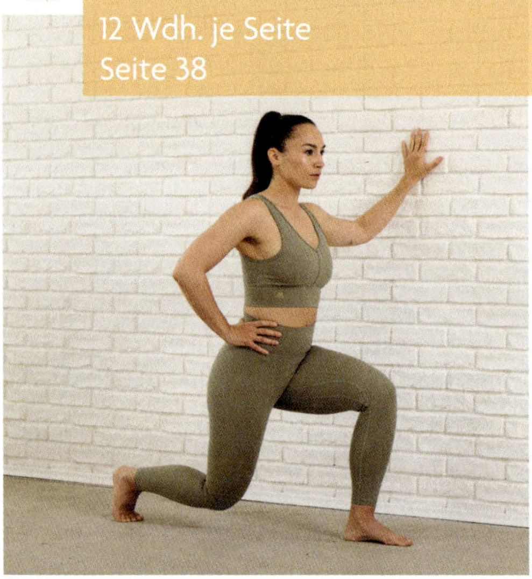

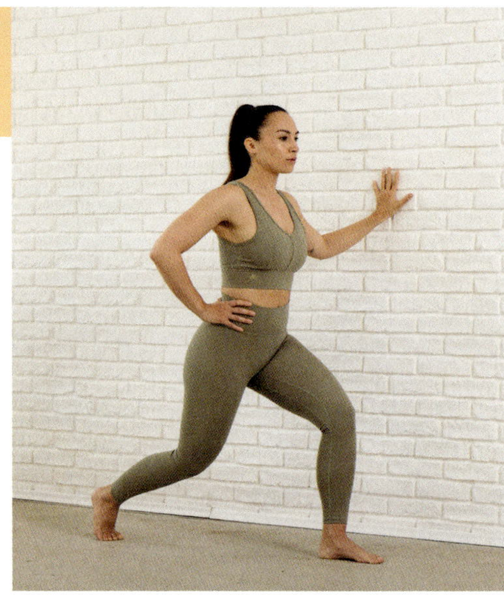

3. Dynamischer Vierfüßlerstand
6 Wdh.
Seite 100

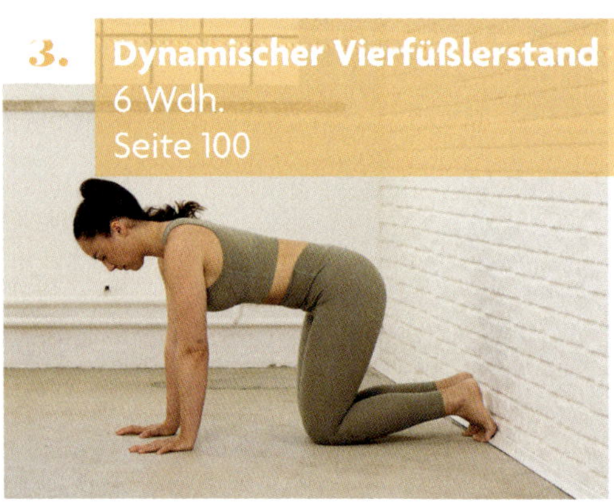

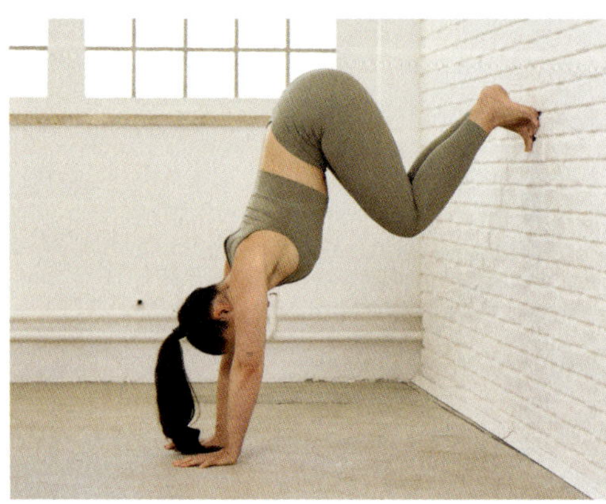

Schlusswort

Du bist jetzt mit allen Informationen ausgestattet, die du für ein erfolgreiches Training benötigst. Du verstehst die Hintergründe der Pilates-Methode und ihre Prinzipien. Nutze dieses Wissen, um dein Training ganzheitlich zu gestalten. Wie du gelernt hast, ist der Kopf die Steuerzentrale für alle unsere Bewegungen. Nutze die volle Kapazität deiner Lungen, um mit jedem Atemzug frische, sauerstoffreiche Luft in deine Zellen zu transportieren. Mache diese Atmung zu deiner Gewohnheit, um die Leichtigkeit nicht nur beim Training, sondern auch im Alltag zu spüren.

Starte die 30-Tage-Workout-Challenge, um dich selbst neu zu entdecken, deine Grenzen kennenzulernen und zu erweitern. Du entscheidest, wie du dich morgen, in 30 Tagen oder in einem Jahr fühlst. Beginne am besten heute. Verschiebe den Start deiner Fitnessreise nicht auf morgen. Für jeden Tag habe ich dir eine Affirmation mitgegeben, die du während des Workouts wiederholen kannst, um klar fokussiert und motiviert zu bleiben.

Auch nach Beendigung der Challenge ist deine Reise noch nicht zu Ende. Du kannst die Challenge so oft wiederholen, wie du möchtest. In der Zwischenzeit helfen dir die Miniserien dabei, dranzubleiben, oder auch die Videos auf meinem YouTube-Kanal LisaSofie Lou. Es ist wunderbar, dass du Teil der neu entstehenden Wandpilates-Gemeinschaft bist.

Dank

Es ist Zeit, danke zu sagen. Hätte mir vor zehn Jahren jemand gesagt, dass ich einmal ein Buch schreiben würde, hätte ich lauthals losgelacht. Und dann auch noch einen Ratgeber. Nein, das stand nicht auf meinem Plan. Nicht, weil ich es nicht wahnsinnig spannend gefunden, sondern eher, weil ich es mir gar nicht zugetraut hätte. Aber wie das manchmal im Leben so ist, führte eher unaufgeregt ein Ereignis zum anderen und wurde zu dieser großartigen Möglichkeit. Allen Menschen, die daran beteiligt waren, möchte ich gerne danken.

Zuerst geht mein Dank an meinen Verlag, die Münchner Verlagsgruppe zusammen mit meiner Lektorin und Ansprechpartnerin Raphaela Fingado. Sie hat mich auf YouTube gefunden und angefragt, ob ich mir vorstellen könnte, dieses Buch mit ihr zu schreiben. Raphaela, ich danke dir, dass du das Vertrauen in mich hattest und diese Reise mit mir gegangen bist, obwohl ich keinerlei Erfahrung im Buchschreiben hatte, und mich damit zur Autorin gemacht hast.

Ohne die Unterstützung meiner Familie und meiner Freunde wäre das natürlich auch nicht möglich gewesen. Ihr habt an mich geglaubt, mir Mut gemacht und mir den Raum und die Zeit gegeben, an dem Buch zu arbeiten, und musstet dadurch so manches Mal auf meine Aufmerksamkeit verzichten. Danke für eure Geduld.

Besonders danke ich meinem wunderbaren Mann für seine Unterstützung in jeglicher Hinsicht. Du hast mir Mut gemacht, ins kalte Wasser zu springen, obwohl du durch die Arbeit an den YouTube-Videos wusstest, dass ich mit technischen Geräten oft auf Kriegsfuß stehe. Trotzdem hast du mir geraten, es zu wagen, mich für einige Monate an die Tastatur zu setzen. Das war auch von dir ganz schön mutig. Du hast mir mit viel Geduld geholfen, wenn der Laptop und ich nicht mehr miteinander klarkamen.

Aber nicht nur das. Ich möchte die Gelegenheit nutzen, meinen Lesern mitzuteilen, dass Pascal auch der Mann hinter der Kamera ist, wenn ich ein Video für meinen YouTube-Kanal erstelle. Er filmt, schneidet die Videos und nimmt die Fotos von mir auf. Danke, dass du das alles für mich machst und sogar darauf achtest, dass die Sportkleidung so sitzt, wie ich das gerne hätte.

»Hey, meine Mama wird Autorin!« Das hat mein Sohn voller Stolz seinen Freunden erzählt. Auch dir, lieber Louis, gebührt mein Dank. Von Anfang an hast du an mich geglaubt und mir das auch gezeigt. Danke auch an meine Mutter, dass du in seinen Ferien etwas mit ihm unternommen hast, damit ich in Ruhe weiterschreiben konnte.

Und dann ist da noch eine wichtige Person – mein Vater. Er war derjenige, der überhaupt die Idee mit den YouTube-Videos hatte. »Sowas kannst du doch auch«, hat er gesagt. Ja, ja, so leicht kann man das sagen. Viel Schweiß, Zeit und Mühe stecken hinter den Videos. Wir wussten nicht viel darüber, wie man das überhaupt macht – Videos drehen. Aber er hatte recht. Mit der Zeit haben wir viel dazugelernt, und die Videos sind der ausschlaggebende Punkt, wieso dieses Buch überhaupt existiert. Danke dafür und für die vielen Stunden, die du damit verbracht hast, meine Workouts auszuprobieren und die Texte durchzusehen und zu korrigieren.

Auch bei dir, meiner Leserin und meinem Leser, möchte ich mich bedanken, dass du das Buch bis hierhin gelesen hast. Ich hoffe wirklich, dass dir meine Trainingseinheiten zu größerem Wohlbefinden verhelfen, und dir die Informationen rund ums Thema Wandpilates gefallen haben.

Über die Autorin

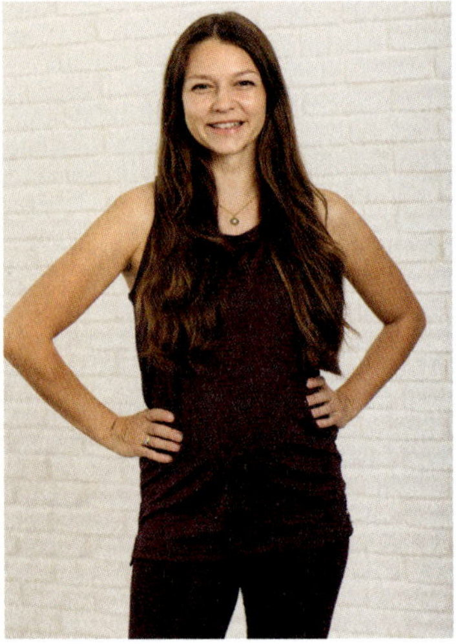

Lisa Schweikhardt ist Personal Trainerin sowie Tanz- und Ballettpädagogin. Bereits seit ihrer Kindheit hat sie eine Leidenschaft für Ballett, Tanzen und Bewegung, welche sie letztendlich auch zu ihrem Beruf gemacht hat. Auf ihrem YouTube-Kanal »LisaSofie Lou« teilt sie regelmäßig Homeworkouts rund um das Thema Pilates und begeistert damit ihre Community. Ihr Ziel ist, mit einfachen Workouts und viel Spaß die Menschen in Bewegung zu bringen.

Lisa lebt in der Schweiz, wo sie der Liebe wegen hingezogen ist. Sie hat einen elfjährigen Sohn und erwartet gerade ihr zweites Kind.